全国卫生职业教育规划教材

营养与膳食指导

（供护理、助产专业使用）

主编　陈锦治　富淑芳　贾兆国

中国医药科技出版社

内 容 提 要

　　本书是全国卫生职业教育规划教材之一，介绍了营养学基础知识、人群营养基础、食物的营养、合理营养与平衡膳食等方面的内容，并设置了膳食调查（记账法）、食谱编制等四项实习指导。另结合正文增加相关链接，丰富了章节内容。书末附有中国居民膳食营养素参考摄入量、食物一般营养成分表等。本书内容深入浅出，实用性强。本书适合高等和中等职业学校护理、助产专业，营养与保健专业师生使用，亦可作为预防、保健、医疗和康复专业人员的参考书。

图书在版编目（CIP）数据

营养与膳食指导/陈锦治，富淑芬，贾兆国主编．—北京：中国医药科技出版社，2011.7
全国卫生职业教育规划教材．供护理、助产专业使用
ISBN 978－7－5067－5014－1

　Ⅰ.①营…　Ⅱ.①陈…　②富…　③贾…　Ⅲ.①营养学－中等专业学校－教材　②膳食－食品营养－中等专业学校－教材　Ⅳ.①R151

中国版本图书馆 CIP 数据核字（2011）第 084158 号

美术编辑　陈君杞
版式设计　郭小平

出版　中国医药科技出版社
地址　北京市海淀区文慧园北路甲 22 号
邮编　100082
电话　发行：010－62227427　邮购：010－62236938
网址　www.cmstp.com
规格　787×1092mm ¹⁄₁₆
印张　13 ¼
字数　283 千字
版次　2011 年 7 月第 1 版
印次　2011 年 9 月第 2 次印刷
印刷　北京兴华印刷厂印刷
经销　全国各地新华书店
书号　ISBN 978－7－5067－5014－1
定价　**28.00**
本社图书如存在印装质量问题请与本社联系调换

编　委　会

主　编　陈锦治　富淑芳　贾兆国
副主编　姜新峰　张理科　宾映初
编　者　(以姓氏笔画排序)
　　　　马云霞　(江苏省联合职业技术学院南通卫生分院)
　　　　王海鑫　(中国人民解放军总医院)
　　　　王祥荣　(江苏省联合职业技术学院南通卫生分院)
　　　　江志萍　(山东省青岛卫生学校)
　　　　江育萍　(广西省中医学院护理学院)
　　　　刘斌焰　(山西大同医学院)
　　　　吴莉莉　(湖北省武汉市江汉大学卫生学院)
　　　　陈　泳　(江苏省无锡市第九人民医院)
　　　　陈锦治　(中华预防医学会公共卫生教育学会职教分会)
　　　　张理科　(湖南省娄底市卫生学校)
　　　　张焕春　(黑龙江省护理高等专科学校)
　　　　罗盈怡　(上海医药高等专科学校)
　　　　赵伟明　(宁夏医学院公共卫生学院)
　　　　姜新峰　(安徽省宿州卫生学校)
　　　　贾兆国　(江苏省无锡卫生高等职业技术学校)
　　　　宾映初　(湖南省长沙市卫生学校)
　　　　富淑芳　(山西省太原市卫生学校)

前　言

　　食物与营养是人类生存的基本条件，也是反映一个国家经济水平和人民生活质量的重要指标。改革开放以来，随着国民经济的迅速发展，我国食品生产和人群的营养与健康状况有了较大的改善。但是由于经济发展的不平衡以及人群营养知识的不足，我国居民中仍然存在着不可忽视的营养不良问题。与不良生活方式、营养过剩或不平衡密切相关的心脑血管疾病、恶性肿瘤、糖尿病等慢性非传染性疾病对人民健康造成了严重的影响。因此营养与膳食知识已成为人们防病保健和医疗护理康复中的重要内容。据此，我们组织编写了《营养与膳食指导》，同时也是为了满足专业教学的学要。

　　《营养与膳食指导》包括营养学基础知识、人群营养基础、食物的营养、合理营养与平衡膳食、食品卫生和食品安全问题、常见疾病的营养治疗、临床膳食疗法7大部分；设置了膳食调查（记账法）、食谱编制等四项实习指导。另外，结合正文增加相关链接和板块（正文中楷体表示），丰富了章节内容。本书编写中作者力求在内容上能反映学科的新进展，并使保健与治疗相结合，基础与临床相结合。为了便于读者应用，本书附有中国居民DRIs（膳食营养素参考摄入量）、食物一般营养成分表等。

　　我国自1955年开始采用"RDA（每日膳食中营养素供给量）"来表述建议的营养素摄入水平，1988年中国营养学会最后一次修订，RDA的概念和应用都没有发生本质的变化。之后，随着科学研究和社会实践的发展，中国营养学会决定引入DRIs（dietary reference intakes，膳食营养素参考摄入量，简称DRIs）等新概念。为了便于读者理解及避免在使用时与原RDA混淆，本书决定不采用RDA，而采用RNI（recommended nutrient intake，推荐营养素摄入量）、AI（adequate intake，适宜摄入量）、UL（tolerable upper intake level，可耐受最高摄入量）等名称。

　　本书供高等和中等职业学校护理专业、助产专业、农村医学、营养与保健专业师生使用，还可作为从事预防、保健、医疗和康复专业人员的工具书。

　　本教材在编写过程中得到中华预防医学会公共卫生教育学会职业教育分会的支持和指导，得到中国医药科技出版社的帮助，得到编者所在学校、医院领导的关心和支持，在此一并表示衷心感谢！

　　由于编者水平有限，加上编写时间短，书中如有疏漏错误之处，敬请读者和同仁批评指正。

陈锦治

2011年4月

目　录

绪　论

人类作为地球上最成功进化的生物，站在了食物链的顶端。作为地球的占有者、领导者和保护者，人类也一直为生存和繁衍不懈地努力着。保证健康、延长寿命始终是人类共同追求的目标。从古至今人们一直试图寻找长生不老的方法和药物。然而，经过千百年的总结和积累，人类终于认识到，合理的营养与膳食是健康长寿最基本的手段和最有效的方法。

一、营养与膳食的涵义

营养是人体摄取、消化、吸收和利用食物中营养素维持生命活动的整个过程。也是人类通过摄取食物以满足机体生理需要的生物学过程。也有人简单地说，营养是人类的摄食过程。

营养素是指食物中含有的能维持生命，促进机体生长、发育和健康的化学物质。目前已知必需的营养素有四十余种。概括为七大类：蛋白质、脂肪、糖类、维生素、矿物质（无机盐和微量元素）、水和膳食纤维。

膳食指经过加工、烹调处理后的食物，即把食物加工成人们进食的饭食。各种食物经过合理的搭配和烹调加工成人们接受的膳食。膳食不仅含有人体所需的各种营养素，而且还应满足人们的食欲要求和卫生要求。因此，营养与膳食是一个问题的两个方面，最根本的目的是向人们提供合理的营养和平衡的膳食。

营养与膳食属于生命科学的一个分支，研究营养与食物与人体健康的关系，研究如何选择搭配食物，以及食物在人体内的消化、吸收、利用、代谢以及维持生长发育与良好健康的相关过程。

二、营养学发展简史及在医学中的地位

（一）营养学发展简史

人类是在漫长的生活实践中对营养逐渐由感性认识上升到理性认识的。由于营养过程是人体的一种最基本生理过程，从关怀人们生理的角度出发一开始就注意了营养学的研究。因而营养学是一门很古老的科学。几乎从有文字记载的历史时期开始，人们就发现了营养这一基本生理过程。早在 2700 多年前，我国的医书《黄帝内经·素问》即总结出"五谷为养、五果为助、五畜为益、五菜为充"科学的配膳原则，确切地指出配制正常人合理膳食所需的食物及各类食物在膳食中的地位。五谷杂粮供给人类能量以养生；动物性食品供给动物蛋白质以补充主食之不足，有益于健康；水果生食以供给易破坏的维生素，辅助饮食其他成分；蔬菜可供给矿物质、维生素以及膳食纤维，有充盈的作用。这对指导当时人们的合理摄食起到了重要作用，而这些思想依然为现代人所用。

现代营养学起源于19世纪末叶，整个19世纪到20世纪初是发现和研究各种营养素的鼎盛时期。基础营养侧重从生物科学和基础医学角度揭示营养与机体间的一般规律。从19世纪中叶开始，经过漫长时间人们逐渐认识到蛋白质、脂肪、糖类（碳水化合物）、矿物质以外的营养素，即维生素的生理作用。对微量元素的大量研究始于20世纪30年代，当时世界一些地方出现原因不明的人畜地区性疾病，经研究认为与微量元素有关。如1931年发现人的氟斑牙与饮水中氟含量过多有关，1937年发现仔猪营养性软骨障碍与锰缺乏有关等。从此，揭开了微量元素研究的热潮。在以后的40年间，铜、锰、硒、锌等多种微量元素被确认为是人体所必需的微量元素。

第二次世界大战以后，生物化学及分子生物学的发展为探索生命奥秘奠定了理论基础，分析技术的进步又大大地提高了营养学研究的速度和有效性。酶、维生素及微量元素对人体的重要作用不断地得到深入揭示，营养与疾病、营养与美容的关系也得到进一步阐明。营养科学进入了立足于实验技术科学的鼎盛时期。对营养科学规律的认识也是从宏观转向微观、更微观方面发展。以分子营养学的研究手段阐述各种营养相关疾病的发病机制，探讨营养素与基因间的相互作用，并从分子水平利用营养素预防和控制这些相关疾病，已成为21世纪营养学的又一研究热点。

近年来，对基础营养的研究又有许多新的进展，例如对膳食纤维的生理作用及其预防某些疾病的重要性逐渐被认识。对多不饱和脂肪酸特别是 n – 3 系列的 α – 亚麻酸及其在体内形成的二十碳五烯酸和二十二碳六烯酸的研究越来越受到重视，α – 亚麻酸已被许多学者认为是人体必需的营养素。叶酸、维生素 B_{12} 和维生素 B_6 与出生缺陷及心血管疾病病因关联的研究已深入到分子水平。维生素 E、维生素 C、β – 胡萝卜素及微量元素硒、锌、铜等在体内的抗氧化作用及其机制的研究已成为当前的热点。微量元素、维生素等营养物质对人体美容作用的研究也日渐深入。

营养素生理功能研究的进展，说明了营养素已经不仅具有预防营养缺乏病的作用。膳食、营养与一些重要慢性病（癌症、心脑血管病、糖尿病等）及人体美容的关系已成为现代营养学的一项重要内容。越来越多的研究资料表明，营养与膳食因素是这些疾病的重要病因或预防和治疗这些疾病的重要手段。如：高盐可引起高血压；蔬菜和水果对多种癌症有预防作用；叶酸、维生素 B_6 和 B_{12}、同型半胱氨酸与冠心病的关系；食物的血糖生成指数与糖尿病的关系等。这些方面的研究还在不断深入。另外一些研究表明，癌症、高血压、冠心病、糖尿病乃至骨质疏松症等的发生和发展都与一些膳食因素有关，尤其是由于营养不平衡而导致的肥胖，则是大多数慢性病的共同危险因素。还有些研究表明，缺乏维生素 E、维生素 C、β – 胡萝卜素及微量元素硒等与人体皮肤色斑形成有一定关系。所以，世界卫生组织强调在社区中用改善膳食和适当体力活动为主的干预策略来防治多种主要慢性病这一措施是很有道理的。

在食物成分方面，除营养素以外，近来食物中的非营养素生物活性成分成为热点研究课题。这是因为有些流行病学观察结果难以用营养素来解释，如蔬菜、水果对癌症的预防作用，难以用所含的维生素和矿物质来解释。同时，有越来越多的动物实验结果和一些流行病学研究资料表明这些成分具有重要功能。目前，最受重视的有：茶叶中的茶多酚、茶色素；大蒜中的含硫化物；蔬菜中的胡萝卜素及异硫氰酸盐；大豆中的异黄酮；蔬菜和水果中的酚酸类；魔芋中的甘露聚糖以及姜黄素、红曲等。如果再加上一些药食两用食品以及保健食品中的人参皂苷、枸杞多糖、灵芝多糖等，则已形成了一大类不同理化性质和生理、生化功能的营养成分。这些成分中的大多数具有不同强度的抗氧化作用和免疫调节作用。有较多动物实验和少数流行病学研究表明这些成分有预防心血管病和某些癌症的作用。尽管目前还没有可靠的流行病学证据表明从一般膳食中摄入的这些成分的量确实对健康有促进作用，但是，多数学者认为这一新领域无论在理论上还是在实际应用上均具有广阔的前景。

经过长期的实践与发展，营养学已发展成为人类营养学、公共营养学、预防营养学与临床营养学等分支学科。随着分子生物学与临床医学的迅速发展，营养学的一些新领域正在不断拓展，如：美容营养、分子营养、完全胃肠外营养、营养与癌症、营养与机体的抗氧化延缓衰老等。

营养学的进展和成果只有被广大民众了解和应用后才能发挥更大作用，为了指导民众合理地选择和搭配食物，世界各国都制定了膳食指南。膳食指南的内容随着营养学的研究进展而不断修改。

现代营养学在我国也有了飞速发展，并取得了显著成就。特别是在20世纪80年代我国先后组织了两次全国性的营养调查，全面了解了我国居民的基本营养状况，制定并修改了我国居民膳食指南，提出我国营养改善计划，重新制定了我国居民膳食营养素参考摄入量标准，并使我国营养学队伍不断发展壮大。目前营养学在预防医学、临床医学、卫生保健学、康复医学中都发挥着重要作用。

然而，要真正做到改善国民营养、增强全民体质和预防疾病，除了政府制定和颁布有关的政策、法规和标准以外，全民的参与是十分重要的。因此，广泛开展营养宣传教育，将营养改善作为健康促进的一项重要内容具有十分重要的意义。当前，我国面临着两方面性质全然不同的营养问题。一方面是营养不良和营养缺乏的问题还没有得到根本解决。微量营养素（如铁、维生素 A、碘、锌）以及钙的缺乏也还比较普遍。即使在城市中，儿童、孕产妇、老年人的缺铁性贫血仍不容忽视。另一方面已经出现了由于营养不平衡和体力活动不足所致的肥胖和一些主要慢性病（癌症、心脑血管病、糖尿病等）的上升，在城市和富裕的农村尤其明显。这是我国现阶段在营养工作中面临着的双重挑战。我们相信，只要有政府的重视，营养工作者的努力，以及广大人民的积极参与，在一段时间内将会取得可喜的成绩。营养平衡的膳食不仅提高身体素质，还是人们美容不可缺少的要素。随着社会的发展，物质的丰富，营养研究也将成为21世纪的热点课题。

（二）营养学在医学中的地位

随着我国社会经济、科技、文化的发展和医学的不断进步，未来的卫生服务已不是单纯的治疗服务，而是集治疗、预防保健和社会医学服务于一体的综合性服务，21世纪的中国卫生事业将是以预防保健为主，具有中国特色的社会主义卫生事业。因此，预防医学将成为医学发展的重点学科，营养与膳食是预防医学范畴中的重要学科之一，也面临着新的发展前景。"中国2000年预防保健战略目标"重点强调了预防疾病，增进人群健康和提高生命质量的问题。本学科研究的内容就涉及人的生长、发育、健康和长寿相关的问题。

人从胚胎期开始到生命止息都需要营养供给，因此认为营养是维持生命的物质基础。人们每天通过进食吸取身体所需的各种营养素，以供给正常的生长发育和从事各种社会活动的需要。各种营养素都有独特的营养功能，一种营养素可兼有几种生理功能，各种营养素的生理功能可归纳为构成身体细胞、组织，供给能量和调节生理功能。

随着科学的发展，人们逐渐掌握了生、老、病、死的规律，更加明确营养在生命过程中的重要作用。认识到合理营养不仅能提高一代人的健康水平，而且关系到改善民族素质，造福子孙后代。反之，如果营养失调，营养过剩或不足都会给健康带来不同程度的危害。如饮食无度，营养过剩可导致肥胖症、糖尿病、胆石症、动脉硬化、高血压及心脑血管疾病，还可成为某些肿瘤和多种疾病的诱因。营养缺乏或不足所产生影响也很复杂，涉及到优生、优育、免疫功能、预期寿命和劳动能力等各个方面。如孕期营养不良可导致早产、流产，甚至畸胎、死胎。婴幼儿营养不良，可发生体格瘦弱，智力发育不良，患病率和死亡率增高。合理营养可促进婴幼儿童的生长发育，改进成年人的健康状况，使人精力充沛，体格健壮，生产、工作效率提高，对疾病的抵抗力增强，并可使壮年期延长，防止过早衰老，从而延长寿命。世界卫生组织将合理膳食定为保证健康的四大基石（合理膳食、适量运动、戒烟限酒、心理平衡）之一，营养与膳食在医学中作用和地位正在不断提高。

随着护理科学的发展，护理学由简单的医学辅助学科发展成为现代独立的护理学，而营养护理在护理工作中占有重要的地位。通过营养护理的支持，大大加强了临床治疗效果，成为临床综合治疗的重要组成部分。由于营养护理的努力，明显改善了患者的营养状况，增强其抗病能力，纠正体内代谢紊乱，减轻了患病器官的负荷，有效地提高了治愈率，明显地缩短了疾病的病程。

食品卫生对人体健康的影响更加直接和重要，食品受到污染可引起食物中毒、肠道传染病和寄生虫病，还可引起急、慢性中毒，并带来潜在性危害。随着工农业生产的发展，食品的污染问题日益严重，如何防止和消除这些危害是当前食品卫生工作的重要内容。所以营养与膳食直接关系着人民的健康，它在医学中占有极其重要的地位。

三、营养与健康的关系

随着医学科学的发展，营养与健康的关系已越来越被人们所认识，合理营养对保证社会人群健康、增强国民体质、提高机体的抗病能力和劳动效率、降低发病率和死亡率以及延长人类寿命均有重要作用。

（一）合理营养与健康

1. 促进生长发育 生长是指细胞的繁殖、增大和细胞间的增加，表现为全身各部分、各器官、各组织的大小、长短和质量的增加；发育是指身体各系统、各器官、各组织功能的完善。影响生长发育的主要因素有营养、运动、疾病、气候、社会环境和遗传因素等，其中营养因素占重要地位。人体细胞的主要成分是蛋白质，新的细胞组织的构成、繁殖、增大都离不开蛋白质，故蛋白质是生长发育的重要物质基础。此外，糖类、脂类、维生素、矿物质、水等营养素也是影响生长发育的重要物质基础。人体的身高与饮食营养有关，现在我国儿童的身高大都超过了父母的身高，与食物营养质量的提高有关。

2. 提高智力 营养状况对人类的智力影响极大，儿童时期和婴幼儿时期是大脑发育最快的时期，需要足够的营养物质，如果摄入不足，就会影响大脑的发育。

3. 促进优生 影响优生的因素有遗传方面的，但营养也是一个不容忽视的重要因素。孕妇的饮食缺乏营养，就可能会导致胎儿畸形、流产、早产等。

4. 增加免疫功能 营养素是维持人体正常免疫功能的物质基础。营养不良或失衡可引起免疫功能受损，使人体对疾病的易感性增强，从而导致疾病的发生。故合理营养能调节机体的免疫功能，增强机体防病抗病的能力。

5. 促进健康长寿 人体的衰老是自然界的必然过程，但注意摄取均衡营养，则完全可以延缓衰老，达到健康长寿的目的。随着年龄的增长，机体开始衰老，生理功能发生衰退，有针对性地补充营养，多吃蔬菜、水果等清淡食物，避免能量和动物脂肪的过量摄入，可以防止高血压、心脑血管疾病的产生，以达到延年益寿的目的。

（二）营养失调与疾病

1. 营养缺乏症 由于各种原因长期缺乏某些营养素，从而使机体出现代谢紊乱的一类疾病。如维生素 A、D、B 缺乏症、缺铁性贫血、碘缺乏症等。营养缺乏症分原发性和继发性两种，前者是由于膳食中营养素摄入量不足而引起；后者是由于消化吸收不良、机体利用障碍、营养素需求量增加或排泄过多所致。

2. 营养过多症 摄入营养素的量超过人体的需要，过多的营养素储存在体内，造成代谢紊乱而引起的一类疾病。如摄入过多的能量引起的肥胖、维生素 A、D 过多导致的中毒、动物脂肪摄入过多导致动脉粥样硬化等。

3. 营养失调有关的其他疾病 某些疾病的病因呈多因素，而营养失调是其中之一。如长期高盐高脂饮食导致的高血压；摄入饱和脂肪酸、胆固醇以及蔗糖过多等使冠心病的危险性增加；糖尿病以糖类、脂类、蛋白质代谢紊乱为特征；酗酒、暴饮暴食可致急性胰腺炎等。

四、学习《营养与膳食指导》的目的与意义

在当今信息社会里，医学知识的发展日新月异，知识的更新速度越来越快，这就需要不断地学习，不断地更新，以适应社会发展的需要。营养学作为一门应用性学科，涉及的内容非常广泛，基础学科中的生理学、生物化学、病理学、药理学，临床学科的各种疾病的治疗学、诊断学，预防医学中的食品卫生学、流行病学、统计学等，都与其有着密切联系。此外，卫生保健学、康复医学、社会医学、健康教育、卫生法规、人际沟通也都与营养学有一定的联系。

随着医学科学的发展，营养与健康的关系已越来越被人们所认识，通过广泛开展营养宣传教育，普及营养科学知识，改善人们的不良饮食习惯，使许多与营养有关的疾病得到一定程度的控制。营养与膳食对预防医学的贡献也很重要。营养与膳食是预防医学的重要组成部分，对保证社会人群健康、增强国民体质、提高机体的抗病能力和劳动效率、降低发病率和死亡率以及延长人类寿命均有重要作用。

随着人们对健康要求的提高，卫生保健成为人们更高的要求，健康促进已成为人们研究的重点，合理营养是卫生保健的基本内容之一，从国家的营养政策到社区的营养干预，

从家庭的食物供给到个人的营养调整，都与营养密切相关。

营养与膳食和临床医学也密切相关，临床营养已成为营养学的重要分支。对患者而言，通过营养支持和调整，可提高机体抗病能力和病后的康复能力，减少并发症的发生，大大提高了疾病的治疗效果。在有些情况下，营养治疗在疾病的治疗上起到主导作用。所以，医院的营养科又有"第二药房"之称。特别是近年来肠外营养的飞速发展和护理技术的提高，对营养支持又有了新的治疗手段，为临床营养的进一步发展打下了良好的基础。临床营养师作为一种独立医学专业已逐渐被人们所认识。

为了提高学习效果，要求同学们主动培养对理论知识和技能的好奇心和浓厚的学习兴趣，不能只满足学好一本教材，而是要以教材为核心，多学一些与教材相关的书籍，并加以比较。通过比较，对一些问题有更深刻的认识和理解，在探索知识的同时，享受学习的快乐。

通过学习营养与膳食，可以使学生具备以下基本能力。

（1）掌握一定的营养学基本理论和基本技能。

（2）能够从事临床营养科室的营养护理日常工作。

（3）能够对群体或个体的营养状况进行调查与评价。

（4）能够从事社区或患者的营养健康教育与干预工作。

（5）具有不断提高自身业务水平和知识更新的能力。

食物与营养是人类生存的基本条件，也是反映一个国家经济水平和人民生活质量的重要指标。随着国民经济的迅速发展，我国食品生产及人群的营养与健康状况有了较大的改善。但是，由于经济发展的不平衡以及人群营养知识的不足，我国居民中仍然存在着不可忽视的营养问题。与不良生活方式、营养过剩或营养不平衡密切相关的心脑血管疾病、恶性肿瘤、糖尿病等慢性非传染性疾病对人民健康造成了严重的影响。因此，营养与膳食知识已成为人们防病保健、医疗、护理、康复中的重要内容。

第一章 营养学基础知识

人类为了维持生命和健康,保证正常的生长发育、生理活动和从事各种劳动,每日必须摄入一定数量的食物以取得能量和营养素。营养素包括糖类、蛋白质、脂肪、维生素、矿物质(无机盐和微量元素)、水和膳食纤维素。

第一节 糖 类

糖类又称碳水化合物,是由碳、氢、氧三种元素组成的一大类有机化合物,其中氢和氧之比为2:1,与水分子的组成相同。其化学本质为多羟醛或多羟酮及其一些衍生物。

一、糖类的分类

根据FAO/WHO报告,综合化学、生理和营养学的考虑,糖类根据聚合度(Degree of polymerization, DP)可分为糖、寡糖和多糖三类(表1-1)。

表1-1 糖类的分类

分类(糖分子DP)	亚组	组成
糖(1~2)	单糖	葡萄糖,半乳糖,果糖
	双糖	蔗糖,乳糖,麦芽糖,海藻糖
	糖醇	山梨醇,甘露糖醇
寡糖(3~9)	异麦芽低聚寡糖	麦芽糊精
	其他寡糖	棉子糖,水苏糖,低聚果糖
多糖(≥10)	淀粉	直链淀粉,支链淀粉,变性淀粉
	非淀粉多糖	纤维素,半纤维素,果胶,亲水胶质物

相关链接

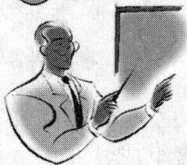

简单糖类和复合糖类

简单糖类是仅由1~2个糖分子构成的结构简单的"糖",复合糖类是由上百个糖分子链接而成的结构复杂的"糖"。常见的简单糖类有水果、果汁、蔗糖、糖浆、蜂蜜等,复合糖类有米饭、面包、土豆、大豆、麦片等。简单糖类和复合糖类都是在胃内消化。由于消化复合糖类需要较多能量,并且它们还有一些纤维素,因而其吸收速度较慢。

二、糖类的营养学意义

1. 供能及储能 糖类的主要功能是提供能量,每克糖类在体内可产生16.7kJ

（4kcal）的能量。糖类是三大功能营养素之一，但糖类比脂肪和蛋白质易消化吸收，产热快，更经济。糖原是肌肉和肝脏中糖类的储存形式，一旦机体需要，肝脏中的糖原分解为葡萄糖进入血循环，提供机体尤其是红细胞、脑和神经组织对能量的需要。肌肉中的糖原只供自身能量的需要。

2. 构成神经和细胞的主要成分 所有神经组织和细胞核中都含有糖类。如结缔组织中的黏蛋白、神经组织中的糖脂、细胞膜表面具有信息传递功能的糖蛋白。另外，DNA和RNA中也含有大量的核糖，在遗传中起着重要的作用。

3. 保肝解毒 肝脏储备有较丰富的糖原时，肝脏对某些毒素和化学毒物（如四氯化碳、乙醇、砷等）有较强的解毒能力。因此，保证身体糖类的供给，保持肝脏中含有丰富的糖原，在一定程度上即可保护肝脏免受有害因素的损害，又能保持肝脏的正常解毒功能。

4. 抗生酮作用 脂肪在体内氧化需糖类参与，当糖类供给不足时，身体所需要的能量将大部分由脂肪供给，当脂肪氧化不全时，则产生大量酮体，酮体在体内积存过多，可引起酮血症（酸中毒）。

5. 节约蛋白质作用 膳食蛋白质摄入人体后分解为氨基酸，并在体内重新组合成机体需要的蛋白质以及进一步代谢成需要的能量，如人体对糖类摄入不足，即有部分氨基酸分解用来供能，如果摄入蛋白质同时摄入糖类，就可以节省这一部分蛋白质的消耗，有利于氨基酸的活化和蛋白质的合成。

三、糖类的参考摄入量及食物来源

1. 糖类的参考摄入量 糖类的需要量主要决定于饮食习惯、生活水平和劳动强度等。糖类的需要量与脂肪一样，以提供能量的百分比表示。中国营养学会建议，除了2岁以下的婴幼儿外，糖类的AI（适宜摄入量）应占总能量的50%～65%。例如：供给能量12 552 kJ（3000 kcal），其中糖类提供的能量应占6720～8159 kJ（1606～1950 kcal），即每日需要糖类413～488g。

2. 糖类的食物来源 糖类主要来源于谷类（稻米、小麦、玉米和高粱）、豆类及根茎类（甜薯、马铃薯和芋头）。此外，每日还要摄取一定量的不同类型富含膳食纤维的食物，含膳食纤维较多的是粗加工的粮食、蔬菜和水果。

第二节 蛋白质

蛋白质是生命的物质基础，约占人体体重的15%～18%，占人体干重的50%。体内的蛋白质虽然种类繁多，性质、功能各异，但均由碳、氢、氧、氮等元素组成，其中含氮量为16%。蛋白质是人体氮的唯一来源，而糖类和脂肪中仅含碳、氢、氧，不含氮，所以不能代替蛋白质。因蛋白质含有氮元素，在适宜温度下细菌极易繁殖，所以，含有蛋白质的食品如果加工、储存不当，容易引起食物变质。

一、蛋白质的营养学意义

1. 构成和修补组织　人体的一切细胞组织都是由蛋白质组成的，组织的新陈代谢和损伤的修补，也必须依靠蛋白质，所以每人每日都必须摄入一定量的蛋白质作为构成和修补组织的"建筑"材料。

2. 构成体内许多有重要生理作用的物质　人体的新陈代谢是通过成千上万种化学反应来实现的，这些反应都需要酶的催化，而这些具有特异作用的酶本身就是蛋白质。另外，调节生理功能的一些激素，也是由蛋白质为主要原料构成的。

3. 免疫系统重要的物质基础　蛋白质是体内抗体以及白细胞的重要组成部分，并参与免疫系统和对一些有毒物质的解毒作用，使机体对外来微生物和其他有害因素具有一定的抵抗力。机体摄入蛋白质不足，可使白细胞和抗体的数量减少，降低机体的抵抗力。

4. 维持体内的酸碱及体液平衡　血红蛋白和血浆蛋白是血液中缓冲系统的重要组成部分，能够调节机体的酸碱平衡。正常人血浆和组织液之间的水不停地进行交换，能经常保持平衡，这是由于人体血浆中蛋白质的胶体渗透压在起作用。

5. 供给能量　虽然蛋白质在体内的主要功能并非供给能量，但蛋白质在分解代谢过程中可以释放能量，所以蛋白质也可以供给部分能量。

蛋白质还与遗传信息传递及许多重要物质的运输有关。

在正常情况下，人类成年之后机体蛋白质含量稳定不变。虽然通过蛋白质的不断分解与合成，细胞组织在不断地更新，但蛋白质的总量却维持动态平衡。一般认为，人体内全部蛋白质每日约有3%进行更新。由于氨基酸是组成蛋白质的基本单位，所以蛋白质在机体首先被分解成氨基酸，然后大部分又重新合成蛋白质。只有其中一小部分分解成尿素及其代谢产物排出体外。这种氮排出是机体不可避免的消耗损失，称为必要的氮损失。因此，为维持成年人的正常生命活动，每日必须从膳食中补充蛋白质，才能维持机体内蛋白质总量的动态平衡。如果机体摄入氮和排出氮相等，就称为氮平衡。氮平衡状态可用下式来表示：

$$摄入氮 = 排出氮（尿氮 + 粪氮 + 其他氮损失）$$

对于正在生长发育的婴幼儿和青少年，为满足新增组织细胞合成的需要，摄入蛋白质的数量应大于排出量。摄入氮量大于排出氮量，称为正氮平衡；在某些疾病状态下，可能由于大量组织细胞分解破坏，机体排出氮量大于摄入氮量，称为负氮平衡。

人体每日必须从食物中摄取一定数量蛋白质，用于维持正常的生命活动和工作需要。如果蛋白质摄取量不足，就会使婴幼儿生长发育迟缓、智力水平发育不良；成人缺乏蛋白质会出现体重减轻、肌肉萎缩、抵抗力下降等症状，严重缺乏时还会导致营养不良性水肿。

二、必需氨基酸

1. 必需氨基酸定义和种类　人体蛋白质是由20多种氨基酸组成的，其中有些氨基酸人体内不能合成或合成速度比较慢，不能满足机体的需要，必须由食物供给，这些氨基酸

称必需氨基酸。成人体内必需氨基酸有9种：亮氨酸、异亮氨酸、赖氨酸、苯丙氨酸、蛋氨酸、苏氨酸、色氨酸、缬氨酸和组氨酸

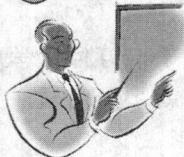

相关链接 必需氨基酸是指人体能合成或合成速度比较慢，不能满足机体的需要，必须由食物供给的氨基酸；而能在体内合成的氨基酸则称为非必需氨基酸。非必需氨基酸并非体内不需要，只是可在体内合成，食物中缺少了也无妨。半胱氨酸和酪氨酸在体内可分别由蛋氨酸和苯丙氨酸转变而成，如果膳食中能直接提供这两种氨基酸，则人体对蛋氨酸和苯丙氨酸的需要量可分别减少30%和50%。所以，半胱氨酸和酪氨酸称为条件必需氨基酸或半必需氨基酸。

2. 氨基酸模式 蛋白质中各种必需氨基酸之间的构成比例称为氨基酸模式。通常根据蛋白质必需氨基酸含量，以含量最少的色氨酸为1计算出的其他氨基酸的相应比值。几种食物蛋白质和人体蛋白质氨基酸模式比较见表1-2。

为了保证人体合理营养的需要，一方面要充分满足人体对必需氨基酸所需要的数量，另一方面还必须注意各种氨基酸之间的比例。因为组成人体各种组织细胞蛋白质的必需氨基酸有一定比例。凡蛋白质氨基酸模式与人体蛋白质氨基酸模式接近的食物，在体内被利用的程度就高，这些蛋白质称为优质蛋白。从表1-2可见，动物性食物蛋白质的氨基酸模式与人体蛋白质氨基酸模式比较接近，其营养价值就高。由于鸡蛋蛋白质的氨基酸模式很接近人体的氨基酸模式，故其蛋白质在评价食物蛋白质营养价值时常被作为参考蛋白质。如果一种必需氨基酸的数量不足，则其他氨基酸也不能被充分利用，蛋白质合成受限；相反，如果一种必需氨基酸过多，同样会影响氨基酸间的平衡。所以，当必需氨基酸供给不足或失衡时，蛋白质合成均受到影响，可出现蛋白质缺乏的症状。

表1-2 几种食物蛋白质和人体蛋白质氨基酸模式

氨基酸	全鸡蛋	牛奶	牛肉	大豆	面粉	大米	人体
异亮氨酸	3.2	3.4	4.4	4.3	3.8	4.0	4.0
亮氨酸	5.1	6.8	6.8	5.7	6.4	6.3	7.0
赖氨酸	4.1	5.6	7.2	4.9	1.8	2.3	5.5
蛋氨酸＋半胱氨酸	3.4	2.4	3.2	1.2	2.8	2.8	2.3
苯丙氨酸＋酪氨酸	5.5	7.3	6.2	3.2	7.2	7.2	3.8
苏氨酸	2.8	3.1	3.6	2.8	2.5	2.5	2.9
缬氨酸	3.9	4.6	4.6	3.2	3.5	3.8	4.8
色氨酸	1.0	1.0	1.0	1.0	1.0	1.0	1.0

注：早期因对组氨酸是否为成人必需氨基酸尚不明确，故未计组氨酸。

3. 限制氨基酸及蛋白质互补作用 食物蛋白质的必需氨基酸组成与参考蛋白质相比较，缺乏较多的氨基酸称限制氨基酸，缺乏最多的一种称第一限制氨基酸。由于该种氨基

酸缺乏或不足限制或影响了其他氨基酸的利用，从而降低了食物蛋白质的营养价值。食物蛋白质组成与人体氨基酸模式接近的食物，在体内的利用率就高，反之则低。例如，动物蛋白质中的蛋、奶、肉、鱼等以及大豆蛋白质的氨基酸组成与人体氨基酸模式较接近，所含的必需氨基酸在体内的利用率较高；而在植物蛋白质中，赖氨酸、蛋氨酸、苏氨酸和色氨酸含量相对较低，所以营养价值也相对较低。

在自然界中，没有一种动物或植物的蛋白质完全符合人体的需要。因此，将两种或两种以上食物蛋白质混合食用，其中所含有的必需氨基酸取长补短，互为补充，构成较好的比例，从而提高蛋白质利用率，这种作用称为蛋白质互补作用。例如，玉米、小米、大豆单独食用时，其蛋白质生物价分别为60、57、64，如按40%、40%、20%的比例混合食用，蛋白质生物价可提高到73；如将玉米、面粉、大豆混合食用，蛋白质的生物价也会提高。这是因为玉米和面粉的蛋白质中赖氨酸含量较低，蛋氨酸相对较高；而大豆中的蛋白质恰恰相反，混合食用时，赖氨酸和蛋氨酸两者可相互补充。若在植物性食物的基础上再添加少量动物性食物，蛋白质的生物价还会提高。如面粉、小米、大豆、牛肉单独食用时，其蛋白质生物价分别为67、57、64、76，若按31%、46%、8%、15%的比例混合食用，其蛋白质生物价可提高到89，可见动物性和植物性食物混合食用比多种植物性食物混合食用还要好。若以氨基酸分为指标，亦明显可见蛋白质的互补作用。例如，谷类、豆类氨基酸分分别为44和68，若按谷类67%、豆类22%、奶粉11%混合评分，氨基酸分可达88。为充分发挥物蛋白质的互补作用，在调配膳食时应遵循3个原则：①食物的生物学种属越远越好。如动物性和植物性食物之间的混合比单纯植物性食物之间的混合要好；②搭配的种类越多越好；③食用的时间越近越好，同时食用最好。因为单个氨基酸在血液中的停留时间约为4小时，然后到达组织器官再合成组织器官的蛋白质，而合成组织器官蛋白质的氨基酸必须同时到达才能发挥互补作用。

三、食物蛋白质的营养评价

1. 食物蛋白质的含量 食物蛋白质含量是评价食物蛋白质营养价值的一个重要方面。蛋白质含氮量比较恒定，平均约为16%，故测定食物中的总氮量乘以蛋白质折算系数6.25，即得蛋白质含量。各类食物中，蛋白质含量以大豆类为最高（30%~40%），肉类次之（12%~20%），粮谷类较低（<10%）。

2. 蛋白质的消化率 蛋白质的消化率是评价食物蛋白质营养价值的生物学方法之一，是指在消化道内被吸收的蛋白质占摄入蛋白质的百分数，是反映食物蛋白质在消化道内被分解和吸收程度的一项指标。蛋白质消化率越高，表明该蛋白质被机体消化利用的程度越高，其营养价值也就越高。一般动物性食物的消化率高于植物性食物，如鸡蛋和牛奶蛋白质的消化率分别为97%和95%，而玉米和大米蛋白质的消化率分别为85%和88%。

3. 蛋白质的利用率 蛋白质的利用率是食物蛋白质营养评价常用的生物学方法，指食物蛋白质被消化吸收后在体内被利用的程度。

（1）蛋白质功效比值 蛋白质功效比值是以体重增加为基础的方法，是指实验期内动物平均每摄入1g蛋白质时所增加的体重克数。

几种常见蛋白质功效比值：全鸡蛋3.92、牛奶3.09、鱼3.56、牛肉2.30、大豆

2.32、精制面粉0.60、大米2.16。

（2）蛋白质生物价 蛋白质生物价是反映食物蛋白质消化吸收后，被机体利用程度的一项指标。生物价越高，说明蛋白质被机体利用率越高，即蛋白质的营养价值越高，最高值为100。

生物价是评价食物蛋白质营养价值较常用的方法。常见食物蛋白质生物价见表1-3。

表1-3 常见食物蛋白质生物价

蛋白质	生物价	蛋白质	生物价
鸡蛋蛋白质	94	熟大豆	64
鸡蛋白	83	扁豆	72
鸡蛋黄	96	蚕豆	58
脱脂牛奶	85	白面粉	52
鱼	83	小米	57
牛肉	76	玉米	60
猪肉	74	白菜	76
大米	77	红薯	72
小麦	67	马铃薯	67
生大豆	57	花生	59

4. 氨基酸评分 氨基酸评分是目前广为应用的一种食物蛋白质营养价值评价法，不仅适用于单一食物蛋白质的评价，还可以用于混合食物蛋白质的评价。该法的基本步骤是将被测食物蛋白质的必需氨基酸组成与推荐的理想蛋白质或参考蛋白质氨基酸模式进行比较，并按下式计算氨基酸分。

$$氨基酸分 = \frac{被测食物蛋白质每克氮或蛋白质氨基酸含量（mg）}{参考蛋白质每克氮或蛋白质氨基酸含量（mg）} \times 100$$

总的说来，食物蛋白质中所含必需氨基酸的种类越多、含量越高，越接近人体所需的氨基酸模式，营养价值就越高。

四、蛋白质的参考摄入量及食物来源

1. 蛋白质的参考摄入量 中国营养学会2000年制定的中国居民膳食蛋白质RNI（推荐营养素摄入量）：婴儿为（1.5～3）g/（kg·d），儿童为（35～75）g/d，青少年为（80～85）g/d，成年男性和女性按不同体力活动强度，分别为（75～90）g/d和（65～80）g/d，孕妇和乳母另加（5～20）g/d，老年期男女分别为75g/d和65g/d。

在摄入量得到满足的情况下，膳食蛋白质提供的能量应占总能量的10%～15%。为确保膳食蛋白质质量，一般要求动物性和大豆类蛋白质占膳食蛋白质总量的30%以上。

2. 蛋白质食物来源 蛋白质最好的食物来源是各种动物性食品（奶类、蛋类、肉类和鱼类），其蛋白质量高质好，属优质蛋白质。大豆类含蛋白质40%左右，且含有各种必需氨基酸，营养价值较高，且经济。米、小麦等谷类是我国膳食中的主食，也是蛋白质的主要来源，约占膳食蛋白质来源的50%；蔬菜与水果中蛋白质含量很少。

第三节　脂　类

脂类包括脂肪和类脂两大类。正常人体内脂类含量占体重的10%～20%。脂肪是由一个分子的甘油和三个分子的脂肪酸组成的化合物，又称三酰甘油或甘油三酯。脂肪的性质与组成它们的脂肪酸有很大关系。根据化学结构的不同，脂肪酸可分为饱和脂肪酸（不含双键）、单不饱和脂肪酸（含一个双键）和多不饱和脂肪酸（含一个以上双键）三种。富含饱和脂肪酸的脂肪在室温下呈固态，一般熔点较高，不易消化，多为动物性脂肪，通常称脂。富含单不饱和脂肪酸和多不饱和脂肪酸的脂肪在室温下呈液态，其熔点低，易于消化吸收，多见于植物性脂肪，通常称油。类脂包括磷脂、糖脂和类固醇等。

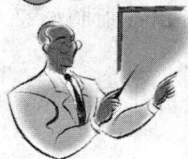

相关链接　　氢化植物油：天然食物中的油脂，其脂肪酸结构多为顺式脂肪酸。人造黄油是植物油经氢化处理后制成的，在此过程中，植物油的双键与氧结合变成饱和键，并使形态由液态变为固态，同时其结构也由顺式变为反式。研究表明，反式脂肪酸可使血清低密度脂蛋白胆固醇（LDL－C）升高，而使高密度脂蛋白胆固醇（HDL－C）降低，因此，有增加心血管疾病的危险性。所以，目前不主张多食用人造黄油。

一、脂类的营养学意义

脂类对人体来说是十分重要的，它以多种形式存在于人体的各种组织中，在维持细胞结构功能中起着重要作用，作为膳食中的脂肪也有其特殊的意义。

1. 脂肪

（1）供给能量、储存能量　脂肪是产能量最高的营养素，每克脂肪在体内氧化可产生能量37.7kJ（9kcal）。脂肪是储存能量的"燃料库"，人在饥饿时首先动用体脂来供能，避免体内蛋白质的消耗。

（2）促进脂溶性维生素的吸收　脂肪可以作为脂溶性维生素的溶剂，促进其吸收。

（3）维持体温，保护内脏　皮下脂肪是热的不良导体，可阻止人体表面的散热，有助于维持体温的恒定。人体的内脏也由脂肪衬垫起保护和支持作用。

（4）增加饱腹感　脂肪在胃内消化较慢，在胃内停留时间较长，人不易感到饥饿。

（5）改善膳食感官性状　脂类能改善食品的感官特性，增加食物风味，促进食欲。

2. 类脂　是构成人体组织细胞和一些重要生理作用的物质。

（1）磷脂　磷脂几乎存在于所有生物膜中，是哺乳类动物细胞的必需组成成分；促进神经传导，提高大脑活力；促进脂肪代谢，防止脂肪肝的发生；降低血胆固醇，预防心脑血管疾病。

（2）固醇　①动物固醇：胆固醇就是最重要的动物固醇，是人体组织细胞的重要组成成分，是合成类固醇激素和胆汁酸的必需物质，对人体健康非常重要。但在人体血液中浓度太高，可能引起心脑血管疾病的发生。②植物固醇：可促进饱和脂肪酸和胆固醇代谢，具有降低血胆固醇的作用及预防心脑血管疾病的功能。

二、必需脂肪酸

必需脂肪酸是指不能被机体合成，但又是人体生命活动所必需，一定要由食物供给的多不饱和脂肪酸。早期认为亚油酸、亚麻酸和花生四烯酸是必需脂肪酸，现在认为人体的必需脂肪酸是亚油酸和 α – 亚麻酸两种。亚油酸作为其他 n – 6 系列脂肪酸的前体，可在体内转变生成 γ – 亚麻酸、花生四烯酸等 n – 6 系的长链多不饱和脂肪酸。α – 亚麻酸则作为 n – 3 系脂肪酸的前体，可转变生成二十碳五烯酸（eicosa pentaenoic acid，EPA）、二十二碳六烯酸（doeasa hexaenoic acid，DHA）。

1. 构成线粒体和细胞膜的重要组成成分　人体缺乏必需脂肪酸，会导致线粒体肿胀、细胞膜结构和功能改变、细胞对水的通透性增加、毛细血管的脆性和通透性增高等。

2. 与脂质代谢有密切关系　其中对胆固醇代谢尤为重要。胆固醇和必需脂肪酸结合后才能在体内运转，进行正常代谢。

3. 合成前列腺素的前体　前列腺素存在于许多器官中，有多种多样的生理功能，如使血管扩张和收缩、神经刺激的传导、作用于肾脏影响水的排泄等。

4. 参与动物精子的形成　膳食中如长期缺乏必需脂肪酸，精细胞的生成受干扰，动物可出现不孕症。

近年来，n – 3 系列的多不饱和脂肪酸 EPA、DHA 备受关注。EPA 的主要功能是降低血液内胆固醇、三酰甘油、低密度脂蛋白（LDL），升高高密度脂蛋白（HDL），防止动脉硬化，降低血黏度，抗血栓及扩张血管等。DHA 具有提高视力，促进神经发育及维护、增强记忆力，缓解炎症和调节血脂的作用。EPA 和 DHA 能促进细胞代谢和修复，阻止肿瘤细胞的异常增生，具有抑癌作用。EPA 和 DHA 主要来自海洋的动物油脂中，特别是鱼油中。

三、脂肪的参考摄入量及食物来源

1. 脂肪的参考摄入量　随着生活水平的不断提高，居民膳食中的脂肪摄入量亦有所增加。由于脂肪过多，易引起肥胖、高脂血症和冠心病等，甚至影响生命，因此脂肪摄入量也应受到限制。中国营养学会推荐我国居民膳食脂肪的 AI（适宜摄入量）为：婴儿脂肪提供的能量应占总能量的 35% ~ 50%，儿童和青少年为 25% ~ 30%，成年人和老年人为 20% ~ 30%，胆固醇的每日摄入量在 300mg 以下，饱和脂肪酸:单不饱和脂肪酸:多不饱和脂肪酸 = 1:1:1 为宜。

2. 脂肪的食物来源　膳食中脂肪的来源有动物性脂肪及植物油。动物性脂肪有猪油、牛油、鱼油、奶油、禽类油及蛋黄油等，植物油有豆油、菜籽油、花生油、芝麻油、棉籽油、调和油等。植物油是必需脂肪酸的最好食物来源，所以在脂肪的供应中，要求植物来源的脂肪不低于总脂肪量的 50%。胆固醇只存在于动物性食品中，畜肉中肥肉比瘦肉高，内脏又比肥肉高，脑中含量最高。

第四节 能 量

能量是由糖类、脂肪和蛋白质三大营养素产生的。一般情况下，健康人从食物中摄取的能量和消耗的能量应保持平衡，否则就会导致体重过轻或过重等不健康表现。

一、能量单位及能量系数

1. 能量单位 营养学上使用的能量单位，多年来一直用 kcal（千卡），国际上通用的能量单位是 J（焦），营养学上使用最多的是 kJ（千焦）、MJ（兆焦）。其换算关系如下：

$$4.184 \text{ kJ} = 1 \text{ kcal} \qquad 1 \text{ kJ} = 0.239 \text{ kcal}$$
$$4.184 \text{ MJ} = 1000 \text{ kcal} \qquad 1 \text{ MJ} = 239 \text{ kcal}$$

2. 能量系数 每克糖类、脂肪和蛋白质在体内氧化产生的能量值称为能量系数。这些营养素在体内的氧化过程与体外燃烧有类似之处，但由于其最终产物不同，释放的能量也不同。食物中的三大营养素每克在体外完全氧化的能量：糖类 17.15kJ（4.1kcal）、脂肪 39.54 kJ（9.45 kcal）、蛋白质 23.64 kJ（4.1 kcal）。

由于食物中的营养素在消化道内并非 100% 被吸收，一般混合膳食中糖类吸收率为98%、脂肪为95%、蛋白质为92%，消化吸收后，在机体内也不一定完全彻底被氧化分解产生能量，特别是蛋白质在体内不能完全氧化，其最终产物除二氧化碳和水外，还有尿素、肌酐及其他含氮有机物。每克蛋白质产生的这些含氮物质若完全氧化，还可产生5.44 kJ（1.3 kcal）能量。所以在营养学上，食物中产能营养素的实际能量系数为：

$$1g \text{ 糖类：} 17.15 \text{ kJ} \times 98\% = 16.81 \text{ kJ}（4.0kcal）$$
$$1g \text{ 脂肪：} 39.54 \text{ kJ} \times 95\% = 37.56 \text{ kJ}（9.0kcal）$$
$$1g \text{ 蛋白质：}（23.64 \text{ kJ} - 5.44 \text{ kJ}）\times 92\% = 16.74kJ（4.0kcal）$$

二、人体的能量消耗

人体能量消耗包括基础代谢、食物特殊动力作用、体力活动和生长发育四个方面。

1. 基础代谢 是对维持生命最基本活动所必需的能量的需求。基础代谢受许多因素的影响，其中主要是年龄、性别、体重和环境。一般来说，基础代谢男性比女性高，儿童和青少年比成人高，寒冷气候下比温热气候下高。

2. 食物特殊动力作用（食物的热效应） 是指人体在摄取食物的过程中引起的额外能量消耗，也就是机体在消化、转运、代谢及储存所摄入食物的过程中消耗的能量。各种食物的特殊动力作用不同，其中蛋白质的特殊动力作用最大，相当于本身产生能量的30%，脂肪为4%~5%，糖类为5%~6%。一般情况下，摄入混合膳食时，食物特殊动力作用消耗的能量约为基础代谢的10%。

3. 体力活动 除基础代谢外，体力活动是影响人体能量消耗的主要因素。体力活动所消耗的能量与劳动强度、持续时间及工作的熟练程度有关。

4. 生长发育 生长发育期的儿童及青少年每增加1g新组织约需20kJ（4.78kcal）能

量。孕妇的子宫、乳房、胎儿的生长发育及体脂储备均需能量。

三、能量的参考摄入量及来源

1. 能量的参考摄入量 不同人群和不同体力活动能量消耗量也不同。中国营养学会建议将成人活动分为三级（表1-4），并提出相应的中国居民膳食能量 RNI（推荐营养素摄入量）。轻体力活动：男性为 10.03 MJ（2400kcal），女性为 8.80 MJ（2100kcal）。中体力活动：男性为 11.29 MJ（2700kcal），女性为 9.62 MJ（2300kcal）。重体力活动：男性为 13.38 MJ（3200kcal），女性为 11.30 MJ（2700kcal）。

表1-4 建议中国成人活动水平分级

活动水平分级	职业工作时间分配	工作内容举例
轻	75%时间坐或站立 25%时间站着活动	办公室工作、修理钟表电器、售货、酒店服务、化学实验操作、讲课等
中	25%时间坐或站立 75%时间特殊职业活动	学生的日常活动、机动车驾驶、电工安装、车床操作、金工切割等
重	40%时间坐或站立 60%时间特殊职业活动	非机械化的农业劳动、炼钢、舞蹈、体育运动、装卸、采矿等

2. 能量的来源 人体所需能量来源于食物中的糖类、脂肪和蛋白质，但考虑营养素之间的平衡，三大营养素要有适当比例。根据我国人民膳食习惯，糖类占总能量的 55%~65%，脂肪占 20%~30%，蛋白质占 10%~15%。

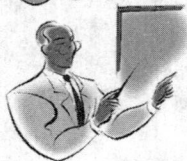

> 相关链接
>
> 人体的能量来源是食物中的糖类、脂肪和蛋白质。这三类营养素普遍存在于各种食物中。粮谷类和薯类食物含糖类较多，是膳食能量最经济的来源；油料作物富含脂肪；动物性食物一般比植物性食物含有更多的脂肪和蛋白质，但大豆和坚果类例外，它们含丰富的油脂和蛋白质；蔬菜和水果一般含能量较少。

第五节 维 生 素

维生素的种类很多，根据其溶解性分为脂溶性维生素（维生素 A、β-胡萝卜素、维生素 D、维生素 E、维生素 K）和水溶性维生素（维生素 B_1、B_2、B_6、B_{12}，叶酸，维生素 C，尼克酸等）两大类。

一、维生素 A 与 β-胡萝卜素

维生素 A（视黄醇）存在于动物体内；胡萝卜素存在于植物中，具有与维生素 A 相似的化学结构，在人体肝及肠黏膜中可转化为维生素 A，故又称为维生素 A 原。

1. 主要生理功能 维生素 A 参与视网膜内视紫质的合成与再生，维持正常的视觉；

参与糖蛋白合成，维持上皮组织结构的完整和功能，抑制皮肤角化；促进生长发育；增强抵抗力，抗感染、抗肿瘤。另外，β-胡萝卜素具有较强的抗氧化作用。长期缺乏维生素 A 可致暗适应能力降低，甚至夜盲症；结膜干燥角化，形成眼干症；皮肤干燥，毛囊角化；儿童生长发育迟缓，易感染。由于维生素 A 排泄率较低，过量摄入可引起维生素 A 中毒症状，表现为异常过敏、发热、腹泻、头晕等。

2. 营养素参考摄入量 每日膳食中维生素 A RNI（推荐营养素摄入量）：成年男性 800μg RE、女性 700μg RE，孕妇、乳母应增至 800～1200μg RE，婴儿、儿童、少年按年龄不同分别为 400～700μg RE。

维生素 A 过去以国际单位（IU）表示，现在以 RE（视黄醇当量）表示。

$$1 \text{ IU 维生素 } A = 0.33 \text{ μg 维生素 } A = 0.33 \text{ μg 视黄醇当量}$$

$$1 \text{ μg 胡萝卜素} = 0.167 \text{ μg 视黄醇当量}$$

值得注意的是，如果每日摄入 6500～12 000 μg RE 达 1 个月以上时，会引起中毒症状的出现。因此，维生素 A 的正常供给量与中毒量之间的差距是很少的。中国营养学会提出，不会产生毒副作用的摄入量上限成人 3000 μg RE/d，儿童 2000 μg RE/d。

3. 食物来源 维生素 A 的食物来源：一是动物性食物，以动物肝、未脱脂乳和乳制品以及蛋类的含量较高；二是植物性食物中的胡萝卜素，以深绿色、红黄色蔬菜的含量为最多，如菠菜、豌豆苗、韭菜、红心甘薯、胡萝卜、青椒和南瓜等。

胡萝卜素在体内可转化为维生素 A，但是其利用率不很稳定，因此建议摄入量中至少应有 1/3 来自维生素 A。

二、维生素 D

维生素 D 包括维生素 D_2（麦角钙化醇）和维生素 D_3（胆钙化醇）。维生素 D 有两个来源：一是从饮食中获取，二是日光照射皮肤产生。相关链接：人体内维生素 D_3 的来源是皮肤表皮和真皮内的 7-脱氢胆固醇经紫外线照射转变而来，从动物性食物中摄入者甚少，故一般成人只要经常接触阳光，在一般膳食条件下是不会引起维生素 D_3 缺乏的。维生素 D_2 是植物体内的麦角固醇经紫外线照射而来，其活性只有维生素 D_3 的 1/3。由于 7-脱氢胆固醇和麦角固醇经紫外线照射可转变为维生素 D，故它们被称为维生素 D 原。

1. 主要生理功能 维生素 D 能促进钙、磷吸收，调节钙、磷代谢和促使骨骼和牙齿正常生长和钙化。缺乏维生素 D，则影响牙齿钙化，延缓牙齿萌出。严重缺乏时，儿童可患佝偻病，成人可患骨质软化症和骨质疏松。但摄入过多可在体内蓄积，可引起维生素 D 过量的表现，如恶心、呕吐、心律不齐、血压升高和抽搐，以及肾脏损害。

2. 营养素参考摄入量 每日膳食中维生素 D RNI（推荐营养素摄入量）：成人为 5μg，孕妇、乳母、儿童及老年人均为 10μg。摄入 20μg 无更明显预防佝偻病的作用，大于 45μg 时对人体可有毒性危害。

3. 食物来源 含维生素 D 丰富的食物有动物肝脏、鱼肝油和禽蛋类等。奶类也含少量维生素 D，每 100g 含量在 1μg 以下。故以乳类为主食的婴幼儿，给予补充适量的鱼肝油，对其生长发育有利。

我国新生儿佝偻病发病率很高,北方为 42.1% ,因为南方比北方阳光充足的缘故,南方为 11.2% 。佝偻病是缺乏维生素 D 和钙的后果,对于处于生长发育期的儿童、青少年,维生素 D 不可缺少。另外,我国骨质疏松症病人约 8400 万人,占总人口的 6.6% ,其中 60~75 岁的老年妇女病人高达 50% 。骨质疏松症的防治需要配合服用维生素 D 和钙。

三、维生素 E

维生素 E 又名生育酚。随着维生素 E 抗氧化、延缓衰老功效的证实,人们对维生素 E 有了足够的重视。

1. 主要生理功能 维生素 E 具有抗氧化和延缓衰老的作用,能维持红细胞的完整性,能促进性激素分泌,提高生殖能力,维持肌肉、血管功能,增强肝脏解毒功能和滋润皮肤、减少色斑等。维生素 E 的抗癌作用在动物试验中尚未确定。但维生素 E 破坏亚硝基离子,在胃中阻断亚硝胺的生成比维生素 C 更有效。

2. 营养素参考摄入量 每日膳食中维生素 E AI (适宜摄入量):14 岁以上的人以及孕妇、乳母均为 14mg (以 α - 生育酚当量即 α - TE 计),14 岁以下的人为 3~10mg。过量摄入维生素 E 可产生不良反应,如头晕、恶心、腹痛、腹泻、乳房胀大和儿童青少年性早熟等。

3. 食物来源 维生素 E 主要存在于各种油料种子及植物油中,某些谷类、坚果类和绿叶菜中也含一定数量;肉、奶油、乳、蛋及鱼肝油中也存在。

我国居民膳食结构中,摄入植物油 (豆油、麻油) 的量是全世界最高的,所以维生素 E 的摄入量比西方国家高出许多。全国调查表明,人均每日摄入量为 32.2 mg,远高于 AI 14 mg 的标准。维生素 E 应尽量从日常饮食的天然食物中获得,把维生素 E 当补品长期大剂量服用是错误的。如果真的要用维生素 E 来养颜、抗衰老,药量最好控制在每日不超过 10~100 mg 为宜。

四、维生素 B_1

维生素 B_1 又名硫胺素、抗神经炎因子或抗脚气病因子。硫胺素与整个物质和能量代谢关系密切。

1. 主要生理功能 维生素 B_1 是脱羧辅酶,参与糖类代谢,并与氨基酸、核酸和脂肪酸的合成有关;能抑制胆碱酯酶的活性,维持胃肠道的正常蠕动和消化腺分泌。维生素 B_1 不足时表现为食欲下降、肌张力降低、精神错乱和压抑。缺乏时体内糖类代谢障碍,可导致神经系统病变和心脏功能损害,引起周围神经炎和脚气病。维生素 B_1 缺乏常发生在以精米面为主食的人群,或以精米糊为主食的人工喂养儿中。各种胃肠道疾病及消耗性疾病病人也可发生。

2. 营养素参考摄入量 每日膳食中维生素 B_1 RNI (推荐营养素摄入量):14 岁以上男性 l.3~1.5 mg、女性 1.2~1.3 mg,14 岁以下儿童 0.2~1.2 mg,孕妇 1.5 mg,乳母 1.8 mg。

3. 食物来源 维生素 B_1 含量丰富的食物有谷类、豆类、干果和坚果类,尤其在谷类的表皮部分含量更高，碾成精度很高的谷类，可使其中的维生素 B_1 损失 80% 以上，绿叶蔬菜如芹菜叶、莴苣叶，动物内脏（肝、肾、心）及瘦肉、蛋类含量也较丰富。食物在常温下暴露于空气中储藏时维生素 B_1 损失不大，但在煮粥、煮豆或蒸馒头时，若加入过量的碱，则会造成维生素 B_1 的大量损失。

五、维生素 B_2

维生素 B_2 又称核黄素。核黄素涉及广泛的物质代谢和能量代谢，是一种重要的维生素。

1. 主要生理功能 维生素 B_2 在体内形成黄素辅酶，参与组织呼吸及多种物质的氧化还原反应，具有保护视力、维护皮肤健康的功能；经常补充维生素 B_2 可保护血管，预防动脉硬化。缺乏时可致口角炎、唇炎、舌炎、脂溢性皮炎、角膜炎和阴囊炎等。

2. 营养素参考摄入量 每日膳食中维生素 B_2 RNI（推荐营养素摄入量）：14 岁以上男性 1.4～1.5mg、女性 1.2～1.4mg，14 岁以下儿童 0.4～1.2mg，孕妇、乳母均为 1.7mg。

3. 食物来源 维生素 B_2 的主要食物来源是蛋、瘦肉、乳类和动物内脏，以及谷类和豆类。谷类食物的核黄素含量随加工与烹调方法而异。精白米中核黄素的留存量仅为糙米的 59%，小麦标准粉的核黄素仅留存原有的 39%，精白粉中更少。麦面制品加工中用碱可使所含维生素 B_2 在加热时破坏。淘米、煮面去汤均可使食物中的维生素 B_2 丢失。

六、尼克酸

尼克酸又称烟酸、维生素 PP。由于典型的缺乏症属癞皮病，故又称癞皮病维生素。

1. 主要生理功能 尼克酸在体内形成多种酶的辅酶，其作用广泛，涉及糖、脂类和氨基酸等的合成代谢与分解代谢，以及某些激素的代谢，并具有维持皮肤、神经和消化系统正常功能的作用。

2. 营养素参考摄入量 每日膳食中尼克酸 RNI（推荐营养素摄入量）：14 岁以上男性 13～15mg（尼克酸当量 NE）、女性 12～13mg，14 岁以下儿童 2～12mg，孕妇 15mg，乳母 18mg。

3. 食物来源 尼克酸含量较多的食物有肉类、鱼类、乳类及蔬菜。谷类含量居中，加工越精细丢失越多。此外，以玉米为主食又缺乏其他副食地区的居民易缺乏尼克酸，而导致癞皮病。近年通过科学处理玉米以及培育出高色氨酸品种玉米，此情况得到了根本性的改善。

七、维生素 C

维生素 C 又称抗坏血酸，是知名度最高的维生素。近年来人们更注重维生素 C 的抗氧化、抗衰老、增强免疫力和预防心血管疾病的功能。

1. 主要生理功能 维生素 C 促进胶原合成，维持牙齿、骨骼、血管正常功能，促进伤口愈合；增强免疫力，提高抗病能力；抗氧化、抗衰老，降低血胆固醇含量，预防心血管疾病；增加皮肤弹性、预防色斑；促进铁吸收、转移和在体内的储存；增加钙在肠道的吸收；阻断亚硝胺的形成，具有抗癌防癌作用；在体内常作为酶激活剂，物质还原剂，或参与激素合成等而发挥作用。严重缺乏可致坏血病。

2. 营养素参考摄入量 每日膳食中维生素 CRNI（推荐营养素摄入量）：14 岁以上的人 100mg，14 岁以下的人 40～90mg，孕妇 100～130mg，乳母 130mg。

3. 食物来源 维生素 C 主要来源为新鲜蔬菜和水果，特别是深色蔬菜，如青菜、韭菜、塌棵菜、菠菜、柿子、辣椒以及柑橘、红果、柚子和枣等，野生的苋菜、刺梨、沙棘、猕猴桃、酸枣等含量尤其丰富。食物中抗坏血酸的含量受气候，日照量，植物的成熟程度、部位、储存条件和储存时间等因素的影响，如绿叶蔬菜采摘 2 小时后，维生素 C 损失 5%～18%，10 小时后损失 38%～66%。相关链接：维生素 C 易溶于水，不溶于脂肪溶剂，在酸性环境中稳定，但在有氧、热、光和碱性环境下不稳定，特别是氧化酶及痕量铜、铁等金属离子，可促进其氧化破坏。氧化酶一般在蔬菜中含量较多，特别是黄瓜和白菜类，但在柑橘类中含量较少。所以蔬菜在储存过程中，维生素 C 都有不同程度损失。在枣、刺梨等水果中含有生物类黄酮，能保护食物中维生素 C 的稳定性。

我国居民摄入的蔬菜以熟食为主，而维生素 C 遇热分解，烹调加工过程损失 50%～70%。因此，我国居民维生素 C 的摄入量不低，但被人体利用的并不多，利用率为 50%；加上近年维生素 C 的抗衰老、增强抵抗力、美化皮肤等功能逐渐被证实，所以摄入充足的维生素 C 是有必要的。

其他维生素简介，详见表 1-5。

表 1-5 其他维生素的主要功能、食物来源及缺乏症状

名称	主要功能	食物来源	缺乏症状	营养素参考摄入量
维生素 K	维持凝血酶原、凝血因子功能	绿叶蔬菜、肠道细菌合成	易出血	AI 男性 120μg/d，女性 90μg/d（美国）
维生素 B_6	产生抗体、构成辅酶、保护神经	坚果类、蔬菜、肉类	贫血、体重下降、神经质、四肢麻木	AI 成人 1.2mg/d
维生素 B_{12}	促进红细胞成熟、保护神经系统	动物内脏、水产品、肉类	恶性贫血、神经退化、消化道炎	AI 成人 2.4μg/d
叶酸	参与蛋白质合成、促进红细胞成熟	肝脏、绿叶蔬菜、柑橘	贫血	RNI 成人 400μgDFE/d

第六节 矿 物 质

人体内除碳、氢、氧、氮以外的元素称为矿物质，它是无机盐和微量元素的总称。这些物质在人体内的种类和数量与外界环境存在的种类和数量密切相关。目前地壳中发现有 90 余种，人体已发现 60 余种，其中 21 种是人体必需的。占人体总重量 1/万以上的称常量元素，有钙、磷、镁、氯、硫、钠、钾 7 种。含量极少，占人体总重量 1/万以下的元素称为微量元素，其中铁、锌、碘、硒、氟、铜、钼、锰、铬、镍、钒、锡、硅、钴 14 种为必需微量元素。

一、钙

钙是体内含量最多的元素之一，约占体重的2%。钙不仅是构成骨骼的重要矿物质成分，而且在机体各种生理和生物化学过程中起着重要作用。

1. 主要生理功能 钙是构成骨骼与牙齿的主要成分，体内含钙量的99%集中在骨骼和牙齿中；钙可调节心脏和神经的正常活动，维持肌肉的一定的张力；参与维持体内酸碱平衡及毛细血管渗透压；激活凝血酶原；钙还是生物膜的组成成分，对维持生物膜正常通透性有重要作用。钙缺乏主要影响骨骼和牙齿的发育，可导致婴幼儿佝偻病、成人骨软化症及老年人骨质疏松症的发生。血清钙含量不足，可使神经肌肉兴奋性提高而引起抽搐。

2. 营养素参考摄入量 每日膳食中钙的AI（适宜摄入量）：成人800mg（50岁以上1000mg），婴儿300～400mg，儿童、青少年600～1000mg，孕妇800～1200mg，乳母1200mg。已有资料表明，日常摄入略高于AI的钙，并不促进结石发生，而可结合肠内胆汁酸与脂肪酸排出，减缓上皮增殖，对预防结肠癌有利。

3. 食物来源 奶和奶制品是钙的主要来源，其含量和吸收率均高。虾皮、鱼、海带、坚果类和芝麻酱含钙量也很高。豆类、绿色蔬菜如甘蓝菜、花椰菜因含钙丰富、含草酸少，也是钙的较好来源。骨粉、蛋壳粉为良好的钙补充品。

相关链接

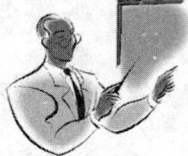

膳食中不利于钙吸收的因素有：谷物中的植酸，某些蔬菜（如菠菜、苋菜、竹笋等）中的草酸，过多的膳食纤维、碱性磷酸盐、脂肪等。抗酸药、四环素、肝素也不利于钙的吸收。蛋白质摄入过高，增加肾小球滤过率，降低肾小管对钙的再吸收，使钙排出增加。

二、铁

铁是人体必需微量元素，铁是研究最多、最为了解的营养素之一。铁缺乏是世界范围的营养缺乏症，故越来越引起人们的关注。成人体内含铁3～5g，主要存在于血红蛋白中。

1. 主要生理功能 铁构成血红蛋白，参与氧的运输；参与细胞色素合成；调节组织呼吸；维持机体免疫力和抗肿瘤能力。由于铁缺乏导致缺铁性贫血，世界各地均有发病，早产儿、婴幼儿、儿童和孕妇中患病率较高，被世界卫生组织列为全球性预防和控制的疾病之一。

2. 营养素参考摄入量 每日膳食中铁的AI（适宜摄入量）：成人男性15mg、女性20mg，婴儿6个月以内0.3mg，6个月至1岁10mg，儿童12mg，青少年男性16～20mg、女性18～25mg，孕妇15～35mg，乳母25mg。

3. 食物来源 铁的最好来源为动物肝脏、全血、鱼类和肉类食品。海带、紫菜、黑木耳和黄豆含量也较高，白菜、油菜和芹菜也含有较多的铁。动物性食物中铁吸收率高于10%，植物性食物铁吸收率小于10%。促进铁吸收的因素有维生素C，肉、鱼、禽中

"肉因子"（动物肉类、肝脏可促进铁吸收，原因未明，故暂称为肉因子，或肉鱼禽因子）、胃酸等；抑制铁吸收的因素为膳食中的植酸、草酸、磷酸和碳酸等。近年的研究发现，核黄素对铁的吸收、转运与储存均有良好影响。铁的吸收率还受体内的储存量、需要量的影响，如在生长发育期和孕期铁吸收率高，体内铁储备丰富时吸收率低。

三、碘

碘是人体必需微量元素。成人体内碘总量为 $20 \sim 50mg$，其中 20% 存在于甲状腺中。

1. 主要生理功能　碘参与甲状腺素的合成，碘在体内的生理功能是通过甲状腺素生理作用而显示。该激素的生理作用主要有增强机体基础代谢，促进生长发育；促进脂肪水解；促进血浆胆固醇降低；调节组织中水盐代谢；促进多种营养素的吸收和利用。如果人体缺碘，成人可引起甲状腺肿大，胎儿和新生儿期可影响智力发育，甚至引起克汀病。但饮水和食物中含碘过高，亦可引起甲状腺肿大。

2. 营养素参考摄入量　每日膳食中碘的 RNI（推荐营养素摄入量）：成人为 $150\mu g$，婴幼儿 $50\mu g$，儿童 $90\mu g$，青少年 $120\mu g$，孕妇、乳母均为 $200\mu g$。

3. 食物来源　碘的来源是海盐和海产品，如海带、紫菜、海鱼。其他食品含碘量与产地的水和土壤含碘量有关。沿海地区食物含碘量高，边远山区食物含碘量低，故这些地区缺碘性甲状腺肿的发病率也高。防治碘缺乏的原则，应经常进食含碘较高的食物，如海产品等，食用加碘的食盐。

四、锌

锌是人体必需微量元素。人体内锌含量为 $2 \sim 3g$。锌能促进体格和智力发育，因此对儿童、青少年尤为重要。

1. 主要生理功能　锌参与多种酶的组成，在组织呼吸、蛋白质合成、核酸代谢中起重要作用，为生长发育所必需；促进智力发育；保护皮肤和骨骼；促进免疫功能；维护生殖功能的正常发育；促进维生素 A 吸收而对眼睛产生有益作用；锌能维持正常味觉和食欲以及防治前列腺增生等。

2. 营养素参考摄入量　每日膳食中锌的 RNI（推荐营养素摄入量）：成人男性 $15mg$、女性 $11.5mg$（50 岁以上均为 $11.5mg$），婴儿 6 个月以内 $1.5mg$，6 个月至 1 岁 $8mg$，幼儿 $9mg$，儿童 $12 \sim 13.5mg$，青少年男性 $18 \sim 19mg$、女性 $15mg$，孕妇 $11.5 \sim 16.5mg$，乳母 $21.5mg$。

3. 食物来源　锌的来源主要是动物性食品，而且吸收率高，其中海产品如牡蛎、鱼贝类最好，肉、蛋含量丰富；干豆、粮食和蔬菜中锌吸收较低。锌缺乏可发生于偏食、经济条件差、疾病、年老食欲不振等，以及动物性蛋白质摄入少而伴有锌摄入不足，或小儿迅速生长、妊娠、授乳等生理需要量增高而造成相对摄入不足；食物中过多的膳食纤维、草酸、植酸使锌的吸收利用率降低。

五、硒

硒是人体必需微量元素，广泛存在于人体的器官和组织中。硒有很多重要的功能，但是直到最近 30 多年，人类才开始重视它。

1. 主要生理功能　硒参与谷胱甘肽过氧化物酶、辅酶 Q、辅酶 A 的合成，抗氧化、延缓衰老；保护心肌，预防心血管疾病；促进免疫球蛋白生成、激活巨噬细胞，从而提高机体免疫功能；结合和排出重金属毒物，以及防癌。

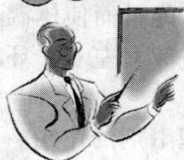

> **相关链接**　流行病学调查发现，低硒地区癌症发生率高于富硒地区。如果硒的摄入量多，癌症发生概率就小，这证明了补硒可以降低癌症发生率。在美国，约 1500 人每日补充 200μg 硒，平均补硒 4 ~ 5 年，这些人的血硒与未补硒人群相比，提高了 2 ~ 3 倍，肺癌、前列腺癌和结肠癌的发生率比未补硒人群下降 50% ~ 70%。

2. 营养素参考摄入量　每日膳食中硒的 RNI（推荐营养素摄入量）：成人 50μg，婴幼儿 15 ~ 20μg，儿童、青少年 25 ~ 50μg，孕妇 50μg，乳母 65μg。

3. 食物来源　硒的来源是动物内脏、海产品、肉类、谷类、乳类、蔬菜和水果。植物性食品的含硒差异甚大，这是由于能供给植物摄取的土壤硒含量的不同。

20 世纪 70 年代初，我国的科学工作者发现克山病与缺硒有关，克山病地区膳食硒每天仅为 3 ~ 22μg，而在硒中毒流行地区膳食硒摄入量竟高达每日 6690μg。

其他矿物质简介，详见表 1 – 6。

表 1 – 6　其他矿物质的主要功能、食物来源及缺乏症状

名称	主要功能	食物来源	缺乏症状	营养素参考摄入量
磷	构成骨骼牙齿，细胞核蛋白的主要成分，体内所有代谢反应均需磷	肉类、干果、粗粮	不易缺乏。牙齿异常、佝偻病、骨骼软化症	AI 成人 700mg/d
镁	调节神经肌肉兴奋性、激活多种酶活性、参与蛋白质合成、维持机体生理功能	绿叶蔬菜、糖蜜、果仁、大豆、其他豆类	反射异常、肌肉震颤、手足抽搐、心律失常、情绪激动	AI 成人 350mg/d
铜	参与含铜蛋白的合成、催化 Hb 的合成、维持神经纤维的功能	杏仁、豆类、肝脏、水产品、粗粮、核桃	贫血、中性白细胞减少、生长迟缓、情绪易激动	AI 成人 2mg/d

第七节　水

水是人体需要量最大、最重要的营养素。在维持生命方面比食物更重要。人不吃食物可存活数周，但是若没有水，数日内即会死亡。

一、水的生理功能

1. 构成人体组织　水是构成人体组织的重要成分，所有组织内都含水。如血液中水分高达 90%，肌肉含水 70%，坚硬的骨骼含水 22%。

2. 作为营养素等物质的溶剂　许多物质都溶于水，成为离子状态发挥重要生理功能。

不溶于水的蛋白质和脂肪分子可形成胶体或乳融液，有利于机体的消化、吸收和利用。

3. 直接参与物质代谢 水在体内直接参与物质代谢，促进各种生理活动和生化反应的进行。没有水就无法维持血液循环、呼吸、消化、吸收、分泌和排泄等生理活动，体内的新陈代谢也无法进行。

4. 作为各种物质的载体 水作为载体，通过血液、组织液将各种营养素运送到全身细胞，同时带走细胞代谢产生的废物，通过大小便、汗液、呼吸等途径排出体外。

5. 调节体温 水的比热容比其他物质大，它能吸收体内产生的大量能量而使体温不变。当外界环境温度或体内产热过多时，通过蒸发或出汗使体温保持在 37℃ 左右；环境温度降低时，则通过减少蒸发而保持人体温度。

6. 润滑作用 水以体液的形式存在于身体需要活动的部位，起着润滑剂的作用。水可以滋润皮肤。泪液、唾液、关节囊液和浆膜腔液则是相应器官的润滑剂。

二、水的种类

1. 普通饮用水 海水中由于含有较高浓度的钠和氯，因此不能饮用。自然界中可供饮用的水称为"淡水"，即河水、湖水、泉水或地下水。我们所饮用的自来水均来自这些水源，再经过过滤、消毒，通过管网运输到各户。我国《生活饮用水卫生标准》对饮用水卫生有明确规定：要求感官性状无色、无味、无臭、清洁透明；有害有毒物质不得超过最高容许浓度；不得含有各种病原体，细菌总数和大肠菌群数应在允许范围内。

2. 矿泉水 矿泉水是经地表层过滤的地下水，其中溶有较多种类的矿物质，可提供给人体需要的一些无机盐和微量元素。由于地壳中既有人体需要的元素，又有对人体有害的元素，因此，矿泉水中各种有害元素含量必须符合国家的有关标准才能饮用。天然地下水若经过人为的矿化处理，使其达到天然矿泉水的饮用标准的称为人工矿化水或人工矿泉水。

3. 蒸馏水 把普通饮用水转变成蒸汽，再经过冷却而制得蒸馏水。其特点是比普通饮用水含更少的细菌和矿物质，饮用安全，但长期饮用可能造成某些矿物质摄入不足。

4. 纯净水 纯净水是在普通饮用水的基础上，经过多层反复过滤，进一步去掉细菌或一些大分子物质而获得。虽使饮用更为安全，但水中的某些矿物质也会被过滤掉。

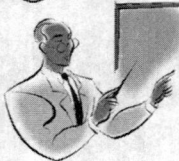

相关链接　从营养学观点看，纯净的白开水对身体健康最有益。白开水最解渴，进入人体后可立即发挥新陈代谢功能，有调节体温、输送养分及清洁身体内部的功能。科学家发现，煮沸后自然冷却的 20~25℃ 凉开水最容易透过细胞膜促进新陈代谢，增进机体免疫功能，提高人体抗病能力。习惯于凉开水的人，体内脱氢酶活性高，肌肉内乳酸堆积少，不容易产生疲劳。

三、水的需要量

水的需要量因年龄、膳食、劳动强度、环境温度及机体健康状况等因素而不同。机体水的来源包括三个方面：①饮用水和其他饮料；②食物中的水；③蛋白质、脂肪和糖类分解代谢时产生的代谢水。正常情况下，机体对水的需要量与排泄量保持动态平衡。排出量包括呼吸、尿液、皮肤蒸发和粪便。一般情况下，成人需水量为 1ml/4.2kJ（1ml/kcal）~1.5ml/4.2kJ（1.5ml/kcal）；通常每日至少要 2~3L，才能保证正常生理代谢；特别困难时也要 1.5L，但持续时间不能超过 3 日。

第八节 膳食纤维

不被人体消化吸收的非淀粉类多糖和木质素称为膳食纤维，主要有纤维素、半纤维素、果胶、树胶和木质素等。膳食纤维按其水中的溶解性能，可分为不溶性膳食纤维和可溶性膳食纤维两大类。不溶性膳食纤维主要有纤维素、半纤维素和木质素。可溶性膳食纤维主要有果胶、树胶、种子胶、琼脂、海带多糖、羧甲基纤维素等。

* *

膳食纤维的主要有下述作用。①吸水作用：膳食纤维有很强的吸水能力或与水结合的能力。此作用可使肠道中粪便的体积增大，加快其运转速度，减少其中有害物质接触肠壁的时间。②黏滞作用：一些膳食纤维（包括果胶、树胶、海藻多糖等）有很强的黏滞性，能形成黏液性溶液，发挥黏滞作用。③结合有机化合物作用：膳食纤维具有结合胆酸和胆固醇的作用。④阳离子交换作用：其作用与糖醛酸的羧基有关，可在胃肠内结合无机盐，如 K^+、Na^+、Fe^{3+} 等阳离子形成膳食纤维复合物，影响其吸收。⑤细菌发酵作用：膳食纤维在肠道易被细菌酵解，其中可溶性膳食纤维可完全被细菌所酵解，而不溶性膳食纤维则不易被酵解。酵解后产生的短链脂肪酸如乙酯酸、丙酯酸、和丁酯酸均可作为肠道细胞和细菌的能量来源。

* *

一、膳食纤维的营养学意义

1. 调节胃肠功能 膳食纤维有较强的持水性，增加了容积，促进肠道蠕动，有利通便。改善肠道内细菌群，抑制有害物质的吸收，并促进排泄，具有解毒、缓解疾病和预防结肠癌的作用。

2. 降血脂作用 膳食纤维具有降低血脂和血清胆固醇的作用，能吸收胆汁酸和胆固醇，减少肠壁对胆固醇的吸收，并促进胆汁酸从粪便中排出，加快胆固醇的代谢，从而使体内胆固醇的含量下降。水溶性膳食纤维降低胆固醇的作用明显，蔬菜和水果中的膳食纤维作用明显优于谷物中的，而谷物中的燕麦麸皮水溶性纤维对降低胆固醇有较好的效果。

3. 降血糖作用 膳食纤维可增加组织细胞对胰岛素的敏感性，降低对胰岛素的抵抗，从而调节糖尿病病人的血糖水平。果胶类在胃肠道内形成高度黏性的物质，使胃排空减慢，在小肠内阻止消化液与食物的接触和混合，延缓葡萄糖的吸收，以降低餐后血糖。就两种膳食纤维而言，水溶性膳食纤维在治疗糖尿病方面的效果更为确切，许多实验证明，膳食纤维对维持餐后血糖水平有积极的效果。

4. 控制肥胖　膳食纤维能增加饱腹感，防止能量过多摄入，有利于控制肥胖，并且膳食纤维本身不提供能量。

二、膳食纤维的参考摄入量及食物来源

植物性食物中含有较多的膳食纤维，如根茎类和绿叶蔬菜、水果、谷类、豆类等。纤维素和半纤维素不能溶于水，称为"不溶性膳食纤维"，根茎类蔬菜、谷类的外皮和一些粗粮中含量较高；果胶、树胶能溶于水，称之为"可溶性膳食纤维"，主要存在于水果和一些蔬菜中。

人体膳食纤维的供给量标准尚无规定。世界各国膳食组成不同，膳食纤维的摄入量有较大差异。适宜的供给量需要根据种族、年龄、饮食习惯等多方面的因素来制定。一般正常人每日膳食纤维的参考摄入量为 12～24g（或 1g/0.42MJ），有习惯性便秘的人应适当增加摄入量。

第二章　人群营养基础

人类从出生到成长，直至衰老的自然生命过程，一般要经历新生儿期、婴幼儿期、儿童少年期和中老年期几个不同的阶段。在生命过程的不同阶段需要不同的营养支持，而同一个阶段处在不同的生理状态下对营养的需求也各不相同，如女性成年以后，一旦进入妊娠期、哺乳期时与一般成年期相比对营养的需求显著增大。因此，针对不同的生命阶段与不同的生理状态，采取相应的营养措施，通过合理膳食，可以有效地提高其健康水平。

第一节　婴幼儿营养

一、婴幼儿的营养生理特点

从出生满28天至12个月为婴儿阶段，1~3岁为幼儿阶段。正常婴儿出生体重平均为3kg，出生后前3个月体重平均每月增加700~800g，4~6个月为500~600g，6个月以后体重增长减慢，每月平均增加300~400g，1周岁时体重为出生时的3倍，2周岁时4倍于出生体重。身高与体重增长相类似，年龄越小，增长越快，至1周岁时身高可达75cm左右。

婴幼儿大脑发育特别迅速，出生时脑重约370g，6月龄儿童脑重600~700g，2周岁时达到900~1000g。所以，该期是人一生中生长发育的第一个高峰期。该期的生理特点为消化器官发育尚不完善，口腔及胃肠黏膜柔嫩，血管丰富易受损伤，机体的快速生长发育对营养的需要量相对较多，对其质量的要求也较高。婴幼儿胃容量小，各种消化酶的活性较低，致使婴幼儿消化及代谢功能不佳，其体内营养素的储备量相对较少，故一旦某种营养素供应不足或消化道功能紊乱，短时间内即可影响机体发育。婴儿对母乳以外的食物耐受性较差，容易发生过敏反应而导致腹泻，影响营养素的吸收，这种不耐受性往往易与肠道感染相混淆。

1~3岁幼儿体格生长速度与婴儿期相比呈减慢与稳步增长趋势，每年体重增加2kg左右，身高增加5~7cm，乳牙依次出齐，而胃肠消化功能仍未健全，易发生消化不良，此时从母体获得的免疫抗体已基本耗尽，容易患各种感染性疾病。幼儿时期活动量大增，语言、智力发育较快，因此，婴幼儿期需要足够的营养素以满足生长发育的需要。

二、婴幼儿的营养需要

营养素是维持生命与生长发育的物质基础，婴幼儿生长发育迅速，基础代谢率高，合成代谢远远高于分解代谢，生长发育旺盛，而婴儿期又是出生后的第一个生长高峰期，膳食中营养素的供应充足与否直接关系到婴幼儿体格与智力的发育，且对其成年后的身体素质和疾病的发生都有重要影响。因此，婴幼儿需要充足的营养素供应，营养素的需要量明显高于成人和大龄儿童。

（一）能量

婴幼儿的能量需要主要包括基础代谢、生长发育、体力活动、排泄消耗及食物的热效应。婴幼儿基础代谢消耗的能量最多，约占总能量的60%。婴幼儿对能量的需要相对较高，除维持基础代谢、各种活动和食物的热效应需要之外，生长发育所需能量为婴幼儿所特有，其需要量随年增长速度的快慢而增减，从出生至12个月为婴儿期，此期总能量需要量的25%~35%用于生长发育。婴儿除哭啼、哺乳、四肢无意识的运动之外，其他活动较少，体力活动消耗能量不多，但随着年龄的增长，活动量增加，其能量消耗所占比重增加。不同年龄婴幼儿的能量需要为：婴儿期（不分性别）为400 kJ/（kg·d）；1岁以上至2岁的男孩为4600 kJ/d，女孩为4400 kJ/d；2岁以上至3岁的男孩为5020 kJ/d，女孩为4810 kJ/d。

（二）蛋白质

婴幼儿的生长发育需要充足的蛋白质，一般要求蛋白质所供能量要达到总能量的12%~15%，而且蛋白质的质量要求也高于成人，要求优质蛋白质达到50%。婴幼儿期对蛋白质的需要不仅用于补充代谢的丢失，而且用于满足生长中不断增加的新组织的需要，故该期应处在正氮平衡状态。如果膳食中蛋白质供给不足，婴幼儿极易发生蛋白质缺乏症，表现为生长发育迟缓或停滞、消化吸收障碍、肝功能障碍、抵抗力下降、消瘦、腹泻、水肿、贫血等。因母乳所含的必需氨基酸的量和比例符合婴儿需要，故母乳喂养时蛋白质的需要量为2.0 g/（kg·d）；牛乳喂养的婴儿为3.5 g/（kg·d）；混合喂养的婴儿因除母乳、牛乳外还摄入营养价值较低的植物性食物，对蛋白质的需要量增加至4.0 g/（kg·d）；6个月以后的婴幼儿其膳食中开始增加辅助食品，此时，应注意选择肉、蛋、鱼、奶、豆类食物以提高蛋白质的利用率。

（三）脂肪

脂肪为婴幼儿能量和必需脂肪酸的重要来源，同时，还有助于脂溶性维生素的吸收和利用。婴幼儿对脂肪的需要量高于成年人，尤其对各种多不饱和脂肪酸和类脂（磷脂、糖脂）有特别的需要，它们对婴幼儿的生长、神经和脑的发育有极其重要的意义。母乳和牛乳中的脂肪均能满足婴儿的需要，但母乳中的脂肪更易被婴儿消化吸收。新生儿约需脂肪7g/（kg·d），2~3个月的婴儿约需6 g/（kg·d），6个月后的婴儿约需4 g/（kg·d），以后随年龄的增长而渐减至3~3.5 g/（kg·d）。按供能比例计算，推荐脂肪摄入量占总能量的比例为：出生~6个月占45%；7~12个月占30%~40%；1~3岁占30%~35%。其中，必须脂肪酸提供的能量不应低于总能量的1%~3%。

（四）糖类

婴幼儿对糖类的需要量也多，婴儿由糖类供给的能量应占总能量的30%~60%，是婴幼儿的主要供能物质。婴儿出生后2~3个月内缺乏淀粉酶，不易消化淀粉类食物，故应在出生3~4个月后添加淀粉类食物。2岁以后，糖类供给的能量就占总能量的50%~55%，同时，可增加来自淀粉类食物的能量，相应减少来自脂肪作为能源的消耗，减少酮体的生成。糖类的供给充分，可对蛋白质起到保护和节约作用，使摄入的蛋白质达到正氮平衡以构建身体组织，有利于保证婴幼儿的生长发育。

（五）矿物质

1. 钙　新生儿体内的钙含量约占体重的0.8%，到成人时约为1.5%，生长发育过程中体内需要储存大量的钙。钙营养状况良好的乳母所分泌的乳汁基本能满足婴儿的钙需要，幼儿所需要的钙主要来源于奶及其制品。母乳含钙约340mg/L，虽不及牛乳（1170mg/L）含量高，但母乳的钙磷比例为2:1，较易吸收。大豆制品含钙量较高，6个月后婴儿添加辅食时可适当选用。我国推荐的膳食钙的供给量为出生到6个月的婴儿钙的适宜摄入量为300mg/d，7个月~1岁为400mg/d，幼儿期为600mg/d。

2. 铁　我国儿童，尤其是农村儿童膳食铁主要以植物性铁为主，吸收率低，幼儿期缺铁性贫血成为常见病和多发病。正常出生的新生儿体内有足够的铁贮备，可维持婴儿4~6个月的需求。由于母乳中含铁量较低，当4~6个月婴儿体内储存的铁逐渐耗尽时，应及时添加富含铁的辅助食品。母乳和牛乳含铁量均较低，约1mg/L，但母乳中铁的利用率可高达50%左右，牛乳仅10%左右。人工喂养儿3个月以后，早产儿和低出生体重儿2个月以后就应补充富含铁的辅助食品。我国推荐的婴幼儿膳食铁的适宜摄入量为初生到6个月龄时，0.3mg/d，出生后7个月到1岁为10mg/d，幼儿期为12mg/d。

3. 锌　正常新生儿体内锌储备较少，当锌摄入不足时易导致锌缺乏，婴幼儿缺锌会出现生长发育缓慢、青春期性发育迟缓、味觉减退、食欲不振、异食癖、贫血、创伤不易愈合、免疫功能低下等表现，缺锌还会影响智力发育。母乳中锌的含量与牛乳中的相近，但人初乳含锌量较高，可达306μmol/L，人乳中的锌吸收利用率也较高，故婴儿母乳喂养对预防缺锌有利。锌的推荐摄入量：初生至6个月龄时为3mg/d，6个月以上至1岁8mg/d，幼儿为10.0mg/d。

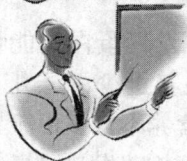

相关链接　补锌制剂与补锌过量的表现

常见补锌制剂有：无机锌如硫酸锌，有明显不良反应，现市场基本已经淘汰；有机锌如葡萄糖酸锌、甘草锌，其吸收率一般，不良反应略小，对于肠道功能发育不全的儿童不适宜；生物锌如蛋白锌，其吸收率高，无任何不良反应。现市售有多种强化锌的食品，要注意其锌含量，长期食用多种强化锌的食品，锌入量过多可致中毒。急性锌中毒出现呕吐、腹泻等胃肠道症状；慢性锌中毒表现为顽固性贫血，食欲下降，合并有血清脂肪酸及淀粉酶增高。

4. 碘　膳食中碘供给不足会对婴幼儿生长发育影响很大，缺碘可引起碘缺乏病，它包括地方性甲状腺肿、克汀病、地方性亚临床克汀病等。地方性甲状腺肿主要表现为甲状腺功能低下，克汀病还表现为智力发育受影响。我国推荐膳食碘的摄入量为初生到6个月龄时为40μg/d、7~12个月龄为50μg/d、幼儿期70μg/d。由于我国采取了以碘盐补充碘的措施，碘缺乏病已较少发生。

（六）维生素

维生素对婴幼儿的生长发育极为重要，除从母乳中获取外，还必须通过食物的补充来满足需要。母乳喂养的婴儿只要乳母膳食平衡，营养充足，乳量足够，一般不会发生维生素缺乏病。维生素 D 与钙、磷代谢有关，母乳及牛乳中维生素 D 含量较低，婴幼儿再缺乏户外活动，常易发生维生素 D 缺乏性佝偻病，应及时补充维生素 D，以促进膳食中钙的吸收和利用。维生素 A 与机体的生长、骨骼发育、生殖、视觉及抗感染有关，缺乏可引起婴幼儿干眼症、夜盲症、反复呼吸道感染、生长发育障碍。母乳与牛乳中维生素 A 含量也较低，当维生素 A 和维生素 D 同时不足时，应通过维生素 A 丸和鱼肝油来补充，补充该种制剂，需要在医生指导下使用，以防过量引起中毒。其他维生素如维生素 B_1、维生素 B_2、维生素 C 等，婴幼儿也往往比成年人容易缺乏，应注意补充。

（七）水

水是一种重要的营养素，也是体重的重要组成部分，人的年龄越小含水量越多，婴儿体内含水占体重 70% ~75%。一般婴儿每日每公斤体重约需水 100 ~150ml，同样，年龄越小需要量越大，所以，一旦发生腹泻或呕吐，很容易出现脱水和电解质紊乱等严重情况。

三、婴幼儿应注意的营养问题

（一）婴幼儿常见的营养不良性疾病

由于婴幼儿的消化功能及神经系统的调节功能发育尚不完善，但又必须比成人相对更多的营养素才能满足其快速生长发育的需要。婴幼儿时期常见的营养不良性疾病主要有以下几种。

1. 蛋白质能量营养不良 蛋白质能量营养不良以断奶前后的婴幼儿最为常见，严重时可影响生长发育及智力发育。

（1）发生原因 蛋白质能量营养不良分为原发性和继发性两类。原发性蛋白质能量营养不良是由于长期蛋白质、能量摄入不足，常见于喂养知识缺乏，喂养过少，母乳不足，不添加或少添加辅助食品，或早产儿先天不足；继发性蛋白质能量营养不良多由于胃肠疾病如慢性胃炎、肠炎、腹泻等原因引起营养素消化吸收障碍，或由于长期发热、慢性消耗性疾病而未能及时补充营养素等造成。

（2）主要表现 最初表现为体重不增或减轻，皮下脂肪减少，逐渐消瘦，体格生长减慢，直至停顿。

（3）预防措施 ①合理喂养，提倡出生后 4 ~6 个月全母乳喂养，教会乳母正确的喂养方法，母乳不足者适时添加辅助食品；②大力开发符合营养要求的婴儿断奶食品，及时、合理地为婴儿添加断奶食品；③开展婴幼儿的生长发育监测工作，定期进行体格检查；④积极预防和治疗各种感染性或传染性疾病；⑤加强社区特别是农村社区的营养健康教育和健康促进工作。

2. 佝偻病 佝偻病是一种常见的婴幼儿营养缺乏病。根据营养调查显示，我国婴幼儿佝偻病患病率为 32%，个别地区甚至高达 50%。

（1）发生原因　佝偻病是由于钙和维生素 D 摄入不足所引起。我国儿童钙的摄入是普遍存在不足，平均每人每日为 341～474mg，仅为供给量的 38.2%～52.5%。维生素 D 的不足是导致佝偻病的最主要原因，在冬季出生的婴儿由于缺乏阳光的照射或阳光中紫外线过少，易造成维生素 D 缺乏。

（2）主要表现　一般发病初期表现为血钙降低引起的神经兴奋性增高，如多汗、夜惊、烦躁不安、抽搐等，随缺钙进一步加重致头枕部毛发脱落、囟门闭合迟缓、方颅、肋骨串珠、鸡胸、佝偻病性手镯、"X"或"O"型腿等。

（3）预防措施　①婴幼儿除了提倡多饮用乳及乳制品以增加钙的供给以外，还应补充其他钙剂或钙强化食品；②人体维生素 D 的主要来源是靠日光照射皮肤所产生，据人群实验研究发现，3 岁以下的婴幼儿每日户外活动 1 小时，可达到预防血 25 - 羟维生素 D（25 - OHD）下降的作用，每日户外活动 2 小时，即可保证血中 25 - OHD 维持在正常水平，因此，适当晒太阳可达到预防效果。

3. 缺铁性贫血　缺铁性贫血是各年龄人群中普遍存在的营养缺乏病，3 岁以下儿童为贫血的高发人群，城市为 11%～23%，农村为 16%～29%。研究表明，婴幼儿患缺铁性贫血可以影响智力和脑功能，还可引起听觉功能异常改变，经补铁纠正贫血后，听觉功能可恢复。

（1）发生原因　①因乳类为贫铁性食品，4～6 个月龄时婴儿体内储备铁已耗竭，若未及时添加含铁丰富的断奶食品，则极易发生缺铁性贫血；②幼儿膳食不平衡，或因偏食、挑食等原因引起高生物利用率铁的膳食摄入不足，也是引起缺铁性贫血的原因；③铁缺乏还与膳食中维生素 A、维生素 C、维生素 B_2 以及叶酸等不足有关。

（2）主要表现　缺铁性贫血患儿皮肤黏膜苍白，唇与口腔黏膜明显，不爱活动，疲乏无力。常有烦躁不安，精神不集中、记忆力减退。有时可出现头晕、眼前黑矇、耳鸣等症状。

（3）预防措施　①婴儿期大力宣传和提倡母乳喂养；②婴儿从 4 个月起应补充含铁丰富的食品如肝泥、动物血、肉末等，同时，补充富含维生素 C 的食物，如果汁、菜汁等；③幼儿应注重膳食平衡，除供给足够的含铁丰富的食物，并供给足够的深绿色新鲜蔬菜和水果外，幼儿也可用铁强化食品如铁强化食盐、饼干等；④大力加强家长、幼儿园儿童的营养教育，纠正幼儿偏食、挑食的不良饮食行为。

4. 锌缺乏　锌缺乏在我国儿童中有较高的发生率，缺锌可以影响儿童生长发育和智力发育。该营养素缺乏已引起人们的高度重视。

（1）发生原因　锌缺乏可能与婴幼儿摄入富含锌的动物类食物不足有关，如婴儿长期单纯母乳或牛乳喂养，未及时添加含锌丰富的辅助食品；幼儿偏食挑食或者膳食中动物性食物比例过少，而植物性食物过多，植物性食物中的植酸、草酸、纤维素等能干扰锌、钙、铁的吸收。

（2）主要表现　锌缺乏典型的表现为：初期，婴幼儿有厌食，味觉减退，甚至发生异食癖，常有复发性口腔溃疡，妨碍进食；继而生长发育延缓，身材矮小，生殖器官发育落后，免疫力低下，伤口不易愈合。

（3）预防措施　①含锌较高的食物是海产品、鱼类、畜和禽类，植物类食品含锌量极少，因此，婴幼儿应选择性摄入含锌高的食物；②避免植物性食物中的某些成分干扰锌的吸收；③因膳食中钙和铁过高也可妨碍锌的吸收，故食用钙和铁强化食品时应注意锌的供给；④应注意对于锌缺乏的婴幼儿实施补锌治疗时，补锌时不能过量，大剂量锌会导致锌中毒。

5. 维生素 A 缺乏症 维生素 A 缺乏也是发展中国家普遍存在的营养问题。

（1）发生原因 ①膳食中缺乏维生素 A 或胡萝卜素，如婴儿未及时添加富含维生素 A 或胡萝卜素的食物；幼儿挑食、偏食、厌食或经济原因未摄入足够的动物类食品和深绿色蔬菜；②吸收利用障碍，某些疾病如慢性腹泻、脂肪痢、肝胆系统疾病等可影响维生素 A 的吸收；③机体需要量增加，如婴幼儿生长发育迅速或患感染性疾病导致消耗增加而未及时补充。

（2）主要表现 维生素 A 缺乏除引起干眼病、暗适应时间延长等病症外，还可导致机体免疫力下降，对传染抵抗力下降，使婴幼儿死亡率增高。

（3）预防措施 ①婴儿在添加辅食时应注意蔬菜的补充，从小养成食用各种蔬菜的好习惯；②每周应该 1～2 次给婴幼儿动物肝脏，以补充维生素 A；③注意膳食均衡，因膳食中维生素 A 缺乏可能与维生素 B_2、维生素 C、叶酸、铁和钙等缺乏同时存在，因此，要多样化选择食物，以取得营养素之间的平衡；④采取药物补充维生素 A 时，由于维生素 A 为脂溶性维生素在体内可以蓄积，一定要注意补充的剂量和时间，以免发生维生素 A 中毒。

（二）食物过敏和食物不耐受

1. 食物过敏 食物过敏是指人体免疫系统对食物中的蛋白质产生的非正常反应。常见的过敏症包括：皮疹、荨麻疹、腹泻、哮喘和湿疹等，这类过敏反应通常在摄食后数分钟至 48 小时内发生。过敏反应的程度可以很轻并限于局部，例如，很轻的荨麻疹或皮肤瘙痒，也可引起全身性的过敏反应，甚至严重时导致过敏性休克致死。婴幼儿特别有过敏家族史者是发生食物过敏的主要群体。在婴儿的食物中，牛乳和鸡蛋是最常见的过敏食物。

（1）产生原因 婴幼儿易发生过敏反应，是因为其小肠尚未发育成熟和通透性高，抗原容易透过肠道进入体内所致。遗传因素在其中也起相当重要的作用。

（2）预防措施 有家庭过敏遗传的婴儿，最好在出生前 4 个月完全用母乳喂养。避免过敏原是最有效的办法，婴儿如果对鸡蛋敏感，应从食物中完全取消之；对于奶类过敏者，可采用牛乳代用品如牛乳蛋白水解物，大豆乳等。

2. 食物不耐受 食物不耐受是指由于先天缺陷引起的对某些食物耐受不良。食物不耐受可由食物中营养物质引起，也可以由非营养性的物质引起，如食物色素、添加剂或食物中天然含有的物质。例如，由于空肠上皮细胞内乳糖酶缺乏或者是由于乳糖酶的活性减弱而造成的，引起机体对乳及乳制品的不耐受。先天性的乳糖酶的缺乏是罕见的，但继发生的缺乏则不少见，如婴儿胃肠炎或营养不良引起一时性乳糖酶活性下降。由于乳糖不能在肠内被水解，导致肠内渗透压改变，部分未被分解的乳糖则被肠下段的微生物发酵，引起腹泻和酸性便。

第二节　学龄前儿童营养

一、学龄前儿童的营养生理特点

学龄前儿童指的是 3 ~ 6 岁儿童，这一时期儿童活动能力与范围增加，兴趣增加，活泼好动，除遵循幼儿膳食原则之外，适当增加粗粮类食物，引导学龄前儿童养成良好、卫生的饮食习惯。

1. 身高、体重稳步增长　学龄前儿童体格生长发育速度比婴幼儿期相对减慢，但仍保持稳步增长，每年身高增长约 5 ~ 7cm，四肢增长较躯干迅速，体重增长约 2kg，神经细胞的分化已基本完成，但脑细胞体积的增大与神经纤维髓鞘化仍继续进行，足够的能量和营养素的供给是其生长发育的物质基础。

2. 咀嚼与消化能力有限　咀嚼与消化能力逐渐增强，但学龄前儿童的咀嚼与消化能力仍不能与成人相比，其膳食应特别烹制，既要保证营养，又要注意膳食多样化，以及色、香、味、形，以引起学龄前儿童的食欲。

二、学龄前儿童的营养需要

1. 能量　学龄前儿童活泼好动，人体活动消耗的能量在全天总能量中所占的比重增大，为满足儿童生长发育和各种活动的需要，中国营养学会推荐的能量供给范围，学龄前男童为 5640 ~ 7100kJ/d；女童为 5430 ~ 6670kJ/d；总能量中糖类供能比为 50% ~ 60%，蛋白质提供 14% ~ 15%，脂肪提供 25% ~ 30% 为宜。

2. 蛋白质　学龄前儿童摄入蛋白质的最主要目的是满足细胞、组织的生长，因此，对蛋白质质量，尤其是必需氨基酸的种类和数量有一定要求，一般而言，儿童必需氨基酸的需要量占总氨基酸需要量的 36%，中国营养学会提出学龄前儿童蛋白质推荐摄入量为 45 ~ 60g/d，其中来源于动物性食物的蛋白质应占 50%。

3. 脂肪　儿童生长发育所需的能量、免疫功能的维持、脑的发育和神经髓鞘的形成都需要脂肪，尤其必需脂肪酸。学龄前儿童每日每千克体重需总脂肪约 4 ~ 6g。可选用脂肪酸比例适宜的调和油为烹调油，在对动物性食物进行选择时，可多选用鱼类等富含长链多不饱和脂肪酸的水产品。

4. 糖类　学龄前期儿童的膳食基本完成了从以奶和奶制品为主到以谷类为主的过渡。每日每千克体重约需糖类 15g，应以含有复杂糖类的谷类为主，如大米、面粉和红豆、绿豆等杂粮，不宜食用过多的纯糖和甜食。

5. 矿物质

（1）钙　我国营养学会推荐的学龄前儿童钙适宜摄入量为 800mg/d，奶及奶制品含钙丰富，吸收率高，是儿童最理想的钙来源。每日奶的摄入量应不低于 300ml，但也不宜超过 600ml。

（2）铁　学龄前儿童膳食中富铁食物较少，缺铁性贫血是儿童期最常见疾病。我国营养学会推荐的学龄前儿童铁适宜摄入量为 12mg/d，动物肝脏、动物血、瘦肉是铁的良好来源。膳食中丰富的维生素 C 可促进铁的吸收。

（3）锌 锌缺乏儿童常出现味觉下降、厌食，抵抗力差而易患各种感染性疾病，严重者生长迟缓。我国营养学会推荐的学龄前儿童锌适宜摄入量为 12mg/d，除海鱼、牡蛎外，鱼、禽、蛋、肉等高蛋白质食物含锌丰富，利用率也高。

（4）碘 儿童是缺碘敏感人群。为减少因碘缺乏导致的儿童生长发育障碍，中国营养学会提出学龄前儿童碘的推荐摄入量为 50μg/d，为保证这一摄入水平，除必需使用含碘食盐烹调食物外，每周至少应安排 1～2 次海产品食物，如海鱼、虾、海带、紫菜等。

6. 维生素 由于能量代谢旺盛，对维生素需求也有增加，B 族维生素需要增加显著，维生素 A、维生素 D、维生素 C、叶酸等也必须充足。维生素 A，每日供给量应达到 700～800μg RE（视黄醇当量），其中最好能有 1/2 来自维生素 A，其余来自胡萝卜素。维生素 D 具有促进钙吸收的作用，对预防佝偻病有重要意义。

三、学龄前儿童应注意的营养问题

1. 不良的饮食行为 学龄前儿童开始具有一定的独立性活动，且活动范围扩大，模仿能力强，兴趣增加，易出现偏食、饮食无规律，吃零食过多，饮食过量。当受冷受热，有疾病或情绪不安定时，易影响消化功能，可能造成厌食、偏食等不良饮食习惯。所以要特别注意培养儿童良好的饮食习惯，做到不挑食，不偏食。

2. 营养失衡问题 学龄前儿童膳食不合理，可引起营养失衡，如营养不良、缺铁性贫血、维生素缺乏症等。除营养素摄入不足外，近些年来，由于生活条件改善，通过饮食摄入过多能量，而同时活动量不足，造成学龄前儿童肥胖现象有明显增多趋势，应引起重视。

第三节 学龄儿童与青少年营养

青少年时期由儿童发育到成年人的过渡时期，可以分为 6～12 岁的学龄期和 13～18 岁的少年期或青春期。与成年人相比，儿童与青少年的营养需要有自身的特点，其共同特点是生长发育、学习、活动等需要充足的能量和各种营养素。

一、学龄儿童与青少年的营养生理特点

学龄儿童期的生长呈波浪式上升，年平均身高增加 4～5cm，体重增加 1.5～2kg，大脑和神经系统处于增长和不断完善中。12～18 岁进入青春发育期，在青春发育期中，人体 50% 的体重、15% 的身高在该期获得，体内脂肪开始积累，骨骼增长加速，上下肢比躯干长得快，肩宽和骨盆宽开始增大，从少年体态开始转变为青年、成年人体态。此时期各内脏器官和肌肉系统发育较快，神经系统不断完善，智力发育迅速，活动量加大，对各种营养素的需求相对也高。青春期开始的早晚、生长发育的速度和持续时间受遗传和环境因素尤其是营养状况的影响，个体差异较大。营养不良儿童青春发育期可以推迟 1～2 年，原有营养不良的儿童，如在该期获得足够的营养，可改善其营养状况，达到正常发育的青年；相反，原营养状况较好的儿童，若在该期营养摄入不足也可发展成营养不良。

在青春发育期中，性别的区分也很突出，男性肌肉细胞和骨骼系统的发育均较女性显著，肌力增大，活动力较大，持续时间较长。脂肪组织的积累则以女性为多，女性平均增加23%，男性仅增19%。青春期中，在性激素影响下，体格生长明显加速，为生长发育第二个高峰，男性开始年龄比女性晚2～3年，故女性在此期体重较男性重，身高常超过男性；待男性经过青春发育期后，则体重、身高反超女性。平均年增长速率男性高于女性，女性增长加速阶段可延续6～7年，在16～17岁长骨停止生长；男性延续时间较长，在17～22岁骨骼停止生长。男女体态也有明显差异，女性由于乳房发育及骨盆增宽，皮下脂肪积累，显得前胸和臀部较为丰满，男性则肩宽胸阔，四肢长，肌肉发达。

二、学龄儿童与青少年的营养需要

学龄儿童与青少年基本的生理点是长身体，其营养需要呈现出以下特点：其一，营养素的需要量相对高于成年人；其二，年龄越小，对营养需要量的敏感度越高。

1. 能量 学龄儿童、青少年能量消耗用于维持基础代谢、生长发育、体力及脑力活动和食物的热效应，能量过多与不足都将对儿童、青少年的生长发育产生重要影响，危害健康。男孩的能量需要高于女孩，男孩约需12000 kJ/d，女孩约需9620 kJ/d。

2. 蛋白质 蛋白质对促进儿童、青少年生长发育，提高智力，增强对疾病的抵抗力，以及提高儿童、青少年的身体素质均有重要作用。在此阶段，由蛋白质所供的能量应达到全天总能量的15%，而且优质蛋白质应达到全天总蛋白质的1/2。中国营养学会推荐学龄儿童（6～12岁）每日蛋白质的推荐摄入量为55～75g，少年（13～18岁）每日蛋白质的推荐摄入量为75～85g。

3. 脂肪 脂肪是儿童、青少年不可缺少的营养物质，但脂肪的摄入量不宜过多，其提供能量应占总能量的25%～30%为宜，略高于成年人，脂肪摄入过多易致肥胖。

4. 糖类 糖类作为最经济、最主要、最基本的能量来源。儿童、青少年对糖类的需要量以占全天总能量来源的60%左右为宜。

5. 矿物质

（1）钙 儿童、青少年处于生长的旺盛时期，对钙的需要量远远超过成年人，每日膳食的推荐摄入量应达1000～1200mg。

（2）铁 儿童、青少年时期生长发育迅速，体内含血量不断增多，估计生长所需的铁，男孩每年需要125～250mg，女孩需100～165mg；女孩每次月经要损失0.4～0.6mg铁。所以，儿童、青少年每日排出体外和生长总计约需铁1.5～2.0mg。我国推荐每日膳食铁的供给量儿童为10～12mg，青少年男为20mg，女为25mg。

（3）锌 锌对儿童的生长极为重要。我国推荐每日膳食中锌的供给量：儿童为12～18mg，青少年9mg。

（4）碘 碘是人体必需的微量元素，食物中碘不足可使甲状腺素分泌减少，降低机体的代谢，影响儿童青少年的生长发育。青春期由于激素分泌增加，需碘量增加，故在青春发育期青少年应重视碘的供给。我国推荐碘的每日供给量4～10岁儿童为90μg，11～17岁青少年为120～150μg。

6. 维生素 由于能量代谢旺盛，对维生素需求也有增加，B族维生素需要增加显著，维生素 A、维生素 C、叶酸等也必须充足。维生素 A 每日供给量应达到 $700 \sim 800\mu g$ RE（视黄醇当量），其中最好能有 1/2 来自维生素 A，其余来自胡萝卜素。维生素 D 具有促进钙吸收的作用，儿童青少年虽然过了佝偻病的高发期，但骨骼迅速地增长，维生素 D 对提高钙的吸收至关重要。

三、学龄儿童与青少年应注意的营养问题

1. 不良的饮食行为

（1）早餐摄入不足以及早餐质量差　早餐摄入不足不仅影响健康，甚至会影响儿童、青少年的学习和智力发育。因为早餐提供的能量和营养素在全天能量和营养素的摄入中占有重要地位，早餐得不到的营养很难从午餐或晚餐中来补充。我国儿童、青少年早餐食物种类单调，结构不合理，营养质量差。营养质量好的一份早餐应包括谷物、肉类与豆制品、奶及奶制品，蔬菜和水果 4 类。我国儿童、青少年不吃早餐的人数所占比重虽然不大，但严重影响了他们的健康，这是十分严重的不良饮食行为。

（2）饮料替代水　碳酸饮料等软饮料已成为城市儿童、青少年饮料消费的主流，从学龄前儿童到中学生，饮用碳酸饮料和果汁的比例逐渐上升，而饮用白开水和牛乳的比例下降。大量研究表明，过量饮用碳酸饮料等软饮料对儿童、青少年的牙齿、身高、消化等可造成不良影响。

（3）过多食用洋快餐　洋快餐以其干净、卫生、快捷、环境以及服务好等特点博得了我国儿童、青少年的喜爱，其父母也常常把带孩子去吃洋快餐作为对孩子的一种奖励。过多食用高能量、高蛋白、高脂肪的洋快餐，对促进儿童、青少年的肥胖的发生起到了一定的作用，给儿童、青少年健康带来了直接或间接危害，应引起足够的重视。

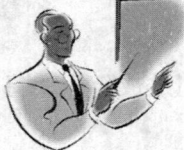

> **相关链接**
>
> 洋快餐——"能量炸弹"：在许多人特别是儿童的心目中，各种风味不同的洋快餐是开心的代名词，是令人垂涎欲滴的美味，但营养学家却给洋快餐起了个绰号——"垃圾食品"。大量的研究表明，发达国家多种"富贵病"的根源在于洋快餐的高热量、高脂肪、高蛋白。即所谓的"三高"膳食。洋快餐自进入我国以来，这"三高"又祸害国人，所以，又有了"能量炸弹"之名。

2. 营养失衡　儿童、青少年的不合理膳食，同样可引起营养失衡，如营养不良、缺铁性贫血、维生素缺乏症等。除营养素摄入不足外，近些年来，由于能量摄入过多造成儿童、青少年肥胖现象有明显增多趋势，肥胖不仅造成活动能力和体质下降，而且会造成儿童、青少年心理负担，并且儿童肥胖与成人肥胖、冠心病、高血压、糖尿病有一定关联，应及早重视加以预防。

普及营养宣传教育，纠正不良的饮食习惯，加强青春期心理健康教育，对于预防营养失衡的发生尤为重要。

第四节 孕妇与乳母营养

一、孕妇与乳母的营养生理特点

1. 孕妇的营养生理特点

（1）妊娠早期 是指怀孕期的前 3 个月。在此期间，胚胎生长发育速度缓慢，胚胎及母体的有关组织增长变化也不明显，因此，此期对各种营养素的需要量比妊娠中、后期相对要少。但是，妊娠早期是胚胎组织分化增殖和主要器官形成的阶段；是胎儿生长、发育的最重要时期，任何不利因素均可使胎儿发育不良或先天缺陷。动物试验表明，某种营养素或食物成分缺乏或过量，可引起动物胚胎早期发育障碍和畸形。对 20 世纪 80 年代中期印度 500 名低收入家庭妇女进行孕期及其所生部分婴儿的研究发现，孕妇中原本患有严重骨质软化症者，其婴儿也会出现先天性佝偻病及低钙血症抽搐。某些食品添加剂、食品污染物对胚胎也具有毒性作用，如某些人工合成色素、农药、黄曲霉毒素、多环芳烃类、放射性物质等都对胚胎发育有不利影响。此外，早期妊娠反应也会不同程度地影响孕妇对营养素的摄入。

（2）妊娠中期 是指怀孕的第 4 ~ 7 个月，在这期间，胎儿和母体变化明显、胎儿各器官系统迅速增长发育。母体各系统也发生了巨大的适应性变化：子宫的容积扩大，乳腺增生，孕妇血浆总容量增加 30% ~ 45%，血中血红蛋白浓度下降，呈生理性贫血；肾小球滤过功能增强，尿素、尿酸和肌酐的排出量显著增加，尿中可出现葡萄糖、碘和较多的氨基酸；孕妇对碘和蛋白质需要量增加，但尿钙排出量较孕前减少，钙的吸收利用率增加。孕妇体内蛋白质、糖类、脂肪、矿物质等的代谢发生变化，蛋白质合成增加，并储存大量氮，肠道吸收脂肪能力加强。血脂增高，脂肪积蓄增多，母体内渐渐贮留较多的钠；同时，水的贮留也增加，整个妊娠过程中，母体含水量增加 6.5 ~ 7.0kg。妊娠中期各种营养素的需要量增加，表现为孕妇食欲改善，饮食量增加。

（3）妊娠晚期 妊娠晚期是指怀孕的后 3 个月。此期母体和胎儿的营养生理特点与中期大致相似。但需要特别注意的是，此期最常见的病理变化之一是妊娠期高血压疾病，其病因尚不明确。在营养方面某些营养物质的不足，如蛋白质和维生素的缺乏可能与之有关。对妊娠期高血压疾病的治疗，在病因未明的情况下，饮食方面要注意以下两点：其一，除了并发严重的肾炎之外，一般不要限制蛋白质的摄入，其蛋白质的摄入量可与正常孕妇一样。必需脂肪酸的缺乏往往会加重妊娠中毒症状，可适当多吃植物油。其二，限制水分和食盐的摄入，一般轻度中毒的孕妇可自行掌握，尽量减少水分的摄入，中度中毒时每天水摄入量不超过 1200ml；重度中毒时，水摄入量可按头一天尿量加上 500ml 计算摄入。食盐中的钠具有贮留水分、加重水肿、收缩血管、升高血压的作用。轻度中毒时，每天的钠盐摄入量以不超过 10g 为宜，中、重度中毒时每天的钠盐摄入量分别不要超过 7g和 3g。另外，小苏打、发酵粉、味精也含有钠，要适当限制食用。

2. 乳母的营养生理特点
胎儿娩出后，产妇即进入产后期或哺乳期，谓之乳母。一般来说开奶时间越早，越有利于乳汁的分泌。产后 8 周以内是母体生理变化最明显的时期，子宫缩小，恶露排出，乳腺开始分泌，产后皮肤排泄功能旺盛，出汗量较多，尤其在睡眠时更为明显，又由于产后卧床较多，腹肌和盆底肌肉松弛，易发生便秘。产妇因为活动较少，且进食高蛋白、高脂肪的食物较多，故易发生产后肥胖。

二、孕妇与乳母的营养需要

（一）孕妇的营养需要

1. 能量　怀孕后的前 3 个月，胎儿生长较慢，孕妇的基础代谢与正常人没有明显差别，不需要额外增加能量，一般从第 4 个月开始逐渐增加能量的供给，尤其到孕末期每日需要能量明显增多，因此，孕中期后能量的推荐摄入量为每日增加 840 kJ。为了防止胎儿体重过大，增加难产机会，孕妇能量的供给不宜过多，但孕中期、孕末期孕妇体重每周增加低于 0.41kg 者，需适当增加能量摄入。

2. 蛋白质　妊娠全过程母体增加蛋白质储备量可达 900g 以上，主要用于构成胎儿身体组织，供给母体子宫、乳房和胎盘的发育，补偿分娩过程的失血消耗，并为产后乳汁分泌打下基础。如孕妇膳食中蛋白质供给充足，就能避免孕妇贫血、营养不良性水肿及妊娠中毒症的发生。为此，我国推荐摄入量为孕中期蛋白质每日增加 150g，孕末期每日增加 20g。

3. 脂肪　妊娠过程中脂肪平均增加 2～4kg，孕后期还要供给胎儿的脂肪储备，胎儿储备的脂肪为其体重的 5%～15%。孕中期、孕末期由脂肪提供的能量占总膳食供给能量的 20%～25%。食入过多的脂肪容易导致肥胖，也会导致胎儿发育过大，容易发生妊娠合并症以及难产等。

4. 矿物质

（1）钙、磷　孕期钙、磷需要量都有所增加，以满足孕妇本身的生理需要，以及胎儿骨骼生长的需要。如孕期钙、磷供给不足，孕妇可患骨质软化症，可出现腰疼，甚至脊柱和骨盆变形，也可增加难产的机会。我国推荐的钙适宜摄入量为：妊娠中期 1000mg/d，妊娠末期 1200mg/d。目前，尚无磷的推荐量，但最好使钙、磷比例接近 2:1 的范围。

（2）铁　妊娠过程中孕妇铁的需要量增高，除了胎儿造血和内脏、肌肉组织需要铁外，胎儿本身还贮存一部分铁以供出生后 6 个月内的消耗。胎儿在最后 2 个月，体内贮存铁从 80mg 增加到 400mg，平均每日贮存铁达 5mg 左右，而孕妇本身也要贮存一定量的铁，以备分娩时失血而造成铁的损失。因此，孕妇膳食中铁的供给量应增加，由于食物中铁的吸收率较低，尤其膳食中铁多来源于植物性食物的非血红蛋白铁，一般吸收率约在 10%，故我国孕妇铁的适宜摄入量为孕中期 25mg/d，孕末期 35mg/d。缺铁性贫血是当今世界普遍存在的营养问题，而在妇女中发病率也较高。对孕妇铁的供给量不仅要提高数量，同时注意提高质量，多提供含铁量多且吸收率高的动物性食品，必要时，在妊娠中期、末期适当补充铁制品或强化铁的食品。目前，国际上提出孕期常规补铁的号召，以保证母子两代人的健康。

（3）碘　由于妊娠期胎儿和孕妇本身新陈代谢率提高，碘的需要量也随之增加，尤其是在饮水与食物中缺碘地区更应注意孕妇增加碘的供给问题。一般情况下孕妇每日碘的适宜摄入量为 200μg/d，膳食中应多采用海产品，如海带、紫菜、鱼、虾及贝类。

（4）锌 孕妇体内锌贮存量明显高于一般妇女，胎儿体内也需一定量的锌贮备，所以孕妇膳食中锌的供给量也应增加，孕中期、孕后期的适宜摄入量为 16.5mg/d。

5. 维生素 孕妇膳食中维生素的合理供给，对保证孕妇的健康和促进胎儿的正常发育是非常重要的。维生素 A 能促进胎儿的生长发育和增强孕妇的抗病能力；维生素 D 能促进钙、磷的吸收与利用，防止孕妇软骨病和维持胎儿骨骼正常发育。叶酸缺乏可使胎儿神经管畸形发生率增高，要注意补充。怀孕初期有恶心、呕吐、食欲不振等现象时，应增加维生素 B_6 的供给。孕期膳食中缺乏维生素 C，不仅能使孕妇易患贫血、维生素 C 缺乏症及传染病，并能影响胎儿发育和易发生流产、早产等，所以，孕妇维生素 C 的供给一定要充足。

（二）乳母的营养需要

由于乳母一方面要补偿由于妊娠、分娩所造成的身体消耗，促进器官和各系统功能的恢复；另一方面又要分泌乳汁，哺育婴儿。因此，乳母的营养极其重要。

1. 能量 婴儿所需能量由母乳供给，乳母本身的需要量也随着泌乳量的增多而增加。一般乳母每日泌乳量在 600~800ml，每 100ml 母乳中约含能量 293kJ，所以，乳母通过分泌乳汁消耗的能量是很多的。此外，哺乳期乳母的基础代谢增高，比普通妇女高约 20%，每日增加能量消耗约 1046~1255KJ，因此，一般认为，一年内的乳母比同等体力劳动妇女每日额外增加能量 3347KJ。如乳母膳食中能量供给充足，乳汁分泌就会正常，反之，当营养供给不足时，即会消耗本身的组织来满足婴儿对乳汁的需要，所以为了保护母亲和分泌乳汁的需要，必须供给乳母充足的营养素。但乳母能量供给也不宜过多，否则造成乳母肥胖，不少妇女分娩之后，身体很快胖起来，膳食中供给能量过多是其中的主要原因。

2. 蛋白质 乳母膳食中蛋白质的供给量是影响乳汁分泌量的主要因素，当膳食中蛋白质供给不足时，乳汁分泌量就会减少。母乳蛋白质平均含量为 1.2g/100ml，正常情况下，每日量约 800ml，含蛋白质量在 10g 左右，而膳食中蛋白质转变为乳汁蛋白质的有效率约为 70%，如果膳食中蛋白质来自植物蛋白，则转变为乳汁蛋白的效率将会更低。所以，除满足母体需要外，每日需额外增加 20~30g 蛋白质以保证乳汁中蛋白质的含量。我国营养学会建议乳母每日膳食中比一般妇女要增加蛋白质 20g，其中，优质蛋白质应在 1/3 以上。

3. 脂肪 乳母膳食中脂肪供给量过少，不仅影响到乳汁分泌量，而且乳汁中脂肪含量也降低，类脂质能促进婴儿中枢神经系统的发育，所以乳母膳食中脂肪供应量应高于一般妇女，目前，我国推荐膳食脂肪供给能量占总能量的 20%~30%。

4. 矿物质 乳母膳食中矿物质的供给应以钙、铁为主，乳汁中含量比较恒定，乳母每日通过乳汁分泌的钙约 300mg。如果乳母膳食中供给钙量不足，则乳母骨骼中钙就被动用到乳汁中，可造成乳母患软骨病，因此，乳母每日膳食中应供给充足的钙，我国推荐钙的适宜摄入量为 1200mg/d，可耐受的最高摄入量为 2000mg/d。由于日常饮食中的钙不是含量少，就是吸收利用低，只通过饮食难以达到每日供给量，所以乳母除尽可能选择含钙丰富的食物外，还应适当的补充钙剂，同时，还要多晒太阳或补充维生素 D。

乳汁中的含铁量很少，仅为 0.5mg/L。但为了维持乳母的健康，补偿分娩过程失血造成的损失，促进产后的康复，乳母膳食中铁供给量也应增加，每日需 25mg。

5. 维生素　乳母膳食中应增加各种维生素的供给，以保证乳汁维生素的含量，以满足婴儿的需要，维持乳母的健康。乳母膳食中的维生素 A、维生素 B_1、维生素 B_2 及维生素 C 的摄入量直接影响乳汁中的含量，影响婴儿的生长发育。维生素 D 几乎不能通过乳腺，因此，乳汁中的维生素 D 含量很少，不能满足婴儿的需要，故婴儿出生 1 个月后，应加以适当的补充。

三、孕妇与乳母应注意的营养问题

1. 膳食结构不合理　在我国对孕妇的膳食调查结果显示，我国孕妇的膳食结构中，存在谷类摄入不足、蔬菜摄入不足、植物油摄入过高，导致维生素的摄入不足而脂类摄入过多的状况。同时，胎儿体内细胞快速分裂、组织初步形成所需要的营养素如 DHA、胆碱等却得不到必要的补充，从而影响了孕妇及胎儿的健康。

2. 营养过剩　妊娠期间特别是妊娠末期，孕妇过度饮食，摄入盐、糖过多，导致孕妇体重过重，出现妊娠期高血压疾病、妊娠糖尿病等妊娠并发症和巨大胎儿，增加了孕妇分娩的危险性，给婴儿的成长带来影响。如肥胖可增加高血压、高血脂、高血糖、心脑血管疾病的发病率，严重影响其生命质量。

第五节　中年人的营养

在我国，一般界定 35 ~ 59 岁为中年期，60 岁及其以上则为老年期。中、老年期不仅是生理成熟及衰老期，同时也是一些慢性病的高发期，所以，中、老年人的合理营养至关重要。

一、中年人的营养生理特点

中年是人生的黄金时代，肩负重任，工作压力大，节奏快，家庭负担也较重，时间安排较紧；在生理上，中年即是生理功能全盛时期，也是开始进入衰老的过渡时期，身体经历着从全盛到稳定，再到走向衰老的巨大变化过程，中年与青年相比有以下特点。

（1）基础代谢率随年龄增高逐渐下降 10% ~ 20%，肌肉等实体组织随年龄增高而减少，脂肪组织随年龄的增加而增多。

（2）消化、循环系统功能逐渐减退，易出现消化系统疾病，例如慢性胃炎、胃溃疡等，体内抗自由基的能力渐渐减弱，心血管内壁渐失去弹性，易患心脑血管疾病、肿瘤等。

（3）人体各组织器官功能衰退，40 岁以后人体视力、听力、感觉、嗅觉等开始下降，情绪不稳；妇女开始进入围绝经期，容易出现内分泌功能紊乱、骨质疏松等问题。

二、中年人的营养需要

1. 能量　中年期每日能量供给可根据体力活动强度来定，一般脑力劳动和轻体力劳动者，男性每日 10 048kJ、女性每日 8792kJ。能量供给过多可引起肥胖，这是中年人特别应当注意的。

2. 蛋白质 随年龄的增长，食物中蛋白质利用率下降，中年期对蛋白质利用能力不如青壮年，因此，中年期蛋白质的供给量应当充足，每日每千克体重不少于1g，而且优质蛋白质应占30%以上。

3. 脂肪 中年期应适量限制脂肪摄入，特别要控制动物脂肪，防止发生高血脂和动脉粥样硬化。其中大部分应是植物脂肪，脂肪供给能量占总能量的比例应控制在20%～30%。

4. 糖类 中年期在限制能量时，首先应控制糖类的摄入，尤其应限制精制食糖，否则易发生肥胖、糖尿病和高血压。

5. 矿物质 中年期饮食中的无机盐主要是增加钙、铁、碘、锌，限制钠盐，以预防骨质疏松症、贫血和高血压的发生。每日膳食中钙、铁、碘、锌的含量应达到国家推荐的摄入量，食盐摄入量以5～6g为宜，最多不超过8g。

6. 维生素 维生素A、E、C和B族维生素对中年人尤其重要，可以促进代谢，增强抵抗力，提高机体的适应性，要求供给量充足，达到我国营养学会推荐的摄入量。

7. 膳食纤维 膳食纤维对中年人有重要作用，不仅能防治便秘而且具有防治高血脂、胆石症的作用，因此，中年期膳食中应合理搭配蔬菜、水果、粗杂粮、豆类和藻类食品。

三、中年人应注意的营养问题

1. 营养不良与肥胖 中年人膳食结构不合理，导致营养不良与肥胖共存的现象。2002年我国第四次居民营养与健康状况调查发现，45岁以上的中年男性与女性，其营养不良的比例较1992年第三次全国营养调查结果有所下降，而肥胖者的比例有所上升，且女性明显高于男性。分析营养素摄入与肥胖的关系，发现过量摄入能量和蛋白质与肥胖现患率较高有关。营养不良与肥胖发生产的比例都较高，提示中年人是出现各种营养问题的高危人群，加强中年人的营养教育，给予合理的膳食指导，可促进中年人的健康。

2. 膳食因素与高血压 与高血压有关的营养因素包括肥胖症、膳食中食盐过量、吸烟与大量饮酒、超重及肥胖是高血压的主要危险因素。防治高血压的措施主要有节食减重、限盐、戒烟限酒。高血压患者采取低盐膳食，每日食盐量2～3g是降低血压的有效措施。

3. 膳食因素与糖尿病 2型糖尿病即非胰岛素依赖型糖尿病与肥胖之间存在明显相关，流行病学调查表明，肥胖是罹患2型糖尿病的一个重要因素。2型糖尿病多发生在40岁以上的人群，80%患者超重或肥胖，肥胖与高血糖发生率呈正相关关系。膳食干预是糖尿病治疗中的基础措施，糖尿病患者的合理膳食，可减少严重的合并症，如心、脑血管病、肾衰竭等。

4. 营养素缺乏 中年人因摄食不足、吸收减少或丢失增加，常常出现某些营养素的缺乏，甚至会出现典型的缺乏表现，并可引起慢性疾病的危险性增高。研究发现，叶酸、维生素B_{12}、维生素B_6摄入不足是心血管疾病、神经管缺陷以及结肠癌和乳腺癌的危险因素，而维生素D缺少会导致骨质疏松和发生骨折。另外，中年人微量元素锌、硒和钙摄入也普遍不足。大多数中年人单纯依靠膳食不能达到上述所需营养素的供给量，所以适当补充营养素制剂是必要的，但是营养素的制剂不能取代膳食，同时应注意营养素制剂补充不能过量。

第六节　老年人的营养

一、老年人的营养生理特点

1. 基础代谢率降低　老年人的基础代谢率较年轻时为低。国外调查资料表明，75岁老年人的基础代谢率较30岁时下降26%，基础代谢率随年龄的增长而降低。40岁以后人群的能量供给量每增加10岁下降5%。因此，老年人的能量供给应适当减少，如能量摄入过多，会发生超重和肥胖，也易发生恶性肿瘤、心脑血管疾病、糖尿病等。但能量供给不足易发生消瘦，易患呼吸系统疾病，故应保持正常的体重，保持能量的平衡。

2. 身体重要器官的生理功能降低

（1）心血管系统　老年人的脂质代谢能力下降，易出现血甘油三酯和总胆固醇升高，低密度脂蛋白胆固醇升高，高密度脂蛋白胆固醇降低的现象，加之老年人的抗氧化能力下降，低密度脂蛋白胆固醇易被氧自由基氧化成氧化型的低密度脂蛋白胆固醇，它能损伤动脉内皮细胞，造成动脉粥样硬化，使血管壁弹性降低，管腔变窄，血流阻力增加，肺活量及心搏输出量减少，组织供血供氧减少。老年人在营养素的供给上应适当控制脂肪、胆固醇的摄入量，重视脂肪酸的比例。

（2）消化系统　老年人味觉功能减退、味蕾减少。75岁的老年人味蕾数比30岁的年轻人下降36%，因此，老年人易不自觉地偏重口味。味蕾的生长与微量元素锌和维生素A有关，老年人容易缺乏这两种营养素，应当重视补充。胃、肠、胰的消化酶分泌均趋减少，消化功能降低。宜选择柔软、易消化的食物。胃肠运动功能减退易引起老年性便秘。增加纤维素的摄入，能增加食物容量和水分，刺激肠蠕动，防止便秘，也有利于胆汁的分泌和排泄。肝脏的衰老主要是肝细胞数的减少，老年人的肝功能容易发生异常。重视抗氧化营养素的补充，可延缓肝细胞的衰老。胆汁分泌减少，会使食物消化过程缓慢，对过多的脂肪不易消化，也影响脂溶性维生素的吸收，因此，老年人需控制脂肪的摄入量。

（3）免疫功能　老年人随着年龄的增加，免疫功能也逐渐下降，所以老年人易感冒，且呼吸道感染不易治愈，抵抗能力下降，体液功能有细胞免疫功能均有所下降，血中的抗体减少。因此，老年人提高免疫功能尤为重要。老年人可在日常饮食中增加食用菌类食物，它们不仅低脂、富含维生素及膳食纤维，且含有丰富的菌类多糖，如香菇含香菇多糖，有提高人体免疫功能的作用。

（4）神经系统　神经细胞自出生后就不可再生，随着年龄的增长，神经细胞也渐渐减少。脑重量以20～30岁时为最重，以后渐渐减轻，60岁以后明显减轻。老年人的脑细胞一般减少10%～17%，有的甚至减少25%～30%，神经的传导速度也下降10%。因此，老年人易出现定神活动能力降低、记忆力减退、易疲劳、动作缓慢等。

（5）骨骼系统　老年人骨密度也在不断降低。根据上海市老年医学研究所对2000例老年人群调查发现，随着年龄增高，骨质疏松症的发生率增高，尤其是女性，40～50岁发生率为15%～30%，60岁以上高达60%。由于骨质疏松、牙槽骨的萎缩，老年人的牙齿容易松动、脱落，骨质疏松的原因与内分泌激素的减少、钙与维生素 D 的摄入不足以及缺少体育锻炼等多种因素有关。

二、老年人的营养需要

1. 能量　人到老年时，其代谢功能逐渐降低，一般比青壮年低 10% ~ 15%，腺体分泌减少，咀嚼力、消化能力减弱，再加上体力活动减少，所以能量供给也要相应的减少。如若老年人摄入能量过多，可使身体发生肥胖，并且易导致动脉粥样硬化、糖尿病等。因此，有的学者建议随年龄增长而校正能量供给的办法，60 ~ 70 岁比青壮年供给能量减少 20% 左右，70 岁以上减少 30% 左右，但也要按照每个人的具体活动情况而定。

2. 蛋白质　蛋白质对老年人的营养尤其重要，因为老年期体内代谢过程以分解代谢为主，所以膳食中要有足够的蛋白质来补充组织蛋白质的消耗。当然，蛋白质的供给也不宜过多，因老年期的消化能力减弱，肾脏排泄功能也减退，供给过多的蛋白质对老年人的身体是不利的，一般认为每日每千克体重供给 1g 即可。由于老年人对蛋白质的消化吸收和利用率较低，应多供给生物价值较高的优质蛋白质，以大豆、奶类、鱼类、瘦肉和蛋类作为蛋白质的主要来源。

3. 脂肪　脂肪的摄入量不宜过多，以占全天总能量的 20% ~ 30% 为宜，并少吃动物性脂肪和胆固醇高的食物，以预防心血管疾病的发生。

4. 糖类　老年人糖耐量低，胰岛素分泌减少并对血糖的调节作用减弱，易发生血糖增高，所以，不宜食用含蔗糖高的食物。糖类以含有丰富淀粉的谷类为主，其需要量以占全天能量的 60% 左右为宜，如摄入过多，多余的部分会转变成脂肪，引起高甘油三酯和高脂血症。

5. 矿物质　老年人尤其妇女绝经后多容易出现骨质疏松症，需要足量的钙质补充。老年人也容易发生缺铁性贫血，要注意补充铁。老年人应保持清淡饮食，限制食盐摄入，每天摄入量为 5 ~ 6g。硒具有清除自由基的作用，膳食中应适量补充。

6. 维生素　老年人的维生素供给要充足，特别是维生素 A、维生素 E、维生素 B_1、维生素 B_2、维生素 C 及叶酸对老年人改善生化代谢、增加强免疫力、促进食欲、抗氧化、抗衰老等具有重要作用。

7. 膳食纤维　老年人的胃肠功能减弱，膳食纤维不仅可以促进肠蠕动，而且具有减低餐后血糖及血胆固醇尝试等作用，还可以预防结肠癌的发生，因此，老年人应摄入足够的膳食纤维。

三、老年人应注意的营养问题

1. 膳食结构与心脑血管疾病　老年人膳食结构不合理，如脂肪、饱和脂肪酸、胆固醇摄入过量，常导致血脂升高、体质指数增加，增加患心脑血管疾病的危险性。

2. 膳食因素与高血压　近年来，老年人群高血压患病率明显上升，膳食中高能量、高脂肪、高盐的摄入、超重及肥胖是高血压的主要危险因素。

3. 膳食因素与糖尿病　2 型糖尿病即非胰岛素依赖型糖尿病与肥胖之间存在明显相关，流行病学调查表明，肥胖是罹患 2 型糖尿病的一个重要因素。营养治疗是糖尿病治疗中的基础措施，糖尿病患者的合理膳食，可减少严重的合并症，如心脑血管病、肾衰竭等。

4. 膳食中抗氧化营养素与衰老　抗氧化营养素如维生素 E、维生素 C 以及矿物质中的硒等，可以减轻体内的脂质过氧化，提高体内抗氧化酶活性，对增强机体抗氧化能力、延缓衰老有重要作用。此外，抗氧化营养素在心脑血管慢性疾病的防治中也有积极作用。

5. 骨质疏松症　骨质疏松症是以骨质变稀疏为特征的骨代谢性疾病。一般老年人骨质疏松程度较轻时无临床症状，严重时常因脊椎发生压迫导致腰背酸痛，久站后腿麻腿痛，身体缩短，驼背等，并易发生骨折。这主要与老年人户外活动少，光照不足，膳食钙、维生素 D、蛋白质等摄入量不足有关。

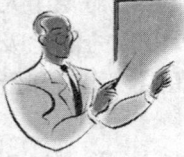

相关链接　　营养不均衡危害大。营养不均衡表现为营养不良及营养过剩两个方面。目前，在我国营养不良与营养过剩同时存在。营养不良的人口是全世界最多的几个国家之一，每年因此带来的损失约 3000 ～ 5000 亿元。营养过剩同样会带来危害，因为营养过剩，全国有 1.6 亿成人血脂异常，另有 2 亿成人患高血压，5000 多万人患有糖尿病。在大城市中，每 100 个成人中就有 30 个人超重。高血压、糖尿病、肥胖症，这些慢性病的发生与"不会吃饭"有密切关系。日常膳食结构不合理、营养不均衡是"罪魁祸首"。

第三章 食物的营养

第一节 植物性食物的营养价值

植物性植物主要包括谷类、豆类、蔬菜、水果等。植物性食物是人类获得营养素的主要来源。因品种、生长地区、环境与条件等的不同，每类食物的营养素含量和质量特点各不相同，了解它们各自的营养价值，就可从中合理选择、合理利用，组成平衡膳食。

一、谷类

谷类包括大米、小麦、玉米、小米、高粱、莜麦、荞麦等。谷类是人体能量的主要来源，在我国人民的膳食结构中，约66%的能量、58%的蛋白质来自谷类。同时谷类还是B族维生素和一些矿物质的主要来源，故谷类在我国人民膳食中占有重要地位。

（一）营养成分及营养特点

谷类中的各种化学成分由于受谷物种类、品种、产地、施肥及加工方法等因素影响，其含量有较大差别。

1. 蛋白质　谷类蛋白质含量一般为7%～12%，其中稻谷中的蛋白质含量低于小麦粉，小麦胚粉含量最高，每100g可达36.4g，莜麦面的含量也较高。谷类蛋白质中必需氨基酸组成比例不平衡，赖氨酸含量少，苏氨酸、苯丙氨酸、蛋氨酸偏低，因此谷类蛋白质营养价值低于动物性食物。

2. 脂肪　谷类中脂肪含量普遍不高，多数在0.4%～7.2%之间，以小麦胚粉中最高，其次为莜麦面、玉米和小米，小麦粉较低，稻米类最低。谷类脂肪组成主要为不饱和脂肪酸，具有降低血清胆固醇，防止动脉粥样硬化的作用。从玉米和小麦胚芽中提取的胚芽油营养价值很高，80%为不饱和脂肪酸，其中亚油酸为60%，可作为保健食用油。谷类脂质中还含有少量植物固醇和卵磷脂。

3. 糖类　谷类中糖类含量最为丰富，主要集中在胚乳中，多数含量在70%以上。稻米中的含量较高，小麦粉中的含量次之，玉米中含量较低；在稻米中，籼米中的含量较高，粳米中较低。糖类存在的主要形式为淀粉，以支链淀粉为主。目前可以通过基因工程改变谷类淀粉的结构，培育含直链淀粉高的品种，如直链淀粉含量高达70%的玉米。此外，谷类还含有较多的膳食纤维。

4. 维生素　谷类是膳食中B族维生素特别是维生素B_1、维生素B_2、烟酸、泛酸的重要来源。其中维生素B_1和烟酸的含量较多，维生素B_2含量普遍较低，在小麦胚芽中含有较多的维生素E，是提取维生素E的良好原料。谷类中不含维生素A、D和C。

谷类维生素大部分集中在糊粉层和胚芽中，因此，谷类加工越细，上述维生素损失就越多。玉米含烟酸较多，但主要为结合型，不易被人体吸收利用，所以以玉米为主食的地区居民容易发生烟酸缺乏病（癞皮病）。

5. 矿物质　谷类含矿物质一般为 1.5% ~ 3%，包括钙、磷、钾、钠、镁及一些微量元素，其中小麦胚粉中除铁含量较低外，其他矿物质含量普遍较高；在莜麦粉、荞麦、高粱、小米和大麦中铁的含量较为丰富；在大麦中，锌和硒的含量较高。谷类矿物质如同维生素一样，也主要分布在谷皮和糊粉层中。

（二）合理利用

谷类食物在膳食中所占比例较大，也是膳食中蛋白质的重要来源。为提高谷类蛋白质的营养价值，提倡多种谷类混食，并用动物性蛋白质和大豆蛋白质补充，可以起到蛋白质互补作用，达到必需氨基酸平衡，从而提高谷类蛋白质的营养价值。

（三）加工、烹调储存对谷物营养素的影响

1. 加工　谷类加工的目的，是通过对谷类进行碾磨而除去谷皮或磨细成粉，改进产品的感官性状，有利于食用和消化吸收。但由于蛋白质、脂类、矿物质和维生素主要存在于谷粒表层和谷胚中，因此加工精度越高，营养度损失就越多。影响最大的是维生素和矿物质。维生素 B_1 缺乏症（脚气病）的发生，即因长期食用加工过细的白米，其他膳食中维生素 B_1 又不能满足机体需要所致。所以谷物加工的原则应当是既要改善谷物的感官性状，提高其消化吸收率，又要最大限度地保留谷物所含营养成分。我国将稻米和小麦的加工精度规定为"九五米"（标准米）、"八五粉"（标准粉），它与精白米和精白面比较，保留了较多的维生素、纤维素和矿物质，在预防营养缺乏病方面起到良好的效果。

2. 烹调　谷物食品经烹调后，改善了感官性状，促进了消化吸收。烹调可使纤维素变软，同时增加了其主要成分淀粉的适口性。但营养素在烹调过程也受到一定的损失。如大米在淘洗过程中，维生素 B_1 可损失 30% ~ 60%，维生素 B_2 和烟酸可损失 20% ~ 25%，矿物质损失 70%。淘洗次数越多、浸泡时间越长、水温越高，损失越多。米、面在蒸煮过程中，B 族维生素有不同程度的损失，烹调方法不当时，如加碱蒸煮、炸油条等，则损失更为严重，因此稻米以少搓少洗为好，面粉蒸煮加碱要适量，且要少炸少烤。

3. 储存　在适宜的条件下，谷类可长时间储存而质量变化不大。温度和湿度是影响储存的重要因素。温度高、环境湿度大，可造成谷物自身酶活性增大，呼吸作用加强，使谷粒发热，促进真菌生长，导致蛋白质、脂肪分解产物积聚，酸度升高，最后霉烂变质，失去食用价值。所以谷物提倡带皮保存，并应在避光、通风、阴凉和干燥的环境中储存。

＊＊＊＊＊＊＊＊＊＊＊＊＊＊＊＊＊＊＊＊＊＊＊＊＊＊＊＊

新陈大米的识别：

第一，观察米粒腹部的基部保留着的胚芽（俗称"米眼睛"）。新米胚芽（其颜色呈乳白色或淡黄色）在米粒腹部的基部多数还是保留着，当然胚芽数保留多少与碾米时机械强度和碾米时间长短有关，所以也不能一概而论，但不管怎么样，新米胚芽总能保留部分或大部分，肉眼看得非常清楚。而陈米胚芽（呈咖啡色）则基本不存在，胚芽脱落处则留下一个白色缺口。

第二，新米应该晶莹洁白，有股浓浓清香味，这股清香味沁人心脾，是新米的"防为商标"。陈谷新加工的大米少清香味，一年以上陈米，只有米糖味、没有清香味。陈米如果黄粒多、有霉味、生虫子、结团块，说明已变质，不宜购买食用。

第三，把手插进米中，会有白色的淀粉沾在手上，而陈米不会出现这种情况。

＊　＊

二、豆类及其制品

我国人民食用豆类已有 3000 多年的历史，尤其是黄豆及其制品，在我国人民的膳食营养中起着重要的作用。近几年，大豆及其制品由于其优异的营养价值和保健作用，在世界范围内越来越受重视。

豆类的品种很多，根据其营养成分及含量大致可分为二类：一类是大豆类（按豆皮的颜色可分为黄、青、黑、褐和双色大豆五种），另一类是其他豆类（包括蚕豆、扁豆、豌豆、绿豆、赤小豆等）。豆制品是由大豆（或绿豆）等原料制作的半成品食物，包括豆浆、豆腐、豆腐干等。

（一）营养成分及营养特点

1. 蛋白质　豆类是蛋白质含量较高的食品，蛋白质含量为 20% ~36%。其中大豆类最高，蛋白质含量在 30% 以上为小麦的 3.6 倍，稻米的 5 倍，是植物中蛋白质含量最高的。其他豆类，如绿豆、赤小豆、扁豆、豌豆等的蛋白质含量在 20% ~25%；豆制品蛋白质含量差别较大，高者可达 16% ~20%，如烤麸、素鸡、豆腐干，低者只有 2% 左右，如豆浆、豆腐脑。

大豆蛋白质中含有人体需要的全部氨基酸，属完全蛋白，尤其是富含谷类食物蛋白质普遍缺乏的赖氨酸，是谷类理想的蛋白质互补食物。

2. 脂类　豆类脂肪含量以大豆类为高，在 15% 以上；其他豆类较低，在 1% 左右，其中绿豆、赤小豆、扁豆在 1% 以下；豆制品脂肪含量差别较大，豆腐、豆腐干等较高，豆浆、烤麸等较低。

脂肪组成以不饱和脂肪酸居多，其中油酸占 32% ~36%，亚油酸占 51.7% ~57.0%，亚麻酸占 2% ~10%，此外尚有 1.64% 左右的磷脂和抗氧化能力较强的维生素 E，是优质食用油。由于大豆富含不饱和脂肪酸，所以是高血压、动脉粥样硬化等疾病患者的理想食物。

3. 糖类　豆类中糖类含量以其他豆类为最高，多数含量在 55% 以上，其中如绿豆、豌豆、赤小豆等，糖类含量在 65% 左右；大豆类含量中等，在 34% 左右；豆制品含量普遍较低，高者为 10% 左右，如豆腐干、烤麸等，低者在 5% 以下，豆浆中仅含 1%。大豆类糖类组成比较复杂，多为纤维素和可溶性糖，几乎完全不含淀粉或含量极微，在体内较难消化，其中有些在大肠内成为细菌的营养素来源。细菌在肠道内生长繁殖过程中能产生过多的气体而引起肠胀气；其他豆类糖类主要以淀粉形式存在，含有少量的糖类，如赤小豆，故食有甜味。

4. 维生素　豆类含有胡萝卜素、维生素 B_1、维生素 B_2、烟酸、维生素 E 等，相对于谷类而言，胡萝卜素含量和维生素 E 较高，但维生素 B_1 的含量较低，烟酸含量差别不大。在种皮颜色较深的豆类，胡萝卜素的含量较高，如黄豆、黑豆、青豆、绿豆等，青豆中胡萝卜素的含量可达 790μg/100g。干豆类几乎不含抗坏血酸，但经发芽做成豆芽后，其含量明显提高，如黄豆芽，每100g含有8mg维生素C。

5. 矿物质 豆类矿物质含量在2%～4%，包括钾、钠、钙、镁、锌、硒等。大豆中的矿物质含量略高于其他豆类，在4%左右，其他豆类在2%～3%，豆制品多数在2%以下。与谷类比较，钙、钾、钠等的含量较高，但微量元素含量略低于谷类。大豆类中铁的含量较为丰富，每100g可达7～8mg，而谷类中多在3mg左右。

此外，豆类含有丰富的膳食纤维，每100g可达10～15g，其中黄豆中含量较高，为15.5%，其次为黑豆和青豆，豆制品含量较少，多数不到1%。

（二）合理利用

豆类蛋白质含有较多的赖氨酸，与谷类食物混合食用，可较好地发挥蛋白质的互补作用，提高谷类食物蛋白质的利用率，因此豆类食物宜与谷类食物搭配食用。

豆类中膳食纤维含量较高，特别是豆皮，因此国外有人将豆皮经过处理后磨成粉，作为高纤维用于烘焙食品。将提取的豆浆纤维加到缺少纤维的食品中，不仅能改善食品的松软性，还有保健作用。

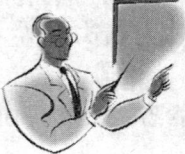

> **相关链接**
>
> 大豆的保健作用：大豆含有多种生物活性物质，有降低血糖、抗氧化、抗动脉粥样硬化和免疫调节等作用，能防止由于营养不合理引起的高血压、冠心病、糖尿病等；大豆磷脂有激活脑细胞，提高记忆力和注意力的作用；大豆皂苷通过增加超氧化物歧化酶含量，清除自由基和降低过氧化脂质，具有提高人体免疫力、抗过敏、抗高血压、抗衰老的作用；大豆蛋白质中的异黄酮，能有效地延缓更年期和绝经期女性因卵巢分泌的激素减少而引起的骨质密度降低；大豆中至少含有异黄酮等五种以上具有抗癌生物活性的化学物质。

（三）加工、烹调对豆类营养素的影响

不同加工和烹调方法，对大豆蛋白质的消化率有明显的影响。整粒熟大豆的蛋白质消化率仅为65.3%，但加工成豆浆可达84.9%，豆腐可提高到92%～96%。大豆中含有抗胰蛋白酶的因子，它能抑制胰蛋白酶的消化作用，使大豆难以分解为人体可吸收利用的各种氨基酸，经过加热煮熟后，这种因子即被破坏，消化率随之提高，所以大豆及其制品须经充分加热煮熟后再食用。

三、蔬菜类

蔬菜按其结构及可食部分不同，可分为叶菜类、根茎类、瓜茄类、鲜豆类和菌藻类，所含的营养成分因其种类不同，差异较大。

（一）营养成分及营养特点

1. 叶菜类 主要有白菜、菠菜、油菜、韭菜、苋菜等。蛋白质含量较低，一般为1%～2%，脂肪含量不足1%，糖类含量为2%～4%，膳食纤维含量约为1.5%。叶菜类是胡萝卜素、维生素B_2、维生素C、矿物质及膳食纤维的良好来源。绿叶蔬菜和橙色蔬

菜维生素含量较为丰富，特别是胡萝卜素的含量较高，维生素 B_2 含量虽不是很丰富，但在我国人民膳食中仍是维生素 B_2 主要来源。维生素 C 的含量多在 35mg/100g 左右，其中花椰菜、西兰花、芥蓝含量较高，每 100g 在 50mg 以上；维生素 B_1、烟酸和维生素 E 的含量普遍较谷类和豆类低，与其水分含量高有关。矿物质的含量在 1% 左右，种类较多，包括钾、钠、钙、镁、铁、锌、硒、铜、锰等，是膳食矿物质的主要来源。

2. 根茎类　主要有萝卜、胡萝卜、藕、山药、芋头、马铃薯、甘薯、葱、蒜、竹笋等。根茎类蛋白质含量为 1%～2%，脂肪含量不足 0.5%，糖类含量相差较大，低者为 3% 左右，高者可达 20% 以上。膳食纤维的含量较叶菜类低，约为 1%。胡萝卜中含胡萝卜素最高，每 100g 中可达 4130μg。硒的含量以大蒜、芋头、洋葱、马铃薯等为最高。

3. 瓜茄类　主要有冬瓜、南瓜、丝瓜、黄瓜、茄子、番茄、辣椒等。瓜茄类因水分含量高，营养素含量相对较低。蛋白质含量为 0.4%～1.3%，脂肪微量，糖类含量为 0.5%～9.0%，膳食纤维含量在 1% 左右。胡萝卜素含量以南瓜、番茄和辣椒为最高，维生素 C 含量以辣椒、苦瓜较高。番茄中的维生素 C 含量虽然不是很高，但受有机酸保护，损失很少，且食入量较多，是人体维生素 C 的良好来源。辣椒中还含有较丰富的硒、铁和锌，是一种营养价值较高的食物。

4. 鲜豆类　主要有毛豆、豇豆、四季豆、扁豆、豌豆等。与其他蔬菜相比，营养素含量相对较高。蛋白质含量为 2%～14%，平均 4% 左右，其中毛豆和发芽豆可达 12% 以上。脂肪含量不高，除毛豆外，均在 0.5% 以下。糖类的含量为 4% 左右，膳食纤维带的含量为 1%～3%。胡萝卜素含量普遍较高，每 100g 中的含量大多在 200μg 左右。核黄素含量与绿叶蔬菜相似。此外，还含有丰富的钾、钙、铁、锌、硒等。铁的含量以发芽豆、刀豆、蚕豆、毛豆较高，每 100g 中含量在 3mg 以上。锌的含量以蚕豆、豌豆和芸豆较高，每 100g 中含量均超过 1mg，硒的含量以玉豆、龙豆、毛豆、豆角和蚕豆较高，每 100g 中的含量在 2μg 以上。

5. 菌藻类　菌藻类食物包括食用菌和藻类食物。食用菌是指供人类食用的真菌，有 500 多个品种，常见的有蘑菇、香菇、银耳、木耳等品种。藻类是无胚、自养、以孢子进行繁殖的低等植物，供人类食用的有海带、紫菜、发菜等。

菌藻类食物富含蛋白质、膳食纤维、糖类、维生素和微量元素。蛋白质含量以发菜、香菇和蘑菇最为丰富，在 20% 以上。蛋白质氨基酸组成比较均衡，必需氨基酸含量占蛋白质总量的 60% 以上。脂肪含量低，均约 1.0%。糖类含量差别较大，干品在 50% 以上，如蘑菇、香菇、银耳、木耳等；鲜品较低，如金针菇、海带等，不足 7%。胡萝卜素含量差别较大，在紫菜和蘑菇中含量丰富，其他菌藻中较低。维生素 B_1 和维生素 B_2 含量也比较高。微量元素含量丰富，尤其是铁、锌和硒，其含量约是其他食物的数倍甚至 10 余倍。在海产植物中，如海带、紫菜等中还含丰富的碘，每 100g 海带（干）中碘含量可达 36mg。

（二）合理利用

1. 蔬菜类　蔬菜含丰富的维生素，除维生素 C 外，一般叶部的维生素含量比根茎部高，嫩叶比枯叶高，深色的菜叶比浅色的菜叶高，因此在选择时应选择新鲜、色泽深的蔬菜。

2. 菌藻类 菌藻类食物除了提供丰富的营养素外，还具有明显的保健作用。研究发现，蘑菇、香菇和银耳中含有多糖物质，具有提高人体免疫功能和抗肿瘤的作用。香菇中所含的香菇嘌呤，可抑制体内胆固醇的形成和吸收，促进胆固醇分解和排泄，有降血脂作用。黑木耳能抗血小板聚集和降低血凝，减少血液凝块，防止血栓形成，有助于防治动脉粥样硬化。海带因含有大量的碘，临床上常用来治疗缺碘性甲状腺肿。

（三）加工、烹调对蔬菜营养素的影响

蔬菜所含的维生素和矿物质易溶于水，所以宜先洗后切，以减少蔬菜与水和空气的接触面积，避免损失。洗好的蔬菜放置时间不宜过长，以避免维生素氧化破坏，尤其要避免将切碎的蔬菜长时间地浸泡在水中。绝大多数蔬菜需经烹调加工才能供人们食用，常用的烹调方法有炒、煮和凉拌等，蔬菜生食可最大限度保持其营养价值，维生素 C 的化学性质极不稳定，在烹调时应尽量先切先做，急火快炒，加热不宜过久。有实验表明，蔬菜煮3 分钟，其中维生素 C 损失 5%，10 分钟损失达 30%。为了减少损失，烹调时加少量淀粉，可有效保护抗坏血酸的破坏。

四、水果类

水果类可分为鲜果、干果和坚果。水果和蔬菜一样，主要提供维生素和矿物质。

（一）营养成分及营养特点

1. 鲜果及干果类 鲜果种类很多，主要有苹果、橘子、桃、梨、杏、葡萄、香蕉和菠萝等。新鲜水果的水分含量较高，营养素含量相对较低。蛋白质、脂肪含量一般均不超过 1%，糖类含量差异较大，低者为 5%，高者可达 30%。硫胺素和核黄素含量不高，胡萝卜素和抗坏血酸含量因品种不同而异，其中含胡萝卜素最高的水果为柑、橘、杏和鲜枣；含抗坏血酸丰富的水果为鲜枣、草莓、橙、柑、柿等。矿物质含量除个别水果外，相差不大，其中枣中铁的含量丰富，白果中硒的含量较高。干果是新鲜水果经过加工晒干制成，如葡萄干、杏干、蜜枣和柿饼等。由于加工的影响，维生素损失较多，尤其是维生素 C。但干果便于储运，并别具风味，有一定的食用价值。水果中的糖类主要以双糖或单糖形式存在，所以食之甘甜。除个别水果外，大部分干果的矿物质含量相差不大。

2. 坚果 坚果是以种仁为食用部分，因外覆木质或革质硬壳，故称坚果。按照脂肪含量的不同，坚果可以分为油脂类坚果和淀粉类坚果，前者富含油脂，包括核桃、榛子、杏仁、松子、香榧、腰果、花生、葵花籽、西瓜子、南瓜子等；后者淀粉含量高而脂肪很少，包括栗子、银杏、莲子、芡实等。大多数坚果可以不经烹调直接使用，但花生、瓜子等一般经炒熟后食用。坚果仁经常制成煎炸、焙烤食品，作为日常零食食用，也是制造糖果和糕点的原料，并用于各种烹调食品的加香。

坚果中蛋白质含量多在 12% ~22% 之间，其中有些蛋白质含量更高，如西瓜子和南瓜子中的蛋白质含量达 30% 以上；脂肪含量较高，多在 40% 左右，其中松子、杏仁、榛子、葵花子等达 50% 以上，坚果类当中的脂肪多为不饱和脂肪酸，富含必需脂肪酸，是优质的植物性脂肪。糖类的含量较少，多在 15% 以下，但栗子、腰果、莲子中的含量较高，在 40% 以上。坚果类是维生素 E 和 B 族维生素的良好来源，包括维生素 B_1、维生素

B₂、烟酸和叶酸，黑芝麻中维生素 E 含量可多达 50.4mg/100g，在栗子和莲子中含有少量维生素 C。坚果富含钾、镁、磷、钙、铁、锌、硒、铜等矿物质，铁的含量以黑芝麻为最高，硒的含量以腰果为最多，在榛子中含有丰富的锰；坚果中锌的含量普遍较高。

（二）合理利用

水果除含有丰富的维生素和矿物质外，还含有大量的非营养物质，可以防病治病，但也会致病，食用时应予注意。如梨有清热降火、润肺去燥等功能，对于肺结核、急性或慢性气管炎和上呼吸道感染患者出现的咽干、喉疼，痰多而稠等有辅助疗法，但对产妇、胃寒及脾虚腹泻者不宜食用。又如红枣，可增加机体抵抗力，对体虚乏力、贫血者适用，但龋齿疼痛、下腹胀满、大便秘结者不宜食用。在杏仁中含有杏仁苷、柿子中含有柿胶粉，食用不当，可引起溶血性贫血、消化性贫血、消化不良等疾病。

鲜果类水分含量高，易于腐烂，宜冷藏。坚果水分含量低而较耐储藏，但含油坚果的不饱和程度高，易受氧化或滋生霉菌而变质，应当保存于干燥阴凉处并尽量隔绝空气。

* *

12 种有毒"水果"

1. 桃　用工业柠檬酸浸泡。水蜜桃用工业柠檬酸浸泡，桃色鲜红、不易腐烂。这种化学残留会损害神经系统，诱发过敏性疾病，甚至致癌（抗癌产品，抗癌资讯）。半熟脆桃，加入明矾、甜味素、酒精等，使其清脆香甜。明矾的主要成分是硫酸铝，长期食用会导致骨质增生、记忆力减退、痴呆、皮肤（皮肤产品，皮肤资讯）弹性下降以及皱纹增多等问题。白桃用硫磺熏制，还会有二氧化硫的残留。

2. 芒果　生石灰捂黄。青芒果用生石灰捂黄，使表皮看起来黄澄澄的，但吃起来却没有芒果味，也存在过量使用防腐剂的问题。

3. 梨　催长素令其早熟。使用膨大素、催长素令其早熟，再用漂白粉、着色剂（柠檬黄）为其漂白染色。处理过的梨汁少味淡，有时还会伴有异味和腐臭味。这种毒梨存放时间短，易腐烂。

4. 香蕉　用氨水催熟。用氨水或二氧化硫催熟，这种香蕉表皮嫩黄好看，但果肉口感僵硬，口味也不甜。二氧化硫对人体神经系统造成损害，还会影响肝肾功能。

5. 西瓜　膨大剂催大。超标使用催熟剂、膨大剂和剧毒农药，这种西瓜皮上的条纹不均匀，切开后瓜瓤新鲜，瓜子呈白色，有异味。

6. 葡萄　放入乙烯变紫。把尚未成熟的青葡萄放入乙烯利稀释溶液中浸湿，过一两天青葡萄就变成了紫葡萄。这种葡萄颜色不均，含糖量少，汁少味淡，长期食用对人体有害。

7. 柿子　用酵母催熟。生柿子用酵母或催熟剂来催熟，但柿子的甜度大减。还有果农在生柿子蒂巴处点上"一试灵"使之红透。这些化学药剂都会产生残留，使柿子带毒。

8. 大枣　用化学剂染色。用开水泡，不管多青的枣用开水一泡立刻变红。还有果贩用化学染色剂染色，用工业石蜡打蜡，使大枣带毒。

9. 桂圆　喷洒硫酸变艳。喷洒硫酸或酸性溶液浸泡，使其颜色鲜艳。硫酸具有较强的腐蚀性，会灼伤人的消化道。还容易引发感冒、腹泻以及强烈咳嗽。

10. 荔枝　硫酸浸泡改色。用硫酸溶液浸泡，或用乙烯利水剂喷洒，使变色的荔枝变得鲜红诱人，但很容易腐坏。这类溶液酸性较强，会使手脱皮、嘴起疮，还会烧伤肠胃。还有果贩会用硫磺熏制，而二氧化硫对眼睛（眼睛产品，眼睛资讯）、喉咙会产生强烈刺激，导致人头晕、腹痛、腹泻。二氧化硫还会致癌。

11. 柑橘　工业石蜡抛光。柑橘类水果储存中超量使用防腐剂，在出售中用着色剂"美容"，用工业石蜡抛光。工业石蜡的杂质中含有铅、汞、砷等重金属，会渗透到果肉中，使用后会导致记忆力下降、贫血等症状。

12. 苹果　催红素增色。用膨大素催个，催红素增色，防腐剂保鲜。过量使用膨大素、催红素、防腐剂会伤害肝脏。零售果贩还会给苹果打上工业石蜡，目的是保持水分，是果体鲜亮有卖相。

* *

第二节　动物性食物的营养价值

动物性食物是指畜禽肉、禽蛋类、水产类和奶类及其制品等，是人类膳食构成的重要组成部分。动物性食物营养丰富，是人类需要的优质蛋白质、脂类、脂溶性维生素、B族维生素和矿物质的主要来源。

一、畜禽肉类

畜禽肉类包括畜肉类和禽肉类。畜肉类是指猪、牛、羊、狗、兔等牲畜的肌肉、内脏及其制品，禽肉类则包括鸡、鸭、鹅、鸽、鹌鹑等的肌肉、内脏及其制品。畜禽肉食物吸收率高，具有较强的饱腹作用，可加工烹制成各种美味佳肴，具有较高的营养价值。

（一）营养成分与营养特点

畜肉类主要提供蛋白质、脂肪、维生素和矿物质，其营养素的分布因动物的种类、基因型、年龄、性别、肥瘦程度、解剖学部位、运动程度、饲料和营养状况不同而异，肥肉中脂肪较多，瘦肉中蛋白质居多，内脏脂肪较少，蛋白质、维生素、矿物质和胆固醇含量较高。禽肉营养价值与畜肉相近，但脂肪含量少，含亚油酸较高，肉质细嫩，含氮浸出物多，汤味更鲜美。

1. 蛋白质　畜禽肉类中的蛋白质大部分存在于肌肉和结缔组织中，含量一般为 10%～20%，蛋白质中含人体必需氨基酸充足，种类和比例接近人体需要，易消化吸收，蛋白质营养价值高，为高利用率的优质蛋白质。

（1）动物的种类不同，蛋白质含量不同　在畜肉中，猪肉的蛋白质含量平均在 13.2% 左右，牛肉、羊肉、兔肉、马肉、鹿肉和骆驼肉的蛋白质可达 20% 左右，狗肉约 17%。在禽肉中，鸡肉、鹌鹑肉的蛋白质含量较高（约 20%），鹅肉约 18%，鸭肉约 16%。

各类畜禽血液中蛋白质含量也不相同，猪血约 12%，牛血约 13%，羊血约 7%，鸡血约8%，鸭血约8%。畜血血浆蛋白质含有人体所需的必需氨基酸，营养价值高，其赖氨酸和色氨酸含量高于面粉，可以作为各种食品和餐菜的蛋白强化剂添加剂。

（2）动物的部位不同，肥瘦程度不同，其蛋白质含量差异较大　猪里脊肉的蛋白质含量为22%，后臀尖约为15%，肋条肉约为10%，奶脯仅为8%；牛里脊肉的蛋白质量约为22%左右，后腿肉约为20%，腑肋肉约为18%，前腿肉约为16%；羊前腿肉的蛋白质含量约为20%，后腿肉约为18%，里脊和胸脯肉约为17%；鸡胸肉的蛋白质含量约为20%，鸡翅约为17%。

（3）动物的脏器不同，蛋白质含量不同　家畜不同的内脏中，肝脏含蛋白质较高，为18%～20%，心、肾14%～17%；禽类的内脏中，肫的蛋白质含量较高，为18%～20%，肝和心蛋白质约13%～17%。

（4）动物的组织不同，蛋白质含量不同　畜禽的皮肤和筋健主要由结缔组织构成。结缔组织的蛋白质含量为35%～40%，而其中绝大部分为胶原蛋白和弹性蛋白。猪皮蛋白质含量为28%～30%，其中85%是胶原蛋白。由于胶原蛋白和弹性蛋白缺乏色氨酸等，为不完全蛋白质，因此，以猪皮和筋腱为主要原料的食品（膨化猪皮、猪皮冻、蹄筋等）的营养价值较低，需要配合其他食品食用，以补充必需氨基酸的不足。

2. 脂类　畜禽肉类脂肪含量变化比较大，因动物品种、年龄、肥瘦程度、部位等不同而异，一般在10%～30%之间，低者为2%，高者可达89%以上。

畜肉中，猪肉的脂肪含量最高，羊肉次之，牛肉最低，兔肉为2.2%。与畜肉相比，禽肉脂肪含量较少。在禽肉中，火鸡和鹌鹑的脂肪含量在3%左右，鸡和鸽子在9%～14%之间，鸭和鹅达20%左右。

畜禽内脏脂肪的含量一般在2%～11%之间，脑内脂肪的含量最高，为10%左右。猪肾、羊心、猪心、鸭肝中脂肪含量居中，在5%～8%之间，其他内脏的脂肪含量在4%以下。

畜禽肉类脂肪的主要成分为各种脂肪酸的甘油三酯和少量胆固醇、卵磷脂、游离脂肪酸和脂溶性色素，以饱和脂肪酸（SFA）为主，熔点较高。禽肉脂肪含有较多的亚油酸，熔点低，易于消化吸收。瘦肉中胆固醇含量较低，每100g瘦弱含胆固醇700mg左右，肥肉比瘦肉高90%左右，内脏中最高，一般约为瘦肉的3～5倍，脑中胆固醇含量最高，每100g可达2000mg以上。

所有的动物脂肪中必需脂肪酸明显低于植物油脂，其营养价值低于植物油脂。在动物脂肪中，禽类脂肪所含必需脂肪酸的量高于畜类脂肪；家畜类动物中，猪的脂肪必需脂肪酸含量高于反刍动物牛、羊等的脂肪。总的情况看，禽类脂肪的营养价值明显高于畜类脂肪。

3. 糖类　畜禽肉类糖类含量一般为1%～5%，平均为1.5%，主要以糖原的形式存在于肌肉和肝脏中。健康动物在被宰前过度疲劳，糖原量降低；宰杀后如果放置时间过长，可因酶的分解作用，使糖原含量下降，乳酸相应增高，pH逐渐下降。

4. 维生素　畜禽肉类提供多种维生素，以B族维生素和维生素A为主。猪肉中维生素比牛肉中的多，内脏中维生素含量高于肌肉。肝脏是各种维生素集中的器官，特别富含维生素A和维生素B$_2$，维生素D的含量也很高。鸡肝中的维生素含量最高。维生素A在牛和羊的肝脏中的含量最高，维生系 B_2 的含量则以猪肝最丰富。在禽肉中还含有较多的维生素 E。

5. 矿物质 畜禽肉类中矿物质的含量一般为 0.8% ~ 1.2%，瘦肉中的含量高于肥肉，内脏高于瘦肉。肉类是铁和磷的良好来源，铁的含量以猪肝和鸭肝最丰富，为 23mg/100g 左右。畜禽肉中的铁主要以血红素形式存在，不但消化吸收率高，而且不易受食物中其他因素的干扰。钙的含量约 7 ~ 11mg/100g，吸收率高。在内脏中还含有丰富的锌和硒，牛肾和猪肾的硒含量是其他一般食品的数十倍。此外，畜禽肉还含有较多的磷、硫、钾、钠、铜等。

畜禽肉和内脏中主要营养素含量见表 3 - 1。

表 3 - 1 部分畜禽肉和内脏主要营养素含量（每 100g 可食部分）

动物种类	蛋白质（g）	脂肪（g）	钙（g）	铁（g）	维生素 A（g）	维生素 B_1（g）	维生素 B_2（g）	维生素 C（g）
猪肉	9.5 ~ 17.4	15.3 ~ 90.8	11 ~ 171	0.4 ~ 3.4	—	0.53	0.12	—
猪肝	21.3	4.5	11	6.2	8700	0.40	2.11	
猪肾	12.0 ~ 15.9	2.8 ~ 4.8	微量	6.8 ~ 7.1	—	0.38	1.12	5
牛肉	12.6 ~ 20.3	1.3 ~ 6.2	6 ~ 12	1.2 ~ 6.5	—	0.07	0.15	
牛肝	18.9 ~ 21.8	2.6 ~ 4.8	5 ~ 13	6.2 ~ 9.0	18 300	0.39	2.30	18
牛肾	12.9	3.7	17	11.4	340	0.34	1.75	6
羊肉	11.1 ~ 17.3	13.6 ~ 55.7	7 ~ 5	0.9 ~ 3.0	—	0.07	0.13	0
羊肝	18.5 ~ 12.7	7.3	9	6.6	29 900	0.42	3.67	17
羊肾	16.5	3.2	48	11.7	140	0.49	1.78	7
鸡肉	21.5	2.5	11	1.5	—	0.03	0.09	—
鸡肝	18.2	3.4	21	8.2	50 900	0.38	1.63	7
鸡肫	22.2	1.3	48	6.6		0.04	0.20	
鸭肉	16.5	7.5	11	4.1	—	0.07	0.15	
鸭肝	17.1	4.7	17	0.8	8900	0.44	1.28	7
鸭肫	20.2	1.8	47	5.3				

（二）合理利用

畜禽肉类的蛋白质营养价值比较高，含有较多的赖氨酸，宜与谷类食物搭配食用，发挥蛋白质的互补作用，提高其营养价值。为了充分发挥畜禽肉类的营养作用，应将畜禽肉类相对均衡的分散到每餐膳食中。

畜肉中的脂肪和胆固醇含量较高，其脂肪主要是由饱和脂肪酸组成，进食过多的肉类易引起肥胖、高脂血症等疾病，因此，膳食中进食比例要适当，不宜进食过多。

禽肉中的脂肪主要为不饱和脂肪酸，老年人、肥胖者、心血管疾病患者宜选用禽肉。同时，禽肉内脏含有较多的维生素和铁、锌、硒、钙等矿物质，其肝脏含有丰富的维生素 B_2 和维生素 A，提倡多食用禽肉。

附：

猪肉新鲜度的鉴别要点

鉴别要点	新鲜	次鲜	变质
外观	外膜微干或微湿，暗灰色，有光泽，切面略湿，不粘手，肉汁透明	外膜风干或潮湿，暗灰色，无光泽，切面色泽暗，有粘性，肉汁浑浊	外膜极度干燥或粘手，灰或绿色，粘有霉变，切面暗灰或但绿，粘，肉汁严重浑浊
气味	正常气味	轻微氨味、酸味或酸霉味，深层无此味	表层、深层均有腐臭味
弹性	紧质，富有弹性	柔软，弹性小	失去弹性
脂肪	白色，有光泽，有时呈肌肉红色，柔软有弹性	灰色，无光泽，容易粘手，略带油脂酸败和哈喇味	表面污秽、黏液，霉变呈淡绿色，脂肪组织很软，具有油脂酸败气味
肉汤	透明、芳香，汤表面大量油滴，味鲜美	混浊，汤表面油滴较少，无鲜味，略有油脂酸败味	极混浊，无油滴，浓厚的油脂酸败或腐败臭味

（三）加工烹调对营养素的影响

在一般的加工烹调过程中，畜禽肉类食品的蛋白质营养价值不会有大的影响。不同的加工方法对营养价值的影响不一。肉类腌制时，维生素、蛋白质、矿物质损失较少，肉类烟熏可以造成 B 族维生素较多的损失。高温加热时间过长可以引起肉类中蛋白质的破坏。肉类炖、煮时，矿物质和水溶性维生素部分溶入汤内，可以尽量多喝汤，可以防止过多营养素的损失。制作罐头食品时，肉中的 B 族维生素破坏较多。因此，较长时间进食罐头食品时，注意 B 族维生素的补充。

冷冻干燥肉类及其制品对营养素的质量影响不大，冷冻是肉类保藏的最佳方法。

二、蛋类及其制品

蛋类及其制品是指鸡蛋、鸭蛋、鹅蛋、鹌鹑蛋、鸽蛋及其加工制成的咸蛋、松花蛋等。蛋类是一类营养价值高、方便易得、食法多样、容易消化的优质天然食品，与肉类、乳类一样是人类的主要营养食品。

（一）蛋的结构

各种蛋类的结构基本相拟，主要由蛋壳、蛋清（蛋白）和蛋黄三部分组成。

1. 蛋壳 蛋壳位于蛋的最外层，约占整个蛋的重量的 11% ~ 11.5%，在蛋壳最外层有一层水溶性胶状黏蛋白，对防止微生物进入蛋内和蛋内水分及二氧化碳过度向外蒸发起着保护作用。当蛋生下来时，这层膜即附着在蛋壳的表面，使其外观无光泽，呈霜状。根据此特征可鉴别蛋的新鲜程度。如蛋外表面呈霜状，无光泽而清洁，表明蛋是新鲜的；如无霜状物，且油光发亮不清洁，说明蛋已不新鲜。由于这层膜是水溶性的，储藏时要防潮，不能水洗或雨淋，以防腐败变质。

2. 蛋清 蛋清约占 57%，主要是卵白蛋白，遇热、碱、醇类发生凝固，遇氯化物或某些化学物质，浓厚的蛋白则水解为水样的稀薄物，因此，蛋可以加工成松花蛋和咸蛋。

3. 蛋黄 蛋黄约占 32%，呈球形，表面包有一层膜，蛋黄由两根系带固定在蛋的中心，随着保管时间的延长和外界温度升高，系带逐渐变细，最后消失。蛋黄随系带变化，逐渐上浮贴壳，由此也鉴别蛋的新鲜程度。

＊＊＊＊＊＊＊＊＊＊＊＊＊＊＊＊＊＊＊＊＊＊

四招帮你挑选到好鸡蛋。①感官鉴别：用眼睛观察蛋的外观形状、色泽、清洁程度。良质鲜蛋，蛋壳干净、无光泽，壳上有一层白霜，色泽鲜明。劣质蛋，蛋壳表面的粉霜脱落，壳色油亮，呈乌灰色或暗黑色，有油样浸出，有较多或较大的霉斑。②手摸鉴别：把蛋放在手掌心上翻转。良质鲜蛋蛋壳粗糙，重量适当；劣质蛋，手掂重量轻，手摸有光滑感。③耳听鉴别：良质鲜蛋相互碰击声音清脆，手握蛋摇动无声。劣质鲜蛋蛋与蛋相互碰击发出嘎嘎声（孵化蛋）、空空声（水花蛋），手握蛋摇动时是晃荡声。④鼻嗅鉴别：即用嘴向蛋壳上轻轻哈一口热气，然后用鼻子嗅其气味。良质鲜蛋有轻微的生石灰味。

＊＊＊＊＊＊＊＊＊＊＊＊＊＊＊＊＊＊＊＊＊＊

（二）营养成分与营养特点

各种禽蛋的营养成分基本相同，蛋清占可食部分的 2/3，蛋黄占 1/3，主要含有蛋白质、脂肪、维生素和矿物质。蛋的各部分主要营养素含量见表 3 - 2。

表 3 - 2　蛋类各部分主要营养素含量（g/100g）

营养成分	全蛋	蛋清	蛋黄
水分	69.3 ~ 75.8	84.4 ~ 88.4	44.9 ~ 57.8
蛋白质	11.1 ~ 14.4	8.9 ~ 11.6	14.5 ~ 15.5
脂类	6.4 ~ 15.6	0.1	26.4 ~ 33.8
糖类	1.3 ~ 5.6	1.0 ~ 3.2	3.4 ~ 6.2
矿物质	1.0 ~ 1.2	0.6 ~ 0.8	1.4 ~ 2.8

1. 蛋白质　蛋类含蛋白质一般都在 10% 以上，全鸡蛋蛋白质的含量为 12% 左右，蛋清中蛋白质的含量略低，蛋黄中含量较高。蛋清中蛋白质种类达到 40 种，主要有卵清蛋白、卵拌蛋白、卵黏蛋白、卵胶黏蛋白、卵类黏蛋白、卵球蛋白等。蛋黄中蛋白质主要是卵黄磷蛋白和卵黄球蛋白。

蛋类中蛋白质氨基酸的组成与合成人体蛋白质所需氨基酸模式十分接近，生物价达到 95，是其他食物蛋白质的 1.4 倍，为天然食物中最理想的优质蛋白质，全蛋蛋白质几乎完全被人体消化吸收和利用。蛋白质中赖氨酸和蛋氨酸含量较高，与谷类及豆类食物混合食用，可弥补其赖氨酸或蛋氨酸的不足。蛋类蛋白质中还富含半胱氨酸，加热过度使半胱氨酸部分分解产生硫化氢，与蛋黄中的铁结合形成黑色的硫化铁，煮蛋中蛋黄表面的青黑色和鹌鹑蛋罐头的黑色物质来源于此。

鲜鸡蛋蛋白的加热凝固温度为 62 ~ 64℃，蛋黄为 68 ~ 72℃。降低含水量、添加蔗糖均可使鸡蛋蛋白质凝固温度提高，pH 下降；添加钠盐或钙盐则可降低鸡蛋蛋白质的凝固温度。生蛋清中因含有抗蛋白酶活性的卵巨球蛋白、卵类黏蛋白和卵抑制剂，使其消化吸收率仅为 50% 左右。烹调后可使各种抗营养因素完全失活，提高消化率，消化率可达到 96%。

2. 脂类　蛋类中脂肪含量为 9% ~ 11%，蛋清中含脂肪极少，98% 的脂肪存在于蛋黄中，蛋黄中的脂肪几乎全部以和蛋白蛋结合的良好乳化形式存在，因而消化吸收率高。

鸡蛋黄中脂肪含量约 28% ~ 33%，其中中性脂肪含量约占 62% ~ 65%，磷脂占 30% ~ 33%，固醇占 4% ~ 5%，还有微量脑苷脂类。蛋黄中性脂肪的脂肪酸中，以单不饱和脂肪酸油酸含量最为丰富，约占 50% 左右，亚油酸约占 10%，其余主要是硬脂酸、棕榈酸和棕榈油酸，以及微量的花生四稀酸。

蛋类胆固醇含量高，主要集中在蛋黄中，乌骨鸡蛋黄含量最高，每 100g 蛋黄有胆固醇 2057mg。

蛋黄是磷脂的良好食物来源，蛋黄的磷脂主要是卵磷脂和脑磷脂，还含有神经鞘磷脂。脑磷脂具有降低血胆固醇的作用，还能促进脂溶性维生素的吸收。蛋类胆固醇含量见表 3 - 3。

表 3 - 3　部分蛋类胆固醇含量（mg/100g）

食物名称	胆固醇	食物名称	胆固醇
乌骨鸡蛋黄	2057	松花蛋（鸡蛋）	595
鹅蛋黄	1696	鸡蛋（白皮）	585
鸭蛋黄	1576	鸡蛋（红皮）	585
鸡蛋黄	1510	鸭蛋	565
鹅蛋	704	鹌鹑蛋	515
咸鸭蛋	647	鸡、鸭、鹅蛋白	0
松花蛋（鸭蛋）	608		

3. 糖类　蛋类含糖类较少，约 1% ~ 3%，蛋黄含量略高于蛋清。一部分糖类与蛋白质相结合而存在，含量约 0.5%；另一部分游离存在，含量约 0.4%，其中 98% 为葡萄糖，其余为微量的果糖、甘露糖、阿拉伯糖、木糖和核糖。蛋清中主要是甘露糖和半乳糖，蛋黄中主要是葡萄糖。

4. 维生素　蛋中维生素含量十分丰富，品种较为齐全，包括所有的 B 族维生素，维生素 A、D、E、K，但几乎不含维生素 C。绝大部分的维生素集中在蛋黄中。

5. 矿物质　蛋类是多种矿物质的良好来源。蛋中的矿物质主要存在于蛋黄部分，蛋清部分含量较低。蛋黄中含矿物质为 1.0% ~ 1.5%，其中钙、磷、铁、锌、硒等含量丰富。磷、钙吸收率较高。蛋中铁含量较高，但由于铁与蛋黄中的卵黄磷蛋白结合而对铁的吸收具有干扰作用，因此蛋黄中铁的生物利用率较低，仅为 3%。

蛋中的矿物质含量受饲料因素影响较大。通过调整饲料成分，添加硒和碘的方法可生产富硒鸡蛋和富碘鸭蛋，目前市场上已有富晒蛋、富碘蛋、高锌蛋、高钙蛋等特种鸡蛋或鸭蛋销售。

（三）合理利用

在生鸡蛋蛋清中，含有抗生物素蛋白和抗胰蛋白酶。抗生物素蛋白能与生物素在肠道内结合，影响生物素的吸收，食用者可引起食欲不振、全身无力、毛发脱落、皮肤发黄、肌肉疼育等生物素缺乏的症状；抗胰蛋白酶能抑制胰蛋白的活力，妨碍蛋白质消化吸收，故不可生食蛋清。

蛋黄中的胆固醇含量很高，大量食用能引起高脂血症，是动脉粥样硬化、冠心病等疾病的危险因素。但蛋黄中还含有大量的卵磷脂，对心血管疾病有防治作用。因此，吃鸡蛋要适量。据研究，每人每日吃 1～2 个鸡蛋，对血清胆固醇水平既无明显影响，又可发挥禽蛋其他营养方面的功用。

（四）加工烹调对营养素的影响

一般的烹调加工方法除使维生素 B 少量减少外，对其他营养成分影响不大。烹调过程中的加热具有杀菌作用，可破坏生蛋清中的抗生物素蛋白和抗胰蛋白酶，使蛋白质的消化吸收利用更完全。因此，不宜生吃鲜鸡蛋。

蛋类不宜过度加热，否则会使蛋白质过分凝固，甚至变硬变韧，形成硬块，反而影响食欲及消化吸收。煎鸡蛋的维生素 B_1、维生素 B_2 损失率分别为 15% 和 20%，而叶酸损失率最大，可达 65%。煮鸡蛋几乎不引起维生素的损失。

三、水产类

水产类包括鱼类、甲壳类、软体动物类、海兽类和海藻类。水产类是人类蛋白质、维生素和矿物质的良好来源，是营养价值较高的一类优质食物。水产类种类繁多，全世界仅鱼类就有 2.5 万～3.0 万种，海产鱼类超过 1.6 万种。

（一）营养成分与营养特点

1. 鱼类 有海鱼和淡水鱼之分，鱼类也称白肉，肉质细嫩，易消化吸收，是人们大力提倡食用的食物。

（1）蛋白质 蛋白质含量为 15%～22%，平均 18% 左右，其中鲨鱼、青鱼等含量较高，在 20% 以上。鱼类蛋白质含有人体所必需的各种氨基酸，尤其富含亮氨酸和赖氨酸。鱼类中蛋白质的氨基酸组成与禽肉类接近，生物学价在 85% 以上，是营养价值高的完全蛋白。鱼类含有较多的其他含氮化合物，主要有游离氨基酸、肽、胺类、胍、季胺类化合物、嘌呤类和脲等。

（2）脂肪 脂肪含量很少，一般为 1%～10%。鱼类脂肪呈不均匀分布，肌肉含量很低，主要分布于皮下和脏器周围。不同鱼种含脂肪含量有较大差异，如鳕鱼含脂肪在 1% 以下，而河鳗脂肪含量高达 10.8%。鱼类脂肪多由长碳链高级不饱和脂肪酸组成，一般占脂肪的 70% 以上，熔点较低，常温下呈液态，人体消化吸收率为 95%。不饱和脂肪酸的碳链较长，其碳原子多在 14～22 个之间，不饱和双键有 1～6 个，多为 n－3 系列，主要是二十碳五烯酸（EPA）和二十二碳六烯酸（DHA）。

（3）糖类 糖类的含量很低，约 1.5%，主要以糖原形式存在。有些鱼不含糖类，如鲳鱼、鲢鱼、银鱼等。除了糖原之外，鱼体内还含有黏多糖类，这些黏多糖类按有无硫酸基分为硫酸化多糖（如硫酸软骨素、硫酸乙酰肝素、硫酸角质素）和非硫酸化多糖（如透明质酸、软骨素）。

（4）维生素 鱼类是维生素 A 和维生素 D 的重要来源，也是维生素 B_2 的良好来源，烟酸等的含量也较高，而几乎不含维生素 C。一些生鱼制品中含有硫胺素酶和催化维生素 B_1 降解的蛋白质，因此大量食用生鱼可能造成维生素 B_1 的缺乏。

（5）矿物质 鱼类矿物质的含量为1%～2%，主要有镁、钙、磷、铁、锌、铜、碘。海产鱼类富含碘，有的海产鱼每千克含碘500～1000μg，而淡水鱼每千克含碘仅为50～400μg。

* *

淡水鱼新鲜度的鉴别：

新鲜鱼的特征：①色泽光亮，体硬肉紧，富有弹性；②眼球突出，清亮有神，角膜透明；③鱼鳞紧贴不脱落；④鱼嘴紧闭但易拉开，口内清洁无污物；⑤鱼鳃盖贴紧而鳃部鲜红；⑥鱼肚完整，色泽正常，腹内无胀气；⑦肛门周围呈圆坑形，硬实发白，有正常鱼腥味。

不新鲜或腐败鱼的特征：①鱼体柔软，无弹性；②眼球下陷收缩，眼睛浑浊；③鱼鳞疏松易脱落；④鱼鳃松驰，鳃或肛门口有黏污物外溢；⑤体表暗浊，无光泽；⑥有异味，甚至腐臭味。

* *

2. 甲壳类和软体动物类 有虾、蟹、蛤、贻贝、扇贝、章鱼、乌贼、牡蛎等。

（1）蛋白质 甲壳类和软体动物中的蛋白质含量多数为15%左右。螺蛳、河蚬、蛏子等含量较低，为7%左右，河蟹、对虾、章鱼等含量较高，在17%以上。蛋白质含有人类全部必需氨基酸，酪氨酸和色氨酸的含量比牛肉和鱼肉高。贝类肉质中含有丰富的牛磺酸，其中海螺、毛蚶和杂色蛤含量最高，每100g新鲜可食部分含量达500～900mg，含量普遍高于鱼类。

（2）脂类 脂肪含量较低，平均1%，以蟹、河虾等含量较高，为2%左右。

（3）糖类 糖类平均3.5%，其中蚬、鲍鱼、牡蛎、螺蛳等较高，为6%～7%。

（4）维生素 维生素含量与鱼类相似，部分含有较多的维生素A、烟酸和维生素E。在河蟹和河蚌中含有较多的维生素A，在泥蚶、扇贝和贻贝中含有较多的维生素E。

（5）矿物质 矿物质含量多在1.0%～1.5%，钙、钾、钠、铁、锌、硒、铜等含量丰富。钙的含量多在150mg/100g以上，河虾中含钙高达325mg/100g；钾的含量多在200mg/100g左右，在墨鱼中可达400mg/100g。铁的含量以鲍鱼、河蚌、田螺为最高，可达19mg/100g以上。硒的含量最为丰富，如海虾、海蟹、牡蛎、贻贝、海参等中，每100g的含量都过50μg，牡蛎中含量高达86.64μg/100g。

（二）合理利用

水产动物的肉质鲜美与所含的呈味物质有关。鱼类和甲壳的呈味物质主要是游离的氨基酸、核苷酸等，软体类动物中的乌贼类的呈味物质也是氨基酸，尤其是含量丰富的甘氨酸。贝类的主要呈味成分为琥珀酸及其钠盐。呈味成分还有谷氨酸、甘氨酸、精氨酸、牛磺酸，以及腺苷、钠、钾、氯等。

（三）科学的加工烹调

水产类水分和蛋白质含量高，结缔组织少，比畜禽肉更易腐败变质，特别是青皮红肉鱼（如鲐鱼、金枪鱼），由于其组氨酸含量高，一旦变质，可产生大量组胺而引起人体组胺中毒。鱼类的多不饱和脂肪酸含量较高，所含的不饱和双键极易氧化破坏，产生脂质过氧化物，对人体有害。因此打捞的水产动物应及时保存或加工处理。

水产类保存处理一般采用低温保藏和盐腌两种方法。低温或食盐可以抑制组织蛋白酶的作用和微生物的生长繁殖，达到防止食物腐败变质的目的。低温处理有冷却和冻冻两种方式。冷却是用冰冷却鱼体，使温度降到 $-1℃$，此种方式一般可保存 5 ～ 15 天。冷冻是使鱼体在 $-25 ～ -40℃$ 的环境中保藏，此时各组织酶和微生物均处于休眠状态，保藏期可达半年以上。以食盐保藏的海鱼，用盐量不应低于 15%。

有些鱼含有极强的毒素，如河豚鱼，虽其肉质细嫩，味道鲜美，但其卵、卵巢、肝脏、血液中含有极毒的河豚毒素，若加工处理方法不当，可引起进食者急性中毒而死亡。有些水产动物易感染肺吸虫和肝吸虫，特别是小河、小溪中的河蟹，常常是肺吸虫的中间宿主，若未经充分加热，可使人感染吸虫病，因此，在加工烹调时应将其烧熟煮透。

四、乳类及其制品

乳类食品包括牛乳、羊乳、马乳及其制品，人们广泛食用的是牛奶。乳类经浓缩、发酵等工艺可制成乳制品，如奶粉、酸奶、炼乳等。乳类含有人体所需的营养成分，有很高的营养价值。乳品是婴儿的主要食物，也是老、弱、病者的营养食品。

（一）营养成分与营养特点

1. 乳类　乳类为乳白色的复杂乳胶体，微酸性，乳类的水分约 86% ~ 90%，味道温和，稍有甜味，具有特有的奶香味。

（1）蛋白质　牛乳中的蛋白质含量平均为 3.0%；羊奶中的蛋白质含量为 1.5%，低于牛乳；人乳中的蛋白质含量为 1.3%，低于牛肉和羊乳。

牛乳蛋白质主要由酪蛋白、乳清蛋白和乳球蛋白组成，酪蛋白约占牛乳蛋白质的 79.6%，乳清蛋白约占 11.5%，乳球蛋白约占 3.3%。酪蛋白属于结合蛋白，含有大量的磷酸基，能与 Ca^{2+} 发生相互作用，利于钙的吸收利用。乳清蛋白是指乳清中的蛋白质，加热时发生凝固并沉淀，对酪蛋白有保护作用。乳球蛋白与机体免疫有关。不同乳中主要营养素含量见表 3 - 4。

表 3 - 4　每百克乳中主要营养素含量

营养成分	人乳	牛乳	羊乳
水分（g）	87.6	89.9	88.9
蛋白质（g）	1.3	3.0	1.5
脂肪（g）	3.4	3.2	3.5
糖类（g）	7.4	3.4	5.4
钙（mg）	30.0	104.0	82.0
磷（mg）	13.0	73.0	98.0
铁（mg）	0.1	0.3	0.5
维生素 A（μg）	11.0	24.0	84.0
维生素 B_1（mg）	0.01	0.03	0.04
维生素 B_2（mg）	0.05	0.14	0.12
尼克酸（mg）	0.20	0.10	2.10
维生素 C（mg）	5.0	1.0	–

乳类蛋白质为优质蛋白质，生物价为 85，容易被人体消化吸收。

（2）脂类 乳中脂肪含量约为 3%，其中油酸占 30%，亚油酸和亚麻油酸分别占 5.3% 和 2.1%。乳中磷脂含量约为 20 ~ 50mg/100ml，胆固醇含量约为 13mg/100ml。随饲料、季节的不同，乳中脂类成分略有变化。

乳脂肪以微粒状的脂肪球的形式存在，脂肪球表面有一层脂蛋白膜，主要成分为磷脂和糖蛋白，使乳脂肪以微细的脂肪球状态分散在乳汁中，容易消化吸收，吸收率达 97%。乳中脂肪是脂溶性生素的载体，对乳的风味和口感起着重要的作用。

（3）糖类 乳中糖类的含量为 4.6% ~ 5.1%，主要以乳糖形式存在。人乳含量最高，羊乳居中，牛乳最少。

乳类中乳糖可促进钙等矿物质的吸收，且为婴儿肠道内双歧杆菌的生长所必需，因此，有利于幼儿的生长发育。成年人由于不经常饮用，体内乳糖酶活性过低，大量食用乳制品可能引起乳糖不耐受的发生，用固定化乳糖酶将乳糖水解为半乳糖和葡萄糖可以解决乳糖不耐受问题，同时可提高产品的甜度。

（4）维生素 乳中含有所有种类的维生素，包括维生素 A、维生素 D、维生素 E、维生素 K、各种 B 族维生素和微量的维生素 C，其含量差异较大。

（5）矿物质 乳中的矿物质含量为 0.7% ~ 0.75%，特别富含钙磷钾等。牛乳中的矿物质主要包括钠、钾、钙、镁、氯、磷、硫、铜、铁等，大部分与有机酸结合形成盐类，少部分与蛋白质结合或吸附在脂肪球膜上。其中成碱性元素略多，因而牛乳为弱的成碱性食品。

乳中的矿物质含量因品种、饲料、泌乳期等因素而有所差异，初乳中含量最高，常乳中含量略有下除。发酵乳中钙含量高并具有较高的生物利用率，为膳食中最好的天然钙来源。牛乳中钠、钾和氯离子基本上完全存在于溶液中，而钙和磷分布在溶液和胶体两相中。牛乳中铁含量很低，如以牛乳喂养或混合喂养婴儿，应从 4 个月起注意补充含铁丰富的食物如蛋黄、肝泥、青菜泥等。

2. 乳制品 乳制品是指将新鲜乳根据不同需要加工制成的乳类食品，主要包括炼乳、奶粉、酸奶等。因加工工艺不同，乳制品营养成分有很大差异。

（1）消毒鲜奶 消毒鲜奶是将新鲜生牛奶经过过滤、加热杀菌后分装出售的液态奶。消毒鲜奶除维生素 B_1 和维生素 C 有一定损失外，营养价值和新鲜的生牛奶相差不大。

（2）奶粉 奶粉是将消毒后的牛奶经浓缩除去 70% ~ 80% 水分后，喷雾干燥制成的粉状食品。根据食用要求和成分不同分为全脂奶粉、脱脂奶粉、调制奶粉等。

全脂奶粉颗料小，溶解度高，无异味，营养成分损失少，营养价值较高，营养成分一般为鲜奶的 8 倍。

脱脂奶粉是将鲜奶脱去脂肪，再浓缩除水分后喷雾干燥制成的奶粉，脂肪仅为 1.3%。脱脂过程使脂溶性维生素损失较多，其他营养成分变化不大。脱脂奶粉一般供腹泻婴儿及需要少油膳食的患者食用。

调制奶粉又称"母乳化奶粉"，是以牛奶为基础，参照人乳组成的模式和特点，进行调整和改善，使其更适合婴儿的生理特点和需要。调制奶粉主要是减少了牛乳粉中的酪蛋白、TG、钙、磷和钠的含量，添加了乳清蛋白、亚油酸和乳糖，并强化了维生素 A、维生素 D、维生素 B_1、维生素 B_2、维生素 C、叶酸和微量元素铁、铜、锌、锰等。

（3）炼乳 炼乳是一种浓缩奶制品，品种多，常见的主要有淡炼乳和甜炼乳。

淡炼乳是新鲜奶经低温真空条件下浓缩，除去约 2/3 的水分，再经灭菌而成。因受加工的影响，维生素遭受一定的破坏，因此常用维生素加以强化。按适当的比例冲稀后，营养价值基本与鲜奶相同。淡炼乳在胃酸作用下，可形成凝块，便于消化吸收，适合婴儿和对鲜奶过敏者食用。

甜炼乳是在鲜奶中加约 15% 的蔗糖后按上述工艺制成。其中糖含量可达 45%，利用其渗透压的作用抑制微生物的繁殖。因糖分过高，需经大量水冲淡，营养成分相对下降，不宜婴儿食用。

（4）酸奶 酸奶是一种发酵奶制品，是在消毒鲜奶中接种乳酸杆菌并使其在控制条件下生长繁殖而制成。牛奶经乳酸菌发酵后，游离的氨基酸和肽增加，易于消化吸收。乳糖减少，使乳糖酶活性低的成人易于接受。维生素 A、B_1、B_2 等的含量与鲜奶含量相似。酸奶的酸度增加，有利于保护维生素。乳酸菌进入肠道可抑制一些腐败菌的生长，调整肠道菌相，防止腐败胺类对人体的不良作用。

（5）干酪 也称奶酪，为一种营养价值很高的发酵乳制品，是在原料乳中加入适量的乳酸菌发酵剂或凝乳酶，使蛋白质发生凝固，并加盐、压榨排除乳清之后的产品。

干酪中的蛋白质大部分为酪蛋白，但也有一部分白蛋白和球蛋白被机械地包含于酪蛋白凝块之中。经过发酵作用，奶酪中还含有肽类、氨基酸和非蛋白氮成分，脂肪在发酵中的分解产物使干酪具有特殊的风味。奶酪制作过程中大部分乳糖随乳清流失，少量乳糖促进乳酸发酵，抑制杂菌繁殖。

奶酪中含有原料中的各种维生素，其中脂溶性维生素大多保留在蛋白质凝块当中，而水溶性的维生素部分损失，但含量仍不低于原料牛乳。维生素 C 几乎全部损失。硬质干酪是钙的极佳来源，软干酪含钙较低。镁在奶酪制作过程中也得到浓缩。钠的含量因品种不同而异，农家干酪因不添加盐，钠含量仅为 0.1%；而法国羊奶干酪中的盐含量可达 4.5% ~ 5.0%。

（二）合理利用

1. 消毒杀菌 由于鲜乳水分含量高，富含各种营养素，利于微生物的生长繁殖，所以必须严格消毒灭菌。

常用的消毒方法有煮沸法和巴氏消毒法。煮沸法是将乳直接煮沸，简单方便，但对乳的理化性质影响较大，营养成分有一定损失，适宜家庭使用。规模生产时可以采用巴氏消毒法。巴氏消毒常用两种：①低温长时消毒法，将牛乳在 63℃ 下加热 30 分钟；②高温短时消毒法，在 90℃ 下加热 1 分钟。

2. 避光存放 在避光器皿中保存的牛乳不仅维生素没有损失，还能保持牛奶特有的鲜味。

3. 增加甜度 牛乳中乳糖含量低，喂养婴儿时，注意适当增加甜度。

第三节　调味品、食用油脂、酒及茶叶的营养价值

一、调味品

调味品是人类用来调味增味的一类食品，在食物的烹调加工时，可增强和改善食物的风味，是必不可少的烹调佐料，大多也具有一定的营养价值和保健作用，其种类较多，主要有以下几类。

（一）酱油和酱类调味品

酱油是以小麦、大豆及其制品为主要原料，接种曲霉菌种，经发酵制成。酱油品种很多，可分为风味酱油、营养酱油和固体酱油三大类。我国的风味酱油加入了鸡精、鱼露、香菇汁、香辛料等，不仅增加鲜味，也不同程度提高了其营养价值。营养酱油起步较晚，主要有减盐酱油和铁强化酱油。固体酱油是将酱油真空浓缩后再加入食盐和鲜味剂制成。酱类是以豆类、面粉和大米等为原料发酵而制成的各种半固体咸味调味料。在酱中加入其他成分可以制成各种花色酱，如加入肉末和辣椒制成的牛肉酱。酱油和酱类的营养成分和含量与其原料的很大的关系。

酱油和酱类的鲜味主要来自含氮化合物，该物含量的高低是其品质好坏的重要标志。优质酱油的总氮含量多在 $1.3\% \sim 1.8\%$ 之间，氨基酸态氮$\geq 0.7\%$。其中谷氨酸含量最高，其次为天冬氨酸，这两种氨基酸均具有鲜味作用。酱油可因发酵工艺不同而表现出不同的香气和色泽。以大豆为原料制成的酱，蛋白质含量比较高，可达到 $10\% \sim 12\%$；以小麦为原料制成的甜面酱，蛋白质含量为 8% 以下；若加入芝麻制作，则蛋白质含量可高达 20% 以上。氨基酸态氮与酱油中的含量大致相似，黄酱在 0.6% 以上，甜面酱在 0.3% 以上。

酱油中含少量还原糖以及少量糊精，是构成酱油浓稠度的重要成分。甜味成分主要有葡萄糖、麦芽糖、半乳糖以及甜味氨基酸。不同品种之间糖的含量差异较大，从 3% 以下到 10% 左右。黄酱中还原糖很少，以面粉为原料的甜面酱含糖量可高达近 20%，高于以大豆为原料的酱类。

酱油中含有一定量的 B 族维生素，其中维生素 B_1 含量在 $0.01mg/100g$ 左右，维生素 B_2 含量较高，可达 $0.05 \sim 0.20mg/100g$，尼克酸含量在 $1.0mg/100g$ 以上。酱类中维生素 B_1 含量与原料含量相当，而维生素 B_2 含量在发酵后显者提高，可达 $1.5 \sim 2.5mg/100g$。此外，经过发酵产生了植物性食品中不含有的维生素 B_{12}，对素食者预防维生素 B_{12} 缺乏具有重要意义。

酱油和酱中的咸味来自氯化钠。酱油中含盐量在 $12\% \sim 14\%$ 左右，是膳食钠的主要来源之一。酱类的含盐量通常在 $7\% \sim 15\%$ 左右。酱油中有机酸含量约为 2%，其中 $60\% \sim 70\%$ 为乳酸，还有少量琥珀酸。酱油的香气成分主体物为酯类物质，此外还含有醛类、酮类、酚类、酸类、呋喃类、吡啶类等 200 余种呈香物质。

（二）醋类

醋是一种常用的调味品，按原料可分为粮食醋和水果醋；按生产工艺可分为酿造醋、

配制醋和调味醋；按颜色可分为黑醋和白醋。大多数食醋都属于以酿造醋为基础调味制成的复合调味酿造醋。粮食醋的主要原料是大米、高粱、麦芽、豆类等加上麸皮。通过蒸煮使淀粉糊化，在真菌分泌的淀粉酶作用下转变为小分子糊精、麦芽糖和葡萄糖，在经酵母发酵，转变成酒精，再经醋酸发酵产生有机酸。其中加入少量盐、糖、鲜味剂和各种香辛料，可以制成各种调味醋。

与酱油相比，醋中蛋白质、脂肪和糖类的含量部不高，但却含有较为丰富的钙和铁。

粮食醋的主要酸味来源是醋酸，但醋酸菌发酵还可产生多种有机酸，包括乳酸、丙酮酸、苹果酸、柠檬酸、琥珀酸、α - 酮戊二酸等等。发酵过程中未被氧化成酸的糖类，包括葡萄糖、蔗糖、果糖、鼠李糖等，以及甘氨酸、丙氨酸、色氨酸等氨基酸可提供甜味。在醋的储藏后熟期间，羰氨反应和酚类氧化缩合产生类黑素，使醋的颜色逐渐加深。各种有机酸与低级醇类产生多种醋类物质，辅以少量醛类、酚类、双乙酰和 3 - 羟基丁酮等，构成醋的复杂香气。

水果醋的主要原料是苹果、葡萄、柠檬、菠萝、柿子、香蕉、草莓等水果，其中的糖分经过乙醇发酵、醋酸发酵而产生各种有机酸类。苹果醋中除了醋酸之外，还含有柠檬酸、苹果酸、琥珀酸、乳酸等成分；葡萄醋尚含有酒石酸、琥珀酸和乳酸。水果醋与普通醋相比，酸味丰富而柔和，还有浓郁果香。苹果醋常用于番茄酱、蛋黄酱、泡菜和西餐的制作当中。

白醋是用醋酸为主料，配以其他有机酸，再加入水、蔗糖、食盐、谷氨酸销和酯类香精，使醋味柔和而制成。

我国优质酿造食醋的 pH 在 3~4 之间，总酸含量在 5%~8% 之间，其中老陈醋总酸含量可达 10% 以上。醋的总氮含量在 0.2%~1.2% 之间，其中氨基酸态氮占一半左右。糖类含量差异较大，多数在 3%~4% 之间，而老陈醋可高达 12%，白米醋低达 0.2%。氯化纳含量在 0%~4% 之间，多数在 3% 左右。水果醋含酸量约 5%，还原糖 0.7%~1.8%，总氮 0.01% 左右。

（三）味精和鸡精

鲜味是引起强烈食欲的可口滋味。食品中鲜味的主要来源是氨基酸、肽类、核苷酸和有机酸及其盐类。味精即谷氨酸单钠结晶而成的晶体，是以粮食为原料，经谷氨酸细菌发酵生产出来的天然物质，作为蛋白质的氨基酸成分之一，存在于几乎所有食品中。味精是最主要的鲜味调味品，它是咸味的助味剂，也有调和其他味道、掩盖不良味道的作用。

味精在以谷氨酸单钠形式存在时鲜味最强，二钠盐形式则完全失去鲜味。故而，它在 pH 6.0 左右鲜味最强，pH < 6 时鲜味下降，pH > 7 时失去鲜味。北方地区饮用水呈碱性，因而略加少量醋可使食品的鲜味增强。谷氨酸单钠在碱性条件下受热可发生外消旋化失去鲜味，120℃ 以上时加热时分子脱水生成焦性谷氨酸。

相关链接

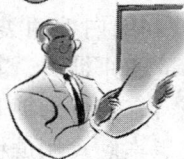

1987 年联合国食品添加剂委员会认定，味精是一种安全的物质，除了 2 岁以内的婴幼儿食品之外，可以添加于各种食品中，其阈值浓度为 0.03%，最适宜的呈味浓度为 0.1% ~ 0.5%。

目前市场上销售的"鸡精"、"牛肉精"等复合鲜味调味品中含有味精、鲜味核苷酸、糖、盐、肉类提取物、蛋类提取物、香辛料和淀粉等成分，调味后能赋予食品以复杂而自然的美味，增加食品鲜味的浓厚感和饱满度，消除硫磺味和腥臭味等异味。需要注意的是，核苷酸类物质容易被食品中的磷酸酯酶分解，最好在菜肴加热完成之后再加入这类含有鲜味核苷酸的调味品。

（四）盐

咸味是食物中最基本的味道，而膳食中咸味的来源是食盐，也就是氯化纳。钠离子可以提供最纯正的咸味，而氯离子为助味剂。钾盐、铵盐、锂盐等也具有咸味，但咸味不正而且具有一定苦味。

食盐按照来源可以分为海盐、井盐、矿盐和池盐。按加工精度，可以分为粗盐（原盐）、洗涤盐和精盐（再制盐）。粗盐中含有氯化镁、氯化钾、硫酸镁、硫酸钙以及多种微量元素，因而具有一定的苦味。粗盐经饱和盐水洗涤除去其中杂质后称为洗涤盐，经过蒸发结晶可制成精盐。精盐的氯化纳含量达 90% 以上，色泽洁白，颗粒细小，坚硬干燥。

* *

精制食盐经过调味或调配可以制成各种盐产品。自 1996 年起我国普遍推广加碘食盐，其中每千克食盐当中加入碘 20 ~ 50mg，可有效预防碘营养缺乏。低钠食盐当中加入三分之一左右钾盐，包括氯化钾和谷氨酸钾等，可以在基本不影响调味效果的同时减少钠的摄入量。加入调味品制成的花椒盐、香菇盐、五香盐、加鲜盐等产品的营养价值与普通食盐基本一致。目前已经开发出来的营养型盐制品包括钙强化营养盐、锌强化营养盐、硒强化营养盐、维生素 A 盐等及复合元素强化盐，还有富含多种矿物质的竹盐等。但其中钙和锌的强化数量较低，按每日摄入 8g 食盐计算，低于每日推荐摄入量的三分之一。

健康人群每日摄入 6g 食盐即可完全满足机体对钠的需要。摄入食盐过量，与高血压的发生具有相关性。咸味和甜味可以相互抵消。在 1% ~2% 的食盐溶液中添加 10% 的糖，几乎可以完全抵消咸味。因而在很多感觉到甜咸两味的食品当中，食盐的浓度要比感觉到的水平更高。另一方面，酸味则可以强化咸味，在 1% ~2% 的食盐溶液中添加 0.01% 的醋酸就可以感觉到咸味更强，因此烹调中加入醋调味可以减少食盐的用量，从而有利于减少钠的摄入。

* *

（五）糖和甜味剂

食品中天然含有的各种单糖和双糖都具有甜味，其中以果糖最高，蔗糖次之，乳糖甜度最低。日常使用的食糖主要成分为蔗糖，是食品中甜味的主要来源。蔗糖可以提供纯正愉悦的甜味，也具有调和百味的作用，为菜肴带来醇厚的味觉，在炖烧菜肴中还具增色增香的作用。食品用蔗糖主要分为白糖、红糖两类，其中白糖又分为白砂糖和绵白糖两类。白砂糖纯度最高，达99%以上；绵白糖纯度仅为96%左右，此外含有少量还原糖类，其吸湿性较强，容易结块。红糖含蔗糖84% ~87%，其中含水分2% ~7%，有少量果糖和葡萄糖，以及较多的矿物质。其褐色来自羰氨反应和酶促褐变所产生的类黑素。食用蔗糖纯度极高，因此除去糖类之外几乎不含其他营养成分，属于纯能量食品之列。食品中加入蔗糖之后，并未增加食品的体积，却能带来额外的能量，因而过食甜食容易导致肥胖。在1.25L包装可乐当中，蔗糖浓度为10.5%，可为人体提供525kcal能量，达轻体力劳动女性一日推荐量的四分之一之多。

甜味剂是指赋予食品以甜味的食品添加剂，目前世界上允许使用的甜味剂约有20种。糖醇类甜味剂为糖类加氢制成，为保健型甜味剂，甜度与蔗糖差不多，因其热值较低，或因其和葡萄糖有不同的代谢过程，而有某些特殊的用途，不升高血糖，不引起龋齿，然而保持了糖类的基本物理性质，已经广泛应用于糖尿病患者、减肥人士食用的甜食，以及口香糖、糖果等食品当中，主要品种有木糖醇、山梨糖醇、甘露糖醇、麦芽糖醇等。非糖类甜味剂包括天然甜味剂和人工合成甜味剂，一般甜度很高，用量极少，热值很小，有些又不参与代谢过程，常称为非营养性或低热值甜味剂，是甜味剂的重要品种。天然甜味剂的主要产品有甜菊糖、甘草、甘草酸二钠、甘草酸三钠（钾）、竹芋甜素等。人工合成甜味剂的主要产品有糖精、糖精钠、环己基氨基磺酸钠（甜蜜素）、天门冬氨酰苯丙氨酸甲酯（甜味素或阿斯巴甜）、乙酰磺胺酸钾（安赛蜜）、三氯蔗糖等。

二、食用油脂

油脂是一大类天然有机化合物，它是甘油和不同脂肪酸组成的混合物。食用油脂是人类能量的一大来源，是家庭烹调、食品工业加工都离不开的原料。食用油脂的来源通常有植物性和动物性两种。各种植物的种子如花生、大豆、芝麻、葵花籽、菜籽，椰子、橄榄等都可作植物油脂的原料，而动物性来源的油脂常常为猪油、牛油、羊油、鱼油等。

油脂是人类不可缺少的食物成分之一，具有重要的营养意义。其主要作用包括：①提供能量，油脂中含碳量达73% ~76%，高于蛋白质和糖类。单位重量油脂的含能量是蛋白质和糖类的2.25倍；②提供必需脂肪酸，α–亚麻酸和它的长碳链衍生物对大脑的发育和心血管疾病有一定的保健作用；③提供并帮助脂溶性维生素如维生素A、D、E、K等的吸收；④构成体脂和细胞生物膜结构。

油脂也是重要的食品加工原料，提供食品风味，方便食品制作。油脂是重要的热媒介质，如煎炸烹调食品等均靠油脂传热；塑性脂肪可以提供造型功能如制作人造奶油、蛋糕或其他食品上的造型图案等；塑性脂肪制作的起酥油还可使蛋糕产生酥性，对食品的口感和质地具有重要意义。油脂还赋予食品良好的风味，并帮助香气散发，增加消费者的食欲。

油脂按照其来源分为动物油和植物油。植物油含不饱和脂肪酸多，熔点低，常温下呈液态，消化吸收率高；动物油含饱和脂肪酸多，熔点较高，常温下一般呈固态，消化吸收率不如植物油高。植物油是必需脂肪酸的重要来源，为了满足人体的需要，在膳食中不应低于总脂肪来源的50%。长期大量食用动物油可引起血脂升高，增加心脑血管疾病的危险性，因此高血脂病人要控制食用。植物油因含有较多的不饱和脂肪酸，易发生酸败，产生一些对人体有害的物质，因此不宜长时间储存。

＊　＊

常见食用油介绍：

1. 大豆油　大豆油取自大豆种子，大豆油是世界上产量最多的油脂。大豆毛油的颜色因大豆种皮及大豆的品种不同而异。一般为淡黄、略绿、深褐色等。精炼过的大豆油为淡黄色。

大豆油中含有大量的亚油酸。亚油酸是人体必需的脂肪酸，具有重要的生理功能。幼儿缺乏亚油酸，皮肤变得干燥，鳞屑增厚，发育生长迟缓；老年人缺乏亚油酸，会引起白内障及心脑血管病变。

2. 菜籽油　菜籽油是以油菜籽经过制浸而成的油，又称"菜油"，是我国食用油品种之一。菜籽油呈深黄略带绿色，具有令人不愉快的气味和辣味。一般需经碱、脱色、脱臭等处理方可食用。菜籽油具有一定的经济价值，作为食用油，它的消化利用率可达99%。

3. 花生油　花生油淡黄透明，色泽清亮，气味芬芳，滋味可口，是一种比较容易消化的食用油。花生油含不饱和脂肪酸80%以上，另外还含有软脂酸、硬脂酸和花生酸等饱和脂肪酸19.9%。

从上述含量来看，花生油的脂肪酸构成是比较好的，易于人体消化吸收。据国外资料介绍，使用花生油，可使人体内胆固醇分解为胆汁酸并排出体外，从而降低血浆中胆固醇的含量。另外上，花生油中还含有甾醇、麦胚酚、磷脂、维生素E、胆碱等对人体有益的物质。经常食用花生油，可以防止皮肤皲裂老化，保护血管壁，防止血栓形成，有助于预防动脉硬化和冠心病。花生油中的胆碱，还可改善人脑的记忆力，延缓脑功能衰退。

4. 葵花籽油　精炼后的葵花籽油呈清亮好看的淡黄色或青黄色，其气味芬芳，滋味纯正。葵花籽油的人体消化率96.5%，它含有丰富的亚油酸，有显著降低胆固醇，防止血管硬化和预防冠心病的作用。另外，葵花籽油中生理活性最强的α生育酚的含量比一般植物油高。而且亚油酸含量与维生素E含量的比例比较均衡，便于人体吸收利用。所以，葵花籽油是营养价值很高，有益于人体健康的优良食用油。

5. 芝麻油（麻油，香油）　芝麻油取自芝麻的种子（含油约50%，并含有约25%的蛋白质）。用常规方法制取的芝麻油（称"大槽油"）呈淡黄色，香味较淡。经直接火焙炒后用水代法或压榨法制取的芝麻油（又名"香油"、"小麻油"或"小磨香油"）呈红棕色，有令人喜爱的特殊香味，是我国人民膳食中上等的凉拌油脂。它的营养价值高，在东方被称为"油脂国王"；在西方则为"油科作物皇后"，足见人们对芝麻及其油脂的厚爱。

芝麻油中脂肪酸组成的特点是饱和脂肪酸的含量较小，但芝麻油仍然很稳定，这是因为油中含有较多的不皂化物，主要是固醇、芝麻酚，芝麻酚林和芝麻素之故。芝麻酚是一种天然抗氧化剂，这是其它植物油所没有的，它使芝麻和芝麻油成为"长寿食品"。

6. 玉米油 玉米油又称粟米油，是从玉米胚芽中提取的油。它色泽金黄透明，清香扑鼻，很适合快速烹炒和煎炸用，也可作为色拉油使用，用于制作凉拌菜和色拉等食品。

玉米油是高营养价值的油脂。其脂肪酸组成中不饱和酸占85%，主要是油酸及亚油酸，其比例约为1:2.5。其降低胆固醇的功效优于大豆油、葵花油等高亚油酸的油脂，它含有丰富的维生素E，谷固醇及磷脂，有防止衰老的功效，可降低人体内胆固醇的含量，增强人体肌肉和心脏、血管系统的机能，提高机体的抵抗能力。

7. 茶油 茶油取自油茶籽（含油58%~60%），是我国特产油脂之一。茶油呈浅黄色，澄清透明，气味清香。精炼后的茶油是良好的食用油脂，耐储存，耐高温，适合作为炒菜油和煎炸油使用。茶油的脂肪酸构成与橄榄油有类似之处，其中不饱和脂肪酸高达90%以上，主要都是单不饱和脂肪酸－油酸，占73%之多。亚油酸含量仅为16%。由于茶油的脂肪酸比例合理，对预防心血管疾病有益，因而为营养学界所重视。

8. 调和油 调和油是根据使用需要，将两种以上经精炼的油脂（香味油除外）按比例调配制成的食用油。一般选用精炼大豆油、菜籽油、花生油、葵花籽油、棉籽油等为主要原料，还可配有精炼过的米糠油、玉米油、茶油、红花籽油、小麦胚芽油等特种油酯。调和油澄清、透明，可作熘、炒、煎、炸或凉拌用油。调和油的营养价值依原料不同而有所差别，但都富含不饱和脂肪酸和维生素E。

* *

三、酒

酒是一大类加工食品，和其他食品一样，由于人类居住环境、民族、风土、气候、物产、嗜好等不同而差异。不仅五谷，还有五果、薯类、奶类、多种药性动植物都可用来酿酒、配酒。

（一）酒的分类和命名

1. 按酿造方法和酒特性总分类

（1）发酵酒（酿造酒） 此类酒酿造后，只经过简单澄清、过滤、贮藏以后即作为成品。黄酒、葡萄酒、啤酒、果酒均在此列，另外，还有发酵型马奶酒、牛奶酒等民间发酵的、不经过蒸馏工艺的含酒精饮料。

此类酒特点：酒度低，一般在3%~18%（V/V）之间，酒中除酒精以外，富含有糖、氨基酸和多肽、有机酸、维生素、核酸和矿物质等营养物质。由于营养成分丰富，所以保质期短，不宜长期贮存。此类酒受到营养学界和政府营养和卫生部门的肯定，产量占世界酒类总量的70%以上。

（2）蒸馏酒 此类酒是用各种原料的发酵液、发酵醪或酒醅等，经过蒸馏、冷凝工艺，提取其中酒精等易挥发性物质，再经过勾兑和陈酿等技术制成。中国白酒、威士忌、俄得克、白兰地、金、朗姆号称世界六大蒸馏酒系列。我国北方民间还有蒸馏型马奶酒、牛奶酒，但酒精度数较低，通常在30%（V/V）以下。

此类酒共同特点是：含酒精高，一般在30%（V/V）以上；酒中其他成分均是易挥发的组分如醇类、酯类、醛类、挥发酸类等；能量密度至少在9660kJ/100ml以上，但几乎不含人类必需的营养成分。此类酒蒸馏冷凝后的原酒，必需经过长期陈酿，短则 2 ~ 3 年，长的达 8 ~ 15 年以上，酒的芳香更强烈，致醉性强。

（3）配制酒　此类酒品种特别多，制造技术也极为不同，它是以发酵酒（如黄酒、葡萄酒）或蒸馏酒或食用酒精为酒基，用混合蒸馏、浸泡、萃取等各种技术、工艺，混入香料、药材、动植物、花等组成，使之形成独特的风格。此类酒差异很大，但共同特点是：经过风味物质、营养物质或药性物质等的强化。在我国配制酒划分为露酒和调配酒两类。我国著名的露酒有竹叶青、红茅药酒，蛇酒、鹿心血酒、参茸酒都属露酒之列。鸡尾酒则是典型的调配酒。此类酒酒精浓度通常介于发酵酒和蒸馏酒之间，一般在 18% ~ 38%（V/V），个别品种更低或更高。

2. 按酒度分类　凡含有酒精（乙醇）在 0.5% ~ 65%（V/V）的饮料酒，均可称作酒类。酒饮料中酒精含量称作"酒度"。酒度有三种表示法。

（1）容积百分比，以%（V/V）为酒度，即每 100ml 酒中含有纯酒精克（g）数。

（2）质量百分数，以%（m/m）即每 100g 酒中含有纯酒精毫升（ml）数。

（3）标准酒度，欧美常用此表示蒸馏酒中酒精含量的一种方法。现通常规定 50°（V/V），作为标准酒度 100°。对优质伏特加常把容积百分数乘 2 作为标准酒度。

按酒度可分为：低度酒，乙醇含量在 20%（V/V）以下的酒类，发酵酒均在此类，某些配制酒也在此类；中度酒，乙醇含量 20% ~ 40%（V/V）的酒类，多数配制酒均在此范围；高度酒，酒中乙醇含量在 40%（V/V）以上的酒类，各种蒸馏酒均属此类，某些配制酒也在此类。

3. 按原料分类

（1）白酒　粮食白酒，以粮谷（如高粱、玉米、稻米等）为原料制造的白酒；薯干白酒，以薯干或鲜薯为原料制造的白酒；代粮白酒，以非粮食原料，如麸皮、米糠、高粱糠及野生淀粉质原料等酿造的白酒。

（2）黄酒　稻米黄酒，以各品种稻米为原料的黄酒；玉米黄酒，以玉米为原料的黄酒；小米（秫米）黄酒，以秫、粟等为原料的黄酒。

（3）果酒　果酒也可根据原料水果不同，分成葡萄酒、梨酒、苹果酒、猕猴桃酒、山楂酒等。

4. 按总糖含量分类　这是葡萄酒、黄酒、果酒等发酵酒的一种分类方法。通常总糖含量以葡萄糖计，可分为干型、半干型、半甜型、甜型、浓甜型（如蜜酒）。

（二）酒的成分及特性

酒精和水是酒类共同的成分和作为一类特殊饮料的特征物质。但实际上酒类的成分十分复杂，目前在酒类（不包括配制酒）中发现的可检测的香味物质就达 321 种。酒类虽然属于饮料之列，水占很大的比例（40% ~ 96%），但酒类给机体提供的能量作用是不可轻视的。从现代营养学角度来说，每克乙醇含有 29.7kJ（7.1kcal）可被机体充分利用的能量，远高于同质量的糖类和蛋白质的能量值。

发酵酒营养成分比较丰富，能量密度较高，在营养价值方面具有优势。发酵酒富含小分子的糖类、氨基酸和肽类，丰富的 B 族维生素、矿物质和水分，以及乙醇、多酚等生理活性物质；蒸馏酒 98% 的成分是乙醇和水，能量密度高，还含有约 2% 的其他约 300 多种成分，但几乎不含蛋白质、氨基酸、糖类、维生素等重要营养素；配制酒的成分及营养和保健功效则以酒基和配料共同决定，情况更为复杂。

酒类还有一些嫌忌成分、污染成分，降低酒的色、香、味、口感等品质，而且威胁人体健康，如甲醇、甲醛、糠醛、杂醇油、含氰糖苷、双乙酰、铅等。

经常适量、适时地饮用酒类对健康是有益的，尤其是发酵酒和一些特殊的营养酒、药酒。适量的乙醇具有促进血液循环，提高机体代谢效率的功能。过量饮酒则对机体十分不利，这是因为过量的乙醇和酒中的一些嫌忌成分或不符合卫生指标的酒对机体有毒副作用的缘故。

四、茶叶

茶是古老的经济作物，经历了药用、食用直至成为世界三大饮料之一。茶叶品类的划分尚无规范化的方法，以茶叶加工过程中发酵程度的不同，而分为发酵茶，半发酵茶和不发酵茶；以茶叶的色泽不同而分红、绿、青、黄、白和黑茶；以茶叶商品形式而分为条茶、碎茶、包装茶、速溶茶和液体茶；也有以采制工艺和茶叶品质特点为主，结合其他条件划分为绿茶、红茶、乌龙、白茶、花茶、黑茶和再加工茶共七大类。

1. 绿茶 绿茶属不发酵茶，制造过程主要采用高温、杀青（蒸青或炒青），钝化酶的活性，在短时间内阻止茶叶内含化学物质的酶促氧化、分解，将有效成分迅速固定下来，构成了绿茶的特征，即香醇、清汤、绿叶，滋味由苦、涩、鲜、甜四个要素构成。

2. 红茶 红茶属发酵茶，是酶性氧化最充分的茶叶，发酵过程中水溶性茶多酚的保留量一般在 50%～55%。茶叶中茶多酚类物质经过酶促氧化聚合和其他一系列的特质转化，形成了有色的茶黄素，茶红素和茶褐素。

3. 乌龙茶 乌龙茶属半发酵茶，乌龙茶品质的形成是经晒青、凉青、和青等工序逐步完成的。

4. 黑茶 黑茶是我国边疆少数民族日常生活中不可缺少的饮料，初加工包括杀青、揉捻、渥堆、干燥四道工序，鲜叶中原料较为粗老，多为立夏前后采摘。

5. 黄茶 按鲜叶老嫩分为黄芽茶、黄小茶和黄大茶，是经绿茶发展而来的。初加工有杀青、闷黄、干燥三道基本工序，品质特点是黄叶、黄汤、香气清悦、味厚爽口。

6. 白茶 白茶类按茶树品种不同可分为大白、水仙白和小白，按采摘标准不同可分为白毫亮银针、自牡丹、贡眉和寿眉。

7. 再加工茶 再加工茶包括花茶、茶饮料和药用保健茶等。花茶是配以香花窨制而成，即保持了纯正的茶香，又兼备鲜花馥郁的香气。所用的香花有茉莉花、白兰花、珠兰花、玳玳花、栀子花、桂花、玫瑰花等，其中以茉莉茶为主。以绿茶为茶坯的茉莉花茶要求香气鲜美，浓厚持久，滋味醇厚鲜爽，汤色黄绿清澈明亮，叶底嫩匀明亮。茶饮料是茶叶的新型加工品种，包括固体和液体茶饮料制品。以成品茶或半成品茶为原料，用热水萃取茶叶中的可溶物，过滤去茶渣，获得茶汁经浓缩或不浓缩，干燥或不干燥制备成固态或液态茶。主要有罐装饮料茶、浓缩茶、速溶茶及果味茶。药用保健茶是茶和某些中草药或食品拼和调配后制成各种保健茶，使本来就有营养和保健作用的茶叶更加强了某些保健功能。保健茶种类繁多，功效也有不同。

茶叶中经分离鉴定的已知化合物700多种，其中包括蛋白质、糖类、脂肪、多种维生素和矿物质。茶树中的二级代谢产物——多酚类、色素、茶氨酸、生物碱、芳香物质、皂苷等。茶叶中的无机化合物总称灰分，主要是矿物质及其氧化物。

茶汤中呈味成分可归纳为糖类、氨基酸、酸性物质及其氧化产物、嘌呤碱、有机酸、儿茶素等。酸性物特别是其中的儿茶素及其氧化物是涩味的主要成分，特别是有些带刺激性的涩味与茶黄素有关。呈苦味的物质有嘌呤碱，特别是其中的咖啡碱，以及花青素、花皂素等。氨基酸在绿茶中占有非常重要的地位，是鲜味的来源。可溶性糖、部分氨基酸，特别是低分子的氨基酸是产生甜味的要素。酸味物质主要来自有机酸和部分氨基酸，特别是谷氨酸、天冬氨酸等二元氨基酸和其酰胺化合物，以及儿茶素。黄茶素和咖啡碱的络合物在红碎茶中很重要，是红碎茶"浓、强、鲜"的根源，鲜爽主要是氨基酸（特别是茶氨酸）、儿茶素、茶黄素、咖啡碱络合物的作用。茶汤中可溶性物质和果胶含量高带来味浓感，儿茶素及其氧化物达到一定含量后刺激神经达到愉悦感觉。花青素是形成茶汤苦味的重要成分，当150ml茶汤中有15mg的茶青素时，就有明显的苦味。

近年来国内外科学家对茶的保健作用进行了研究，发现茶有抗老延年、抗突变、防癌和抗癌、降血压、降血脂、清除自由基、防治心血管疾病、抑菌、消炎、解毒和抗过敏等功效，其主要有效成分为茶叶中茶多酚、儿茶素、茶色素及茶皂甙等。茶叶中的咖啡碱、茶叶碱和可可碱有兴奋、利尿、扩张血管和冠状动脉和平喘作用；茶多糖有降血糖、降血脂、降血压、抗凝血及抗血栓、抗辐射、提高机体免疫力的作用。

* *

泡茶技术

（1）茶的用量：由于茶叶种类多，因此用量各有不同。如冲泡一般红、绿、花茶与水的比例大致掌握在1:50~60，即每杯放3g左右的干茶加入沸水150~200ml。如饮用普洱茶，每杯放5~10g。用茶量最多的是乌龙茶，每次投入量几乎为茶壶容积的1/2，甚至更多。另外用茶量多少与消费者的饮用习惯、年龄、饮茶历史有关，中老年人往往饮茶年限长，喜喝较浓的茶，故用量较多，年轻人初学饮茶，多喜爱较淡的茶，故用量宜少。

（2）泡茶：水温的掌握，主要看泡饮什么茶而定。高级绿茶特别是各种芽叶细嫩的名茶（绿茶类名茶），不能用100℃的沸水冲泡，一般以80℃左右为宜，茶叶愈嫩、愈绿、冲泡水温越要低，这样泡出的茶汤一定嫩绿明亮，滋味鲜爽，茶叶中维生素C也较少破坏。在高温下茶汤容易变黄，滋味变苦（茶中咖啡碱容易浸出）。泡饮乌龙茶、普洱茶和沱茶，每次用茶量较多，且茶叶较粗老，必须用100℃沸滚开水冲泡。为了保持和提高水温，还要在冲泡前用开水烫热茶具，冲泡后在壶外淋开水。少数民族饮用砖茶，则要求水温更高，需将砖茶敲碎，放在锅中熬煮。一般来说泡茶水温愈高溶解度愈大，茶汤就愈浓。一般60℃温水只相当于100℃沸水浸出量的45%～65%。

（3）泡饮时间和次数：泡饮时间和次数差别很大，与茶叶种类、泡茶水温、用茶数量和饮茶习惯等有关，如用茶杯泡饮一般红、绿茶，用沸水约200ml冲泡，加盖4～5分钟后即可饮用。此种泡茶的缺点是水温过高容易烫熟茶叶，水温较低难以泡出茶味，茶汤变冷色香味也会受到影响。改良该泡茶法，将茶叶放入杯中后，先倒入少量开水，以浸泡茶叶为度，加盖3分钟左右再加开水到七八成满，便可趁热饮用。当喝到杯中尚余1/3左右茶汤时，再加开水，这样可使前后茶汤浓度比较均匀。据测定，一般茶叶泡第一次时可溶性为物质浸出50%～55%；泡第二次，能浸出20%左右；泡第三次能浸出10%左右；泡第四次则所剩无几了。所以，通常以泡冲三次为宜。

如饮用颗粒细小，揉捻充分的红碎茶与绿碎茶，用沸水冲泡3～5分钟后，其有效成分大部分浸出，即可一次快速饮用。饮用速溶茶也是采用一次冲泡。

品饮乌龙茶多用小型紫砂壶，用茶量多，第一泡1分钟就要倒出来，第二泡1分15秒，第三泡1分40秒。从第二次开始要逐渐增加冲泡时间，这样茶汤浓度才较均匀。

＊＊＊＊＊＊＊＊＊＊＊＊＊＊＊＊＊＊＊＊＊＊＊＊＊＊＊＊＊

第四节 食品添加剂

我国《食品添加剂使用卫生标准》中对食品添加剂的定义是：为改善食品品质和色、香、味，以及为防腐和加工工艺的需要而加入食品中的化学合成或者天然物质。随着食品工业的发展，食品添加剂的种类和数量也逐年增加。据统计，目前国际上允许使用的食品添加剂已达25000多种，我国目前使用的食品添加剂有2000多种，其中1000多种是香料。

一、食品添加剂的分类

食品添加剂可按来源、功能、安全性评价分类等分成不同的种类。

1. 食品添加剂按其来源分类 可分为天然食品添加剂和人工合成食品添加剂两类。天然食品添加剂主要来自动、植物组织或微生物的代谢产物及一些矿物，以上述天然物质为原料，用化学反应以外的方法而制得的物质。人工合成食品添加剂则是通过化学手段使元素或化合物经过一系列的反应而制成的物质。一般认为，天然食品添加剂的毒性低，但品种少、价格较高。人工合成食品添加剂价格低、品种多，但毒性较大。

2. 按照食品添加剂的功能进行分类 《食品添加剂使用卫生标准》GB 2760 - 2007按其功能不同将食品添加剂分为防腐剂、抗氧剂、酸度调节剂、漂白剂、色素、护色剂、增味剂、甜味剂、面粉增白剂、乳化剂、增稠剂、膨松剂等23类，并对每种食品添加剂的使用范围及使用限量都作了具体详细的说明，因香料品种较多单独另归一类。

相关链接

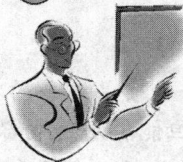

面粉增白剂的利与弊：面粉增白剂是过氧化苯甲酰的俗称，在我国许可作为食品添加剂。其在面粉中水和酶的作用下发生反应，释放出活性氧来氧化面粉中极少量的有色物质达到使面粉增白的目的，同时生成的苯甲酸，能对面粉起防霉等作用。食品中小剂量添加过氧化苯甲酰通常被认为毒副作用不大，但其还原产物苯甲酸对于肝功能障碍者有损害，还可能成为导致肝癌的叠加因素；该物质中还含有微量有害物质砷和铅；另外在面粉加工企业，也很难避免发生局部添加超量的问题，从而影响消费者健康。欧盟等发达国家 1997 年已禁止将过氧化苯甲酰作为食品添加剂使用，2011 年 5 月 1 日起，我国已禁止生产、在面粉中添加过氧化苯甲酰。

3. 按食品添加剂安全评价分类　食品添加剂法规委员会（CCFA）在食品添加剂联合专家委员会（JECFA）讨论的基础上，将其分为四类，具体内容如下。

第一类为 GRAS 物质，即一般认为是安全的物质。可以按照正常需要使用，不需要建立 ADI 值（ADI 即每日允许摄入量，表示人类终生每天摄入该化学物质，对人体健康无任何不良反应的剂量，以 mg/（kg·bw）表示。

第二类为 A，又分为 A1 和 A2 两类。

A1 类是 JECFA 评价认为毒理学资料清楚，可以使用并已制订出正式的 ADI 值。

A2 类是 JECFA 评价认为毒理学资料不够完善，已经暂定 ADI 值，暂时许可用于食品。

第三类为 B 类，JECFA 曾经进行过安全评价，但未建立 ADI 值，或未进行过安全评价。B 类又分为 B1 和 B2 两类，其中 B1 类是 JECFA 曾经进行过安全评价，因毒理学资料不足未制定 ADI；B2 类是 JECFA 未进行过安全评价者。

第四类为 C 类，为原则上禁止使用的食品添加剂。其中 C1 类 JECFA 根据毒理学资料认为在食品中使用是不安全的；C2 类 JECFA 认为应该严格限制在某些食品中作特殊应用者。

应该注意的是由于毒理学、分析技术以及食品安全性评价的不断发展，某些经 JECFA 评价认为是安全的食品添加剂，经过再次评价其安全评价结果可能会发生变化。

二、食品添加剂的作用和使用原则

（一）食品添加剂的作用

随着我国食品工业的发展，食品添加剂发挥着越来越重要的作用，并已成为食品工业的灵魂，没有食品添加剂就没有现代食品工业。但是近年来发生的一系列食品安全事件，使社会和公众对食品添加剂产生了误解，认为食品添加剂是食品安全的主要问题，并造成了一些不良影响。事实上，那些引起食品安全事件发生的根本问题不是食品添加剂，而是一些非法添加物。食品添加剂的作用主要有下述作用。

（1）增加食品的保藏性，防止腐败变质。

（2）改善食品的感官性状。食品加工后，会变色、褪色，风味、质地也会改变，适当使用着色剂、香料、乳化剂、增稠剂，可改善食品的色、香、味、形。

＊＊＊＊＊＊＊＊＊＊＊＊＊＊＊＊＊＊＊＊＊＊＊＊＊＊＊

食品工业离不开食品香料。食品香料是指能够用于调配食品香精，并使食品增香的物质。食品香料是一类特殊的食品添加剂，大多存在于天然食品中。它不但能够增进食欲，有利消化吸收，而且对增加食品的花色品种和提高食品质量具有很重要的作用。食品香料按其来源和制造方法等的不同，通常分为天然香料、天然等同香料和人造香料三类。天然香料是用纯粹物理方法从天然芳香植物或动物原料中分离得到的物质，通常认为它们的安全性高。天然等同香料是用合成方法得到或由天然芳香原料经化学过程分离得到的物质，这些物质与供人类消费的天然产品中存在的物质，在化学上是相同的。这类香料品种很多，占食品香料的大多数，对调配食品香精十分重要。人造香料品种较少，它们均是用化学合成方法制成，且其化学结构迄今在自然界中尚未发现存在，基于此，这类香料的安全性引起人们极大关注。在我国，凡允许使用得食品香料均经过一定的毒理学评价，并被认为在一定的剂量条件下对人体无害。由于香料本身强烈的香和味，在食品中的用量常受自我限制。目前世界上所使用的食品香料品种近 2000 种，我国已经批准使用的品种约 1000 多种。

＊＊＊＊＊＊＊＊＊＊＊＊＊＊＊＊＊＊＊＊＊＊＊＊＊＊＊

（3）改善提高食品的品质、质量。如没有添加剂就不会有果冻、软糖之类的食品。

（4）有利于食品加工操作。如食品加工中，使用澄清剂、消泡剂，有利于加工操作。乳化剂能使方便面水分均匀散发，提高面团的持水性和吸水性。

（5）保持或提高食品的营养价值。如防腐剂、抗氧剂在防止食品腐败变质的同时，也保持了食品的营养价值。

（6）满足其他特殊需要。如无营养的甜味剂可以满足糖尿病患者的特殊需要。

（二）食品添加剂的使用原则

食品添加剂的使用涉及到人体的安全，因此在使用时应符合以下基本要求。

（1）不应对人体产生任何健康危害。

（2）不应掩盖食品的腐败变质。

（3）不应掩盖食品本身或加工过程中的质量缺陷或以掺杂、掺假、伪造为目的而使用食品添加剂。

（4）不应降低食品本身的营养价值。

（5）在达到预期的效果下尽可能降低在食品中的用量。

（6）食品工业用加工助剂一般应在制成最后成品之前除去，有规定食品中残留量的除外。

三、常见食品添加剂的卫生问题

（一）苯甲酸及其钠盐

苯甲酸又名安息香酸，是最常用的一种防腐剂。防腐剂是指为防止食品腐败、变质、延长食品保存期、抑制食品中微生物繁殖的物质。国外用于食品的防腐剂，美国约有50余种，日本有40余种，我国允许使用的防腐剂为30多种。

1. 苯甲酸的作用 因苯甲酸在水中的溶解度低，故常用其钠盐。苯甲酸在酸性条件下对多种微生物有明显的杀菌、抑菌作用，但对产酸菌作用较弱。一般来说，当 pH 为 4.5~5.5 时，苯甲酸的抑菌效果最好；当 pH > 5.5 时，对很多霉菌及酵母菌的效果差；当 pH > 6.5 时，基本无抑菌效果。

2. 主要卫生问题 一般认为苯甲酸的毒性低，苯甲酸进入体内后，可与甘氨酸结合形成马尿酸，或与葡萄糖醛酸结合形成葡萄糖苷酸，并由尿排出体外。另有报道，苯甲酸可能也会引起中毒，所以各国虽允许使用，但应用范围很窄。

3. 使用范围 我国规定苯甲酸主要用于碳酸饮料、低盐酱菜、酱类、蜜饯、葡萄酒、果酒、软糖、酱油、食醋、果汁（味）型饮料等多种食品中。苯甲酸、苯甲酸钠对碳酸饮料最大使用量为 0.2g/kg；低盐酱菜和酱类为 0.5g/kg；葡萄酒、果酒、软糖为 0.8g/kg；酱油、食醋、果酱（不包括罐头）、果汁（果味）型饮料为 1.0g/kg；食品工业用塑料桶装浓缩果蔬汁为 2g/kg。苯甲酸和苯甲酸钠同时使用时，以苯甲酸计不得超过最大使用量。

此外，山梨酸是一种不饱和脂肪酸，可参与体内正常代谢产生二氧化碳和水，几乎对人体无害，是目前国际上公认较好的防腐剂，其使用范围和最大使用量与苯甲酸相似。

（二）丁基羟基茴香醚

丁基羟基茴香醚（BHA）属于抗氧剂，我国目前允许使用的抗氧化剂为14种，其中BHA因为加热后效果保持性好，在保存食品上有效，是目前国际上广泛使用的抗氧化剂之一，也是我国常用的抗氧化剂之一。

1. 丁基羟基茴香醚的作用 BHA 是一种很好的抗氧剂，能阻碍油脂食品的氧化作用，延缓食品开始腐败变质的时间。其用量为 0.02% 时比 0.01% 的抗氧效果提高 10%，当用量超过 0.02% 是抗氧化效果反而下降。

2. 主要卫生问题 一般认为 BHA 毒性很小，较为安全。抗氧化剂的使用量一般较少，必须与食品充分混匀才能很好地发挥作用。另外，柠檬酸、酒石酸、磷酸及其衍生物均与抗氧化剂有协同作用，起着增效剂的效果。两种以上抗氧化剂结合使用比单独使用效果好。

3. 使用范围 我国《食品添加剂使用卫生标准》中规定：丁基羟基茴香醚可用于食用油脂、油炸食品、干鱼制品、饼干、方便面、速煮米、果仁罐头、腌腊肉制品、早餐谷类食品，其最大使用量为 0.2g/kg。丁基羟基茴香醚与二丁基羟基甲苯、没食子酸丙酯混合使用时，其中丁基羟基茴香醚与二丁基羟基甲苯总量不得超过 0.1g/kg，没食子酸丙酯不得超过 0.05g/kg（使用量均以脂肪计）。

另外，还有许多天然抗氧化物质，如大多数天然香料都具有抗氧化作用，其中丁香、桂皮的抗氧化作用最强，还具有清除自由基的作用，因此具有延缓人体衰老、预防心脑血管疾病发生的保健作用。低聚原花青素主要分布在一些植物的树皮、树叶、树根、芯材中，如葡萄籽、花生、高粱、樱桃、草莓等，其中以葡萄籽中的含量最高，已作为一种天然的抗氧化剂在国际上被广泛应用。茶多酚以茶及其副产物为原料，经提取、精制而得。

据报告，茶多酚对细菌有广泛的抑制作用，另外具有抗氧化、抗突变、抗癌变、抗衰老、清除自由基、降血压与胆固醇等生物学功能。

（三）柠檬酸

柠檬酸属于酸度调节剂，酸度调节剂是指食品在加工和烹调时，加于其中的呈酸味物质。我国现已批准许可使用的酸度调节剂有18种，如柠檬酸、乳酸、酒石酸、苹果酸、柠檬酸钠、柠檬酸钾，碳酸钠、碳酸钾、醋酸、磷酸等，在食品加工过程中，可单独使用，亦可掺配使用，其中应用最广泛的是柠檬酸。

1. 柠檬酸的作用 柠檬酸可以改善食品的感官性状，增进食欲，同时还可增进抗氧化作用，防止食品酸败；柠檬酸与80℃温度联合作用具有良好杀灭细菌芽孢的作用。

2. 主要卫生问题 柠檬酸存在于多种天然食物中，进入体内后可参加体内代谢，故毒性较低，一般不限制用量，可按生产需要适量使用。但柠檬酸可以促进体内钙的排泄和沉积，如长期食用含柠檬酸的食品，有可能导致低钙血症，并且会增加患十二指肠癌的几率。儿童表现有神经系统不稳定、易兴奋、植物神经紊乱；大人则为手足抽搐、肌肉痉挛，感觉异常，瘙痒及消化道症状等。柠檬酸不能加在纯奶里，否则会引起纯奶凝固。

3. 使用范围 因为柠檬酸有温和爽快的酸味，我国《食品添加剂使用卫生标准》中规定：可用于各种饮料、汽水、葡萄酒、糖果、点心、饼干、罐头果汁、乳制品等食品的制造。无水柠檬酸大量用于固体饮料，柠檬酸钙和柠檬酸铁是某些食品中需要添加钙离子和铁离子的强化剂。

（四）亚硫酸盐

亚硫酸盐包括亚硫酸钠、亚硫酸氢钠、低亚硫酸钠、焦亚硫酸钠等，均属于漂白剂，漂白剂是指能破坏抑制食品发色因素，使食品退色或免于褐变的物质。

1. 亚硫酸盐的作用 亚硫酸盐主要是通过其所产生的二氧化硫的还原作用可使果蔬褪色（对花色素苷作用明显，类胡萝卜素次之，而叶绿素则几乎不褪色）。由于亚硫酸盐的强还原性，能消耗果蔬组织中的氧，抑制氧化酶的活性，可防止果蔬中的维生素C的氧化破坏。另外还具有防腐作用。

2. 主要卫生问题 通常使用后二氧化硫在食品中有一定量的残留，残留量过高会使制品带有二氧化硫气味，对所添加的香料、色素等均有不良影响，并且对人体不利，故使用时必需严格控制其残留量。亚硫酸盐在人体内可被代谢成为硫酸盐，通过解毒过程从尿中排出。亚硫酸盐不适用于动物性食品，以免产生不愉快的气味。亚硫酸盐对维生素 B_1 具有破坏作用，故维生素 B_1 含量较多的食品如肉类、谷物、乳制品及坚果类食品也不适合。

3. 使用范围 我国《食品添加剂使用卫生标准》中规定：亚硫酸盐可用于葡萄糖、食糖、冰糖、饴糖、糖果、液体葡萄糖、竹笋、蘑菇及蘑菇罐头、葡萄、黑加仑浓缩汁，最大使用量0.60g/kg；蜜饯最大使用量2.0g/kg。低亚硫酸钠和焦亚硫酸钠可用于蜜饯、饼干、葡萄糖、食糖、冰糖、饴糖、糖果、液体葡萄糖、竹笋、蘑菇及蘑菇罐头，最大用量分别为0.40g/kg和0.45g/kg。

（五）色素

色素是通过使食品着色后改善其感官性状，增进食欲的一类物质。按其来源和性质可分为天然色素和合成色素两大类。天然色素主要是由植物组织中提取，也包括来自动物和微生物的一些色素。天然色素长期以来作为人们的食物成分，增加了人们对其使用的安全感，但天然色素存在难溶、着色不均、难以任意调色、稳定性差及成本高等缺点。天然色素近来发展很快，各国允许使用的品种和用量均在不断增加，目前，国际上已开发出天然色素100多种，我国允许使用的有60余种。合成色素主要指用人工化学合成方法所制得的有机色素，有苋菜红、柠檬黄、赤藓红和亮蓝等。目前世界各国允许使用的合成色素几乎全是水溶性色素，合成色素的特点是：色彩鲜艳、性质稳定、着色力强、成本低廉，使用方便，因此被世界各国广泛使用。

合成色素的毒性有的为本身的化学性能对人体有直接毒性；或在代谢过程中产生有害物质；在生产过程还可能被砷、铅或其他有害化合物污染。因此，合成色素为达到安全使用的目的，需进行严格的毒理学评价，并对其生产必须严格管理，要求如下：①纯度达85%以上；②杂质含量为砷（以 As 计）≤1mg/kg，铅（以 Pb 计）≤10mg/kg，铜（以 Cu 计）≤30mg/kg；③生产合成色素的厂家必须上报省级以上卫生行政部门，经审批后方可投入生产。

1. 番茄红素　是一种类胡萝卜素，可提供鲜艳的红色且有较强的抗氧化作用。作为一种新型的天然抗氧化剂而广泛应用于食品工业中。番茄红素来源广泛，分布于番茄、南瓜、西瓜、柿子、桃子、木瓜、芒果、葡萄等的果实和茶叶以及萝卜、胡萝卜等的根部。

2. β-胡萝卜素　胡萝卜素广泛存在于动植物中，以胡萝卜、辣椒、南瓜等蔬菜中最多，水果、谷类、蛋黄中也存在。胡萝卜素有三种异构体，α-、β-、γ-胡萝卜素，其中以 β-胡萝卜素含量最多，它们具有由黄到红的颜色。β-胡萝卜素即人类食品中的正常成分，又是人体所需要的营养素之一，故在食品生产中应用广泛，可按生产需要适量使用。

3. 柠檬黄　又称井黄，是世界各国广泛使用的一种色素，长期动物实验证明其安全性较高，我国规定可用于高糖果汁（味）或果汁（味）饮料、配制酒、糖果、糕点上彩装、西瓜酱罐头、青梅、虾（味）片、渍制小菜、红绿丝，最大使用量 0.1g/kg；用于植物蛋白饮料、乳酸菌饮料、冰淇淋雪糕最大使用量为 0.05g/kg。

（六）硝酸盐和亚硝酸盐

硝酸盐和亚硝酸盐属于护色剂，护色剂是指能与食品特定成分发生化学反应，并呈现色泽的物质。

1. 硝酸盐和亚硝酸盐的作用　这类物质常以混合盐的形式加入肉中。发色原理是由于亚硝酸盐所产生的一氧化氮与肉类中的肌红蛋白和血红蛋白结合，生成一种具有鲜艳红色的亚硝基肌红蛋白和亚硝基血红蛋白所致，硝酸盐则需在食品加工中被细菌还原为亚硝酸盐后再起作用。硝酸盐除对肉制品有护色作用外，还对微生物的繁殖有一定的抑制作用，特别是对肉毒梭菌有特殊的抑制作用，另外还可改善腌肉的风味。

2. 主要卫生问题　亚硝酸盐具有一定毒性，尤其可与胺类物质生成强致癌物亚硝胺，另外，当机体摄入大量亚硝酸盐时，可与血红蛋白结合形成高铁血红蛋白而失去携氧功能，严重时可窒息而死。对人的致死剂量为32mg/kg，因而人们一直力图选取某种适当的物质取而代之。直到目前为止，尚未见有既能护色又能抑菌，且能增强肉制品风味的替代品。故各国都在保证安全和产品质量的前提下严格控制使用。由于抗坏血酸、异抗坏血酸、烟酰胺等既可促进护色（护色助剂），且抗坏血酸与 α - 生育酚尚可阻抑亚硝胺生成，常与护色剂并用。鉴于硝酸盐和亚硝酸盐可能存在的致癌性，欧共体建议不得将其用于儿童食品。

3. 使用范围　这两类物质在我国 A 级绿色食品中不得使用，我国国家标准明确规定了其适用范围、最大使用量及残留量，见表 3 - 5。

表 3 - 5　护色剂的使用标准及 ADI 值

名称	使用范围	最大使用量（g/kg）	残留量*（mg/kg）	ADI**mg/（kg·bw）
硝酸钠（钾）	肉制品	0.50	≤30	0 ~ 5
亚硝酸钠（钾）	腌腊肉制品类酱卤肉制品类熏、烧、烤肉类油炸肉类肉灌肠类	0.15	≤30	0 ~ 0.2
	西式火腿类	0.15	≤70	
	肉罐头类	0.15	≤50	

注：* 残留量以亚硝酸钠计。
　　** ADI 值根据 FAO/WHO1994 年建议。

（七）谷氨酸钠（又名味精）

1. 味精的作用　味精属于增味剂，增味剂是指补充或增强食品原有风味的物质，又称风味增强剂或鲜味剂。增味剂可能本身并没有鲜味，但却能增加食品的天然鲜味。目前我国批准许可使用的增味剂是谷氨酸钠、5′ - 鸟苷酸二钠、5′ - 肌苷酸二钠、5′ - 呈味核苷酸二钠和琥珀酸二钠等 5 种。但是，使用最广、用量最多的还是 L - 谷氨酸钠。

2. 主要卫生问题　谷氨酸钠（味精）是使用最多的一种增味剂，最初，联合国 FAO/WHO 食品添加剂委员会在进行了大量的实验和研究后认为"味精作为食品添加剂是极为安全的"。但味精的使用曾一度在西欧引起风波，原因是食用味精过量（每人每天大于 6.8g）时导致血液中谷氨酸含量上升，造成一过性的头痛、心跳加快、恶心等症状。另外，谷氨酸含量增高，还可影响人体对钙、镁、铜等必需矿物质的利用，尤其是谷氨酸可以与血液中的锌结合，生成不能被利用的谷氨酸锌被排出体外，导致人体缺锌，而锌是婴幼儿身体和智力发育的重要营养素。后来经实验证明，在正常的食用范围内未见上述不良影响出现。味精在通常的食品加工和烹调时不分解，但在高温和酸性条件（pH 2.2 ~ 4.4）下，可部分水解，并转变成 5′ - 吡咯烷酮 - 2 羧酸（焦谷氨酸），在更高的温度和强酸或碱性条件下（尤其是后者），可消旋化成为 DL - 谷氨酸盐，使鲜味降低。味精由于其本身属于氨基酸类物质，具有一定的营养价值。故 JECFA 于 1987 年将其 ADI 值由 120mg/（kg·bw）修改为不作特殊规定，欧共体以 E621 编号将之列为安全的食品添加剂。

3. 使用范围　我国对增味剂的使用范围没有严格规定，多数可在各类食品中按生产需要适量使用。由于味精只在其钠盐的形式下才能产生增味作用，故只能在 pH 5.0 ~ 8.0 之间增强食品风味，因此味精一般用于增加以肉味和鲜味为主的食品风味。

目前，已开发了许多天然增味剂，如肉类抽取物、酵母抽提物、水解动物蛋白和水解植物蛋白等。将其和谷氨酸钠、5′ - 肌苷酸钠和 5′ - 鸟苷酸钠等以不同的组合与配比，制成适合不同食品使用的复合鲜味料。

(八) 糖精

糖精属于人工合成的甜味剂,目前世界上使用的甜味剂近 20 种,我国允许使用的甜味剂有糖精钠、甜蜜素、甜味素、甘草、木糖醇等 13 种。理想的甜味剂应具备以下五个特点:①很高的安全性;②良好的味觉;③较高的稳定性;④较好的水溶性;⑤较低的价格。

1. 糖精的作用 糖精曾经在世界各国广泛使用,其甜度为蔗糖的 300~500 倍,因在水中的溶解度低,一般使用其钠盐。

2. 主要卫生问题 糖精在体内不能被利用,大部分经肾脏排除而不损害肾功能,不改变体内酶系统的活性。糖精自 1879 年应用以来一直广泛使用并认为安全性高,但 20 世纪 70 年代初发现其对鼠有致癌性问题后,美国即宣布禁用而后又延期禁用。1984 年 JEC-FA 再评价时,认为本品无诱变作用,仍需继续对其毒理问题进行研究并维持其暂定 ADI 0~2.5mg/(kg·bw)。直到 1993 年再次对其进行评价时,认为以人类无生理危险,将糖精 ADI 值又提高为 0~5mg/(kg·bw)。糖精使用量过大时有金属苦味,而且产品中易带有致癌物质邻甲苯磺酰胺,今后可能会被其他安全性更高或营养价值高的甜味剂逐步代替。

3. 使用范围 我国规定糖精可用于酱菜类、复合调味料、蜜饯、配制酒、雪糕、冰淇淋、冰棍、糕点、饼干和面包,最大使用量为 0.15g/kg(以糖精计)。

相关链接

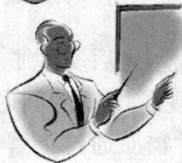

木糖醇——糖尿病人的最佳选择:木糖醇是一种具有营养价值的甜味剂,也是人体糖类代谢的正常中间体。甜度相当于蔗糖,缓慢吸收,热量低,每克 10.08kJ,比其他的糖类少 40%。无需胰岛素促进,木糖醇也能透过细胞膜,被组织吸收利用,供细胞以营养和能量,且不会引起血糖值升高,故是最适合糖尿病患者食用的营养性的食糖代替品。另外,木糖醇的防龋齿特性在所有的甜味剂中效果最好,首先是木糖醇不能被口腔中产生龋齿的细菌发酵利用,抑制链球菌生长及酸的产生;其次它能促进唾液分泌,减缓 pH 下降,减少了牙齿的酸蚀,防止龋齿和减少牙斑的产生,可以巩固牙齿。

第五节 绿色食品、有机食品和无公害食品

如今,有机食品、绿色食品和无公害食品的字眼不断出现在人们的视线中。在商店和超市里,稍加留意,我们都可以看到这些产品的销售专柜。

安全、无污染、优质营养的无公害食品、绿色食品及有机食品成为提高农产品质量的主要手段,建立无公害农产品生产基地,推广无公害农产品生产技术,清洁生产安全性无公害农产品,不断发展绿色食品和有机食品成为社会经济发展的客观必然要求。

一、绿色食品

随着生活水平的提高，人们对食物的要求也越来越高。"入口"的食物既要美味，又要有营养、卫生，无任何污染。因此，不含有害物质残留的绿色食品便成为人们渴望的食品，绿色食品的开发和生产也因此成为农业生产和食品加工的必然趋势。

（一）绿色食品的概念

绿色食品（Green Food）是遵循可持续发展原则，按照特定生产方式生产，经专门机构认定，许可使用绿色食品标志商标的无污染的安全、优质、营养类食品。无污染是指在绿色食品生产、加工过程中。通过严密监测、控制，防范农药残留、放射性物质、重金属、有害细菌等对食品生产各个环节的污染，以确保绿色食品的洁净。需要指出，绿色食品并非特指那些"绿颜色"的食品，蔬菜、水果、水产、肉类，只要其符合绿色食品的生产标准，都可以成为绿色食品。

随着环境污染的日趋严重，绿色食品越来越受到人们的青睐，但是要想符合绿色食品的标准，必须具备以下条件。

（1）产品或产品原料产地必须符合绿色食品生态环境质量标准。

（2）农作物种植、畜禽饲养、水产养殖及食品加工必须符合绿色食品生产操作规程。

（3）产品必须符合绿色食品产品标准。

（4）产品的包装、贮运必须符合绿色食品包装贮运标准。

因此，绿色食品具备以下三方面的特征：一是强调产品出自良好的生态环境；二是对产品实行"从土地到餐桌"的全程质量控制；三是对产品易发实行统一的管理与标志。

（二）绿色食品的发展

第二次世界大战以后，欧美和日本等发达国家在工业现代化的基础上，先后实现了农业现代化。这一方面大大地丰富了这些国家的食品供应，另一方面也出现了严重的问题，就是随着农用化学物质源源不断地、大量地向农田中输入，造成有害化学物质通过土壤和水体在生物体内富集，并且通过食物链进入到农作物和畜禽体内，导致食物污染，最终损害人体健康。

20世纪70年代初，由美国扩展到欧洲和日本的旨在限制化学物质过量投入以保护生态环境和提高食品安全性的"有机农业"思潮影响了许多国家。一些国家开始采取经济措施和法律手段，鼓励、支持本国无污染食品的开发和生产。自1992年联合国在里约热为卢召开的环境与发展大会后，许多国家从农业着手，积极探索农业可持续发展的模式，以减缓石油农业给环境和资源造成的严重压力。欧洲、美国、日本和澳大利亚等发达国家和一些发展中国家纷纷加快了生态农业的研究。在这种国际背景下，我国决定开发无污染、安全、优质的营养食品，并且将它们定名为"绿色食品"。

我国于1990年开始发展绿色食品，1992年11月，农业部成立了中国绿色食品发展中心，组织和指导全国的绿色食品开发工作。现已开发的绿色食品涵盖了中国农产品分类标准的7大类，包括粮油、果品、蔬菜、畜禽蛋奶、水海产品、酒类、饮料等。如今，我国的绿色食品发展已有二十年历程，绿色食品以其鲜明的无污染、无公害形象和过硬的质量，合理的价位而赢得了广大消费者的好评。

（三）绿色食品的分类

为适应我国国内消费者的需求及当前我国农业生产发展水平与国际市场竞争，从1996年开始，在申报审批过程中，绿色食品按照对其环境质量标准要求的不同分为 A 级和 AA 级两个技术标准。

1. A 级绿色食品 是指在生态环境质量符合《绿色食品产地环境质量标准》，生产过程中允许限量使用限定的化学合成物质，按特定的生产操作规程生产、加工，产品质量及包装经检测、检查符合特定标准，并经专门机构认定，许可使用 A 级绿色食品标志的产品。

2. AA 级绿色食品 是指在生态环境质量符合《绿色食品产地环境质量标准》，生产过程中不使用任何化学合成物质，按特定的生产操作规程生产、加工，产品质量及包装经检测、检查符合特定标准，并经专门机构认定，许可使用 AA 级绿色食品标志的产品。

绿色食品分级标准是绿色食品标准体系中的初级标准，AA 级绿色食品和 A 级绿色食品的主要区别在于：在 AA 级绿色食品生产中禁止使用化学合成的农药、肥料、食品添加剂、饲料添加剂、兽药及有害于环境和人体健康的生产资料，而是通过使用有机肥、种植绿肥、作物轮作、生物或物理等方法技术，培肥土壤、控制病虫害、保护或提高产品品质，从而保证产品质量符合绿色食品产品标准要求。而在 A 级绿色食品的生产中则限制使用此类化学合成物质。

（四）绿色食品的标志

绿色食品必须通过绿色食品认证机构的认证，并贴绿色食品认证标志。各国"绿色食品"都有其明显和特有的标志，我们可以通过绿色食品标志形式来区分绿色食品和普通食品。我国的绿色食品标志由三部分组成：上方的太阳、下方的蓓蕾和叶片，象征自然生态；标志图案为正圆形，象征着保护和安全。AA 级绿色食品标志与字体为绿色，底色为白色；A 级绿色食品标志和字体为白色，底色为绿色。整个图形描绘了一幅明媚阳光照耀下的和谐生机，告诉人们绿色食品是出自纯净、良好生态环境的安全、无污染食品，能给人们带来蓬勃的生命力，同时也提醒人们要保护环境和防止污染，通过改善人与环境的关系，创造自然界新的和谐。

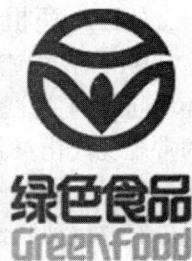

* *

专家建议，消费者在购买绿色食品时，要做到"五看"。

一看级标。我国将绿色食品定为 A 级和 AA 级两个标准，除了这两个级别标志外，其他均为冒牌货。

二看标志。绿色食品的标袋上印有"经中国绿色食品发展中心许可使用绿色食品标志"字样。

三看标志的字体颜色。A 级绿色食品字体白色，底色绿色，编号以单数结尾；AA 级绿色食品字体绿色，底色白色，编号以双数结尾。

四看防伪标志。绿色食品都有防伪标志，在荧光下能显现该产品的标准文号和绿色食品发展中心负责人的签名。

五看生产标签。可查看食品名称、厂名、批号、生产日期、保质期等，除了确认标志自身是否在有效期内，还可以进入绿色食品网查询标志的真伪。

＊　＊　＊　＊　＊　＊　＊　＊　＊　＊　＊　＊　＊　＊　＊　＊　＊　＊　＊

二、有机食品

（一）有机食品的概念

有机食品是一种国际通称，是从英文"Organic Food"直译过来的。这里所说的有机不是化学上的概念，而是指采取一种有机的耕作和加工方式。有机食品是指在生产和加工中不使用任何人工合成的化学物质，如化学农药、化肥、化学生长调节剂和添加剂及转基因技术，依靠纯天然物质生产的食品。其生产、加工、包装过程需严格按照国际有机食品生产的要求进行生产，并通过独立的认证机构认证。纯天然和无污染是有机食品的两大特征。有机食品可以包括粮食、蔬菜、水果、奶制品、禽畜制品、蜂蜜、水产品和调料等，有机食品风味自然、营养丰富、受环境污染小，因而受到农产品贸易市场的广泛欢迎。

有机食品以有机农业生产体系为前提，有机农业是一种完全不用化学合成的肥料、农药、生长调节剂、畜禽饲料添加剂等物质，也不使用基因生物工程及其产物的生产体系，其核心是建立和恢复农业生态系统的生物多样性和良性循环，以维持农业的可持续发展。

（二）有机食品的发展

1962 年美国海洋生物学家卡尔森发表划时代的著作《寂静的春天》，唤起了全社会对环境问题的关注。以美国为中心的一些发达国家开始反思过度依赖化学合成物质的高投入的常规现代化农业带来的负面效应，并进行研究、尝试和改革常规现代化农业的替代农业，包括生物农业、自然农业、生态农业等，其中以有机农业发展较快。1972 年，国际有机农业运动联合会（IFOAM）在法国成立，开始系统总结和推广有机农业理论和技术，制定有机生产加工标准，并逐步指导开展有机食品生产和认证。

目前，有机食品在全世界范围内已经有了一定进展，是人们最环保和安全的理想食品。有机食品市场正在以 20% ~30% 的速度增长，2010 年已达到 1000 亿美元。国际上对中国有机产品的需求逐年增加，越来越多的外商想要进口中国的有机大豆、稻米、花生、新鲜、蔬菜、茶叶、杂粮、杂豆、药材、农副产品；有机畜产品、水产品、山茶油、核桃油、速冻和脱水蔬菜、蜂蜜、葡萄酒等加工产品。同时，我国有机食品的发展受到了各级政府的重视。商务部、科技部、财政部、国家环保总局等联合发文推进有机食品产业的发展进程。一些省份将发展有机食品产业与保护农村生态环境和解决"三农"问题结合起来，制定了一系列鼓励政策，对有机农业和有机食品开发实行补贴，从而提高了生产者的积极性。目前我国有机食品生产面积小，只占全国耕地面积的 0.1%，有机食品数量只占食品数量的 0.02%，与世界平均水平（面积比例 1.3%，数量比例 2%）相比差距很大。但是，我国地域辽阔，传统农业基础好，又有生态农业、生态建设的基础，所以，我国有机食品的市场潜力和发展空间很大，前景非常广阔。

（三）有机食品的标志

有机食品在不同语言中有不同的名称，国外最普遍叫法"生态食品"、"自然食品"等。联合国粮农组织和世界卫生组织（FAO/WHO）的食品法典委员会将这类称谓各异但内涵实质基本相同的食品统称为"ORGANIC FOOD"，中文译为"有机食品"。

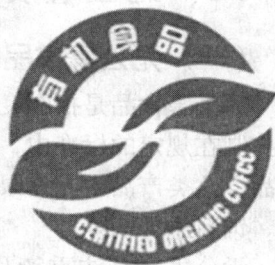

有机食品的标志由两个同心圆、图案以及中英文文字组成。内圆表示太阳，其中的既像青菜又像绵羊头的图案泛指自然界的动植物；外圆表示地球。整个图案采用绿色，象征着有机产品是真正无污染、符合健康要求的产品以及有机农业给人类带来了优美、清洁的生态环境。

（四）有机食品的生产原则

有机食品必须符合以下四个生产原则。

（1）原料必须来自自己建立的或正在建立的有机农业生产体系，或采用有机方式采集的野生天然产品。

（2）在整个生产过程中必须严格遵循有机食品的加工、包装、贮藏、运输标准。

（3）在生产和流通过程中，必须有完善的质量控制和跟踪审查体系，并有完整的生产和销售记录档案。

（4）必须通过独立的有机食品认证机构的认证。

（五）有机食品与其他食品的区别

由于有机食品需要满足以上条件，因此有机食品与我国的其他食品之间存在着明显的区别，主要包括以下方面。

（1）有机食品在其生产和加工过程中绝对禁止使用农药、化肥、激素等人工合成物质，并且不允许使用基因工程技术；而其他优质食品则允许有限制地使用这些物质，并且不禁止使用基因工程技术，例如，绿色食品对基因工程技术和辐射技术的使用就未作规定。

（2）有机食品在土地生产转型方面有严格规定。考虑到某些物质在环境中会残留相当一段时间，土地从生产其他食品到生产有机食品需要两到三年的转换期，而生产绿色食品和无公害食品则没有转换期的要求。

（3）有机食品在数量上进行严格控制，要求定地块、定产量，而生产其他食品没有如此严格的要求。

总之，有机食品的生产和加工要比其他食品难得多，管理要求要比其他食品严得多。有机食品在生产中，需要建立全新的生产体系和监控体系，采用相应的病虫害防治、地力保持、种子培育、产品加工和储存等替代技术。在整个生产、加工和消费过程中更强调环境的安全性，突出人类自然和社会的持续和协调发展。

三、无公害食品

（一）无公害食品的概念

无公害食品是指在良好的生态环境中，通过应用无公害技术进行生产，将有害物质含量控制在规定的标准内，符合卫生标准，并由授权部门审定批准，允许使用无公害标志的食品。这类产品中允许限量、限品种、限时间地使用人工合成化学农药、兽药、鱼药、肥料、饲料添加剂等。

无公害食品注重产品的安全质量，其标准要求不是很高，涉及的内容也不是很多，适合我国当前的农业生产发展水平和国内消费者的需要，对于多数生产者来说，达到这一要求不是很难。当代农产品生产需要由普通农产品发展到无公害农产品，再发展到绿色食品或有机食品，绿色食品跨接在无公害食品和有机食品之间，无公害食品是绿色食品发展的初级阶段，有机食品是质量更高的绿色食品。

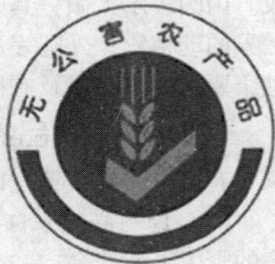

（二）无公害食品的发展

为保障广大人民群众的身体健康，治理日趋严重的农产品污染问题，规范无公害农产品的生产、经销，2001 年 4 月，农业部启动了一项旨在提高农产品安全水平、增强农产品安全的专项计划——"无公害食品行动计划"。该计划将于 2002 年开始在我国加以全面推进，并分别北京、天津、上海、深圳 4 个城市先行试点。农业部主要从建立市场准入制度入手，在产地和销地市场两个环节实施农产品质量安全控制；同时围绕发展优质、安全、卫生农产品，加快农业产前、产中和产后标准的制定和修订速度，在组织实施第一、二批 715 个农业行业标准的同时，启动第三批农业行业标准专项计划的实施。在农产品质量检测和监督体系建设方面，全国将重点补充 20～30 个市场急需的部级质检中心，同时加快畜产品、兽药、饲料质量认证中心的筹备工作，加强农产品质量安全监管力度。

（三）无公害农产品的标志

无公害农产品标志图案主要由麦穗、对勾和无公害农产品字样组成，麦穗代表农产品，对勾表示合格，金色寓意成熟和丰收，绿色象征环保和安全。

（四）无公害食品的要求

无公害食品是无污染、无毒害、安全优质的食品。因此，无公害食品必须符合以下要求。

1. 生态环境要求　无公害食品及其原料的产地必须符合无公害食品生态环境标准。

2. 生产流程要求　用于生产无公害食品的农作物种植、畜禽饲养、水产养殖及食品加工必须符合无公害食品生产的操作规程。

3. 卫生要求　无公害食品必须符合无公害食品的质量和卫生标准。

4. 包装要求　无公害食品包装运营必须符合无公害食品包装运营标准。

（五）无公害食品、绿色食品和有机食品之间的联系和区别

随着农产品市场的进一步开放、居民健康安全意识的不断增强，食物质量安全需求迅速增长，目前市场上见到的安全农产品主要包括无公害食品、绿色食品和有机食品。其中无公害食品是指产地环境、生产过程、产品质量符合国家有关标准和规范的要求，经认证合格获得认证证书并允许使用无公害农产品标志食品；绿色食品是指遵循可持续发展原则，按照特定生产方式生产，经专门机构认定，许可使用绿色食品标志的无污染的安全、优质、营养类食品；有机食品是指来自有机农业生产体系，根据有机农业生产要求和相应标准生产加工，并且通过合法的、独立的有机食品认证机构的农副产品及其加工品。三者在以下方面存在联系和区别。

1. 无公害食品、绿色食品和有机食品之间的联系

（1）无公害农产品、绿色食品、有机食品都是经质量认证的安全农产品。

（2）无公害农产品是绿色食品和有机食品发展的基础，绿色食品和有机食品是在无公害农产品基础上的进一步提高。

（3）无公害农产品、绿色食品、有机食品都注重生产过程的管理，无公害农产品和绿色食品侧重对影响产品质量因素的控制，有机食品侧重对影响环境质量因素的控制。

2. 无公害食品、绿色食品和有机食品之间的区别　无公害食品、绿色食品和有机食品在目标定位、质量水平方面有以下区别。

（1）目标定位　无公害农产品——规范农业生产，保障基本安全，满足大众消费；绿色食品——提高生产水平，满足更高需求、增强市场竞争力；有机食品——保持良好生态环境，人与自然的和谐共生。

（2）质量水平　无公害农产品——中国普通农产品质量水平；绿色食品——达到发达国家普通食品质量水平；有机食品——达到生产国或销售国普通农产品质量水平。

由此可见，无公害应是食品的基本要求，也是保障国民食品安全的基准线，而绿色食品是从普通食品向有机食品发展的一种过渡性食品，是具有中国特色的安全环保食品，有机食品是要求最严格的食品，是国际上公认的安全、环保、健康食品。三者在我国都有广阔的发展空间和发展条件，能够满足不同层次消费者的需要，相信在相当长的时期内仍将三者并存。

第六节　营养强化食品与保健食品

目前，我国居民人均每日能量、蛋白质、脂肪摄入量已基本达到满足；但由于各地区的经济发展不平衡以及诸多方面原因，在我国居民中仍然存在着比较严重的营养不良问题。根据不同人群的营养需要，向食物中添加一种或多种营养素，或某些天然食物成分的食品添加剂，用以提高食品营养价值的过程称为食品营养强化。这种经过强化处理的食品称为营养强化食品。所添加的营养素称为食品强化剂。随着膳食营养研究的逐步深入，人们发现某些营养素或食物成分在调节生理功能、预防疾病方面具有重要生物学作用。特别是有些植物性食物成分能够有效降低居民慢性退行性疾病的发生率，如高血压、冠心病、糖尿病和肿瘤等，把这种特殊的新型食品称之为保健食品。

一、营养强化食品

按照我国《食品卫生法》规定，"食品强化剂是指为增强营养成分而加入食品中的天然的或者人工合成的属于营养素范围的食品添加剂"。而"强化食品是指按照标准的规定加入了一定量的营养强化剂的食品"，这一定义清楚地描述了营养强化剂加入食品的目的在于增强营养，而该物质所包含的强化成分属于公认的营养素，如维生素、矿物质和氨基酸等。

（一）营养强化的意义

1. 弥补天然食物的营养缺陷　除母乳以外，自然界中没有一种天然食品能满足人体各种营养素的需要。对于居住在不同地区的人，有针对性地进行食品强化、增补天然食物缺少的营养素，可提高食品的营养价值，改善人们的营养和健康水平。

2. 补充食品在加工、储存及运输过程中营养素的损失　多数食品在消费之前需要储存、运输、加工、烹调，在这一系列过程中，很多因素能引起食品部分营养素的丢失，有时甚至造成某种或某些营养素的大量丢失。在上述食品中适当增补一些营养素，以弥补营养素的丢失。

3. 简化膳食处理方便摄食　由于天然的单一食物不可能含有人体所需全部营养素，人们为了获得全面的营养就必须同时进食多种食物。如婴儿的膳食处理很繁杂，若在乳制品中强化多种维生素和微量元素等供给婴儿食用，可很方便地满足婴儿的营养需要。

4. 适应不同人群的营养需要　对于不同年龄的人来说，他们所需营养是不同的，对食品进行不同的营养强化可满足需要。人乳化配方奶粉就是以牛乳为主要原料，以类似人乳的营养素组成为目标，通过强化维生素、添加乳清蛋白、不饱和脂肪酸及乳糖等营养成分，使其组成成分在数量上和质量上都接近母乳，更适合婴儿的喂养。

5. 预防营养不良　营养强化是营养干预的主要措施之一，在改善人群的营养状况中发挥了巨大的作用。食品营养强化对预防和减少营养缺乏病，特别是地方性营养缺乏病具有重要的意义。如对缺碘地区的人采用食盐加碘可显著降低单纯性甲状腺肿的发病率，用维生素 B_1 防治食米地区的维生素 B_1 缺乏症（脚气）等。

（二）对食品营养强化的基本要求

1. 针对性明确　进行食品营养强化前必须对本国本地区的食物种类及人们的营养状况做全面细致的调查研究，从中分析缺少哪种营养成分，然后根据本国、本地区人们摄食的食物种类和数量，选择需要进行强化的食物载体以及强化剂的种类和用量。

2. 符合营养学原理　人体所需各种营养素在数量之间有一定的比例关系，应注意保持各营养素之间的平衡。食品营养强化的目的，主要是改善天然食物存在的营养素不平衡的关系，强化的剂量必须合适，避免造成新的不平衡。

3. 符合国家的卫生标准　食品营养强化剂的卫生和质量应符合国家标准，同时还应严格进行卫生管理，切忌滥用。特别是对于那些人工合成的营养素衍生物更应通过一定的卫生评价方可使用。

4. 尽量减少食品营养强化剂的损失　许多食品营养强化剂遇光、热和氧等会引起分解破坏，为减少这类损失，可通过改善强化工艺条件和储藏方法，也可通过添加稳定剂、保护剂来实现。同时，考虑到营养强化食品在加工、储藏等过程中的损失，进行营养强化食品生产时，需适当提高营养素的添加量。

5. 保持食品原有的色、香、味等感官性状　食品大多有美好的颜色、气味等感官性状。而食品营养强化剂也多具有本身特有的色、香、味。食品强化过程中不应损害食品的原有感官性状。

6. 经济合理有利于推广　食品营养强化的目的主要是提高人们的营养和健康水平。通常食品的营养强化需要增加一定的成本，但应注意营养强化食品的销售价格不能过高，否则不易向公众普及推广。要使营养强化食品经济上合理和便于推广，关键是科学地选择载体食品。

（三）食物强化载体与强化剂的选择

1. 食物载体的选择　食物载体的选择除了经济上合理和便于推广外，还应有覆盖率高、接受性好等特点。目前以食盐为载体强化碘，以动植物油、食糖、奶制品和谷类食物为载体强化维生素 A，以面粉、谷类食品、断奶食品、饼干和面包等为载体强化铁方面已得到广泛应用与发展。

2. 营养强化剂的选择

（1）选择营养强化剂的要求　强化的营养素和工艺具有低成本和技术简便，食品加工、储藏过程中损失较少，终产品中微量营养素的稳定性好和生物利用率高且能集中式加工生产。

（2）强化剂的生物利用率　生物利用率是指一种营养素在体内被吸收和利用的程度。一个可被机体利用的营养素应当符合两个标准：其一，化学物理状态处于可消化吸收的或能转化为可消化吸收的状态；其二，含有营养素的化合物可以被机体分解或参与机体的代谢。如含有微量元素的无机盐，溶解性高的消化吸收率就高；胶体颗粒小的易被消化吸收；Fe^{2+} 易于被机体代谢利用，而 Fe^{3+} 则较差。

3. 常用的食品营养强化剂

（1）维生素类　①维生素 A：常用于食品强化的维生素 A 有粉末和油剂两类，一般以视黄醇、视黄脂、棕榈酸视黄醇的形式添加。β - 胡萝卜素是在许多植物性食品中均含有的色素物质，既具有维生素 A 的功效，又可作为食用天然色素使用，是比较理想的食品添加剂。②B 族维生素：通常用于食品强化的 B 族维生素包括维生素 B_1、维生素 B_2、烟酸和叶酸等。③维生素 C：是多种食品常用的强化剂，还用于防止氧化、保持鲜度及作为肉的发色助剂等使用。

（2）矿物元素强化剂　①钙：常用葡萄糖酸钙、乳酸钙、碳酸钙、磷酸氢钙等。②碘：在碘盐中经常以碘化钾的形式来强化。③铁：目前在食物中应用的铁强化剂主要有元素铁、硫酸亚铁、柠檬酸铁和血红素铁等。④锌：常用的锌强化剂有硫酸锌、乳酸锌和葡萄糖酸锌等可溶解的锌化合物。

（3）氨基酸类强化剂　赖氨酸在大多数植物性蛋白质中含量都较低，谷类食品中，按人体氨基酸需要模式添加可成倍提高蛋白质生物价值。常用的赖氨酸强化剂有：L－赖氨酸和L－天门冬氨酸盐等。另外，牛磺酸也是常用的一种氨基酸强化剂。

（4）蛋白质　用天然蛋白质或稍加提取加工的蛋白质来补充谷类的蛋白质和氨基酸的缺乏，明显优于完全人工生产的纯氨基酸。大豆蛋白质是理想的蛋白质强化物。常用于食品强化的蛋白质有大豆蛋白、脱脂乳粉、酵母粉和鱼粉等。

（四）营养强化剂的用量依据

目前国际上对于营养强化剂的适宜剂量无统一规定，但大多数国家都提出了强化营养素使用范围和剂量标准或法规。营养强化剂的用量标准受很多因素的影响，主要应根据下列资料制订。

1. 不同国家和地区对居民的膳食营养调查　膳食营养调查对不同国家和地区居民的膳食组成变化、营养素摄入水平进行全面的了解，为食物生产、加工及政策干预提供基本依据。特别是通过营养调查，得出某些人群营养缺乏的发生率，对于合理确定营养素强化用量具有重要的指导作用。

2. 不同人群的推荐摄入量（RNI）　RNI是"膳食营养素参考摄入量（DRIs）"中的重要指标之一。RNI的主要用途是作为个体每天摄入该营养素的目标值。各国营养素的RNI是营养素强化用量的主要依据。强化食品中，营养强化剂的用量是日常膳食中的营养素含量之和，应以满足特定人群中绝大多数个体的RNI为目标。设计良好的营养强化剂用量，应该依据科学的营养调查资料，计算出目标人群的膳食，包括食物、饮水等来源营养素的全部摄入量，补充不足的部分，达到RNI水平。使人们通过长期摄入营养强化食品，满足身体对该营养素的需要，并维持人体组织中有适当的储备。

3. 营养素的可耐受最高摄入量（UL）　营养素摄入过量时能产生不良后果，对健康造成危害。"UL"是"膳食营养素参考摄入量（DRIs）"中另一个重要指标。中国营养学会制定的中国居民营养素UL数值对我国食品强化是一个良好的安全性指标。UL指的是平均每日可以摄入该营养素的最高限量，营养素摄入水平在此限量以下，对一般人群中的几乎所有个体都不会引起健康损害。如果某种营养素的摄入量超过UL，其损害健康的危险性就随之增大。

4. 营养强化食品的目标人群对食物载体的消费量　营养强化剂最终要添加到食物载体中形成营养强化食品，人们每日对载体食物的食用量，直接影响其中添加的营养素的摄入量。比如在食盐中强化碘，必须通过膳食调查，了解目标人群平均每天摄入食盐的多少，才能确定在一定量食盐中应该强化多少元素碘。

5. 强化剂在食物加工、运输、储藏和食物制备过程中的损失率　为了避免营养强化剂在食物加工、运输、储藏和食物制备过程中损失的影响，一般采用按比例增加营养素强化量和改进工艺、减少加工和储运损失的办法来保证强化营养素的有效含量。

（五）各种人群营养强化的需求

人体由于生活方式、年龄、性别、生理状况等不同，营养需求呈现明显的个性化特征，为满足其需要，现将不同状况机体的营养强化需求列入表3－6中。

表3－6　人体不同状况的膳食营养强化

状况	需求原因	需强化的营养素
年龄		
儿童青少年	生长发育	复合维生素和矿物质
中年	劳动负荷大、体脂开始存储	膳食纤维、维生素 A、维生素 E、维生素 C，钙、铁、
老年	食物摄入量减少	B 族维生素，维生素 E、维生素 C 及钙、镁、铁
特殊生理		
妊娠、哺乳期	基础代谢增加、胎儿发育代谢、丢失增加	B 族维生素，维生素 A、维生素 E、维生素 C、叶酸、钙、镁、铁、锌、复合维生素、维生素 B_{15} *
特殊心理		
情绪抑郁	神经反应加剧	B 族维生素、维生素 A、维生素 E、维生素 C
工作环境与高温	丢失增加	水、维生素和矿物质
严重污染	化学物破坏机体内环境	维生素 A、维生素 E、维生素 C 及硒
生活方式		
吸烟	消耗维生素 C 等抗氧化物	维生素 C、必需脂肪酸、抗氧化剂
饮浓茶或咖啡	刺激神经系统	B 族维生素、维生素 C、铁
嗜酒	多种营养素缺乏	维生素 A、维生素 B 及镁、锌、必需脂肪酸
服避孕药	需求增加	维生素 B_6、维生素 B_{12}、维生素 C、叶酸、钙、锌
患病		
手术后	促进愈合	维生素和矿物质
感染或用抗生素	肠道菌群失调	B 族维生素

* 为葡糖酸二甲氨基乙酸脂。

＊＊＊＊＊＊＊＊＊＊＊＊＊＊＊＊＊＊＊＊＊＊＊＊＊＊

我国主要的强化食品

1. 加碘盐　我国是世界上碘缺乏病流行最严重的国家之一，而微量元素"碘"是机体所必需的生命元素。人体需要的碘主要来源于食物。由于食物链的作用，若土壤和饮用水中缺碘，则导致植物（包括粮食或蔬菜）及动物缺碘。人吃了含碘低的食物，会造成碘摄入不足。日常生活中最普遍、最有效的补碘方法就是食用碘盐，这是因为碘盐的价格相对便宜，每天食用 5～6g 盐中所含的碘就可以满足人们日常的生理需要。

2. 强化面粉　在面粉等粮食中添加营养素，是我国继加碘食盐强化后，又一改善公众营养状况的重大举措。营养强化面粉是在面粉中添加维生素 A、维生素 B_1、维生素 B_2、铁等人体所需的微量元素。在食用强化面粉后，试点地区人群的微量元素摄入量全面提高，营养性贫血状况明显好转，锌缺乏有所改善。

3. 强化大米　大米中的营养素在加工过程有损失，越是加工精白的大米，其营养素的损失越多，一般损失量在 50% 以上。加上烹饪过程中的损失，使硫胺素、核黄素、锌等各种微量元素的含量甚微。目前，国际上采用假米粒法的"营养粒"，即以淀粉类物质，特别是以大米粉为基础粉与营养素混合均匀后制成面团。通过掠夺干燥后制成营养米粒。营养米粒与成品米粒按一定比例混合生产即成为营养强化大米。营养强化大米区别于营养药品和保健食品，它通过人们的一日三餐中的主食来平衡膳食，达到促进人们身体健康的目的。这是目前国际上推行的一种最为理想的主食营养强化途径。

4. 铁强化酱油 针对目前我国大约有 3 亿人口存在缺铁性贫血和铁营养不良的现状，国家开始推广"酱油补铁"。有关部门在贵州地区进行了大规模的试验以后发现，当地缺铁性贫血的儿童比例由之前的 42% 减少到了 7%。

5. 强化食用油 植物油作为食物营养强化的载体之一，非常适合进行维生素 A 等脂溶性维生素的强化。维 A 强化油采用避光包装。因为光照是导致强化油中维生素 A 损失的重要因素。

6. 强化辅助食品 以奶粉为例，普通奶粉一般是鲜牛奶经过干燥工艺制成的粉末状乳制品。配方奶粉是根据不同人群的营养需求，通过调整普通奶粉营养成分的比例，并强化所需的钙、铁、锌、硒等矿物质，维生素 A、维生素 D、维生素 E、维生素 C、维生素 B 族，以及牛磺酸、低聚果糖等营养强化剂及功能因子等。

* *

二、保健食品

保健食品除应具有营养功能和感官享受功能外，还必须具有特殊的保健功能，即生理调节功能。目前，保健食品在国际上尚不存在广泛接受的、统一的名称和定义。中国称之为保健食品（FOSHU），有的国家则称之为健康食品或功能食品。一般食品对人体都有营养和愉悦功能。保健食品在属性方面，必须无毒、无害，符合应有的食品要求；在成分和加工方面，含有某种成分的天然食品、或是食物中添加了某些成分、或是通过食品工艺技术去除了其中某种成分的食品；在功能方面，经过科学验证具有明确的、具体的且肯定的保健功能；另外保健食品不以治疗为目的，不能取代药物的治疗作用，而且保健食品的特定功能也不能取代人体正常的膳食摄入和对各类必需营养素的需求。普通食品为一般人所服用，药物为病人所服用，保健食品通过调节人体生理功能，促使机体由亚健康向健康状态恢复，达到提高健康水平的目的。

（一）保健食品常用的功效成分

天然食物中含有的蛋白质、糖类、脂肪、维生素和某些矿物质，是人体生命中不可缺少的物质，属于必需营养素。必需营养素对人体健康的有益作用已经得到充分的证明。但是人类食物中含有的化学成分远远不止这几类营养素。这些物质进入体内后对机体产生什么潜在影响，是有益还是有害，对生理功能具有什么调节作用，以前这些问题很少引起人们的关注。近年来，由于营养流行病学、分析化学、生物化学、食品卫生学等领域的研究发展，使人们有条件对这些成分的生理作用进行更深入的探讨。

1. 蛋白质、多肽和氨基酸

（1）超氧化物歧化酶（SOD） 是一种金属酶，在生物界中分布极广，目前已从细菌、藻类、真菌、昆虫、鱼类、高等植物和哺乳动物等生物体内分离得到这种酶。在食物中，SOD 主要存在于肝脏等多种动物组织以及菠菜、银杏、番茄等植物中。SOD 具有抗氧化、抗衰老和提高机体的抵抗力功效。

（2）大豆多肽 具有抑制蛋白质形成凝胶、调整蛋白质食品的硬度、改善口感和易消化吸收等特性，是生成速溶饮品和高蛋白质保健食品的理想原料。大豆多肽具有增强肌肉运动力、促进能量代谢和降低胆固醇功效。

（3）谷胱甘肽（GSH）　是由谷氨酸、半胱氨酸和甘氨酸组成的三肽化合物，广泛存在于动植物中，在面包酵母、小麦胚芽和动物肝脏中，含量较高。谷胱甘肽具有消除自由基、防止皮肤老化、减少黑色素的形成及抗辐射等功效。

（4）牛磺酸　是一种含硫氨基酸，存在于动物体内各种组织，海洋生物体内含量很高，哺乳动物的神经、肌肉和腺体组织中的含量也比较高，在脑内的含量显著高于其他脏器组织。在坚果和豆科植物的籽实如黑豆、蚕豆、嫩豌豆、扁豆及南瓜籽中也含有较多的牛磺酸。牛磺酸具有促进脑细胞 DNA、RNA 的合成、改善视神经功能、抗氧化、促进脂类物质消化吸收及免疫调节等功效。

2. 具有保健功能的糖类

（1）膳食纤维（DF）　一般是指那些不被人体所消化吸收的糖类。DF 按照其溶解性可分为水溶性膳食纤维（SDF）和不溶性膳食纤维（IDF）两大类。SDF 的组成主要是一些胶类物质，如阿拉伯胶、琼脂、果胶、树胶等。IDF 的主要成分是纤维素、半纤维素、木质素等，存在于禾谷类和豆类种子的外皮及植物的茎和叶中。膳食纤维可来源于小麦麸、燕麦麸、玉米麸等谷物麸皮，糖甜菜纤维，角豆荚和角豆胶，香菇、木耳等多种食用菌，以及各种水果、蔬菜等。具有螯合吸附胆酸、胆固醇、改变肠道菌群、促进肠道蠕动、延缓消化道对糖类的消化吸收及控制肥胖等功效。

（2）低聚糖　又称寡糖，作为一种新型的甜味剂。人类胃肠道内缺乏水解这些低聚糖的酶系统，因此不易被消化吸收，但在大肠内可为双歧杆菌所利用。低聚果糖普遍存在于高等植物中，尤其在芦笋、洋葱、牛蒡、香蕉等植物中含量较多。如大豆低聚糖、甲壳低聚糖。具有改善肠道微生态环境、预防龋齿、阻碍病原菌的生长繁殖功效。

（3）活性多糖　也称多聚糖，作为保健食品功效成分使用的活性多糖主要是从一些植物和食用真菌中提出，种类很多。①植物多糖：茶多糖、枸杞多糖、银杏叶多糖、海藻多糖、香菇多糖、银耳多糖、灵芝多糖、黑木耳多糖、茯苓多糖等，植物多糖具有调节免疫功能、抑制肿瘤、延缓衰老、抗疲劳及降血糖作用；②动物多糖：海参多糖、壳聚糖、透明质酸等。动物多糖具有降血脂、增强免疫、排除肠道毒素、保持皮肤弹性的功能、降低重金属对人体的毒害、抗辐射、防龋齿及抗肿瘤等功效。

3. 功能性脂类成分　油脂中的功能性成分主要为磷脂、功能性脂肪酸、植物甾醇、二十八烷醇、角鲨烯等。它们分别来源于水生动物油脂、植物油脂、微生物油脂等功能性油脂中。

（1）大豆磷脂　是指以大豆为原料所制的磷脂类物质，是卵磷脂、脑磷脂、肌醇磷脂、游离脂肪酸等成分组成的复杂混合物。大豆磷脂具有改善大脑功能、增强记忆力、降低胆固醇、调节血脂、延缓衰老及保护肝脏等功效。

（2）二十碳五烯酸（EPA）和二十二碳六烯酸（DHA）　属于多不饱和脂肪酸（PUFA），存在于海洋鱼类、虾类、藻类及微生物中，在回游性大的鱼类及海兽中含量较多。具有降血脂、抗凝血、降低血液黏度、抗炎、健脑及保护视力等功效。

（3）甾醇　是广泛存在于生物体内的一种重要的天然活性物质，分为动物性甾醇、植物性甾醇和菌类甾醇三类。动物性甾醇以胆固醇为主，植物性甾醇主要为谷甾醇、豆甾醇和菜油甾醇等，而麦角甾醇则属于菌类甾醇。植物甾醇广泛存在于植物的根、茎、叶、果实和种子中，在所有来源于植物种子的油脂中都含有甾醇。植物甾醇有预防心血管疾病和抑制肿瘤等功效。

4. 微量营养素　人体必需的维生素和矿物元素简称为微量营养素，其保健作用主要分为两大方面：其一是防治微量营养素的缺乏，维护机体正常的生理功能，以保证体格和智力的正常发育，维持免疫和内分泌功能等；其二是在一些特殊生理条件下，为预防疾病额外补充适量的微量营养素可以增强人体的某些功能，例如中老年人群增加硒和维生素 E 的摄入量以增强抗氧化功能，有助于预防或延缓一些慢性退行性疾病的发生；增加叶酸、维生素 B_6、维生素 B_{12} 的摄入量可以降低血清同型半胱氨酸水平，预防心脑血管疾病的发生；增加钙、锌或其他二价金属元素的摄入以便促进体内铅的排出等。

5. 功能性植物化学物　随着营养科学的发展，在膳食营养与健康和疾病关系的研究中，食物中已知必需营养素以外的化学成分日益引起人们的关注。其中有些成分已作为保健食品的成分广为应用。植物性食物中除了含有已知的维生素和矿物质外，近 20 余年来陆续发现一些植物性化学物（phytochemicals），对人体健康具有非常重要的作用。近年无论是以植物性食物为主的东方国家，还是以动物性食物为主的西方国家，都以极大的兴趣开展了多方面研究，证实植物性化学物确实具有增强免疫力、抗氧化、延缓衰老以及预防一些慢性非传染性疾病如癌症、心血管病等功效。

（1）酚类化合物　共同特性是分子中含有酚的基团，因而具有较强的抗氧化功能。常见的有：①简单酚，如水果中分离出的甲酚、芝麻酚、橘酸；②酚酸，如香豆酸、咖啡酸、阿魏酸和绿原酸等；③黄酮类化合物，包括黄酮、槲皮素、黄酮醇、黄烷醇、黄烷酮等；④异黄酮，广泛存在于豆科植物中；⑤茶多酚，表没食子儿茶素 - 没食子酸酯（EGCG）被认为是茶多酚生物学活性的主要来源。

（2）有机硫化合物　以不同的化学形式存在于蔬菜或水果中。①异硫氰酸盐（ITC），如西兰花、卷心菜、菜花、球茎甘蓝、荠菜和小萝卜；成熟的木瓜果肉中含有苯甲基异硫氰酸盐 4mg/kg，种子中含量比果肉中多 500 倍，高达 2910mg/kg；②葱蒜中的有机硫化合物，例如，大蒜是二烯丙基硫化物的主要来源，具有抑癌和杀菌功效。

（3）萜类化合物　多存在于中草药和水果、蔬菜以及全谷粒食物中。富含萜烯类的食物有柑橘类水果；芹菜、胡萝卜、茴香等伞形科蔬菜；番茄、辣椒、茄子等茄科蔬菜；葫芦、苦瓜、西葫芦等葫芦科蔬菜以及黄豆等豆科植物。可作为调味剂，广泛用于饮料、食品、口香糖、香皂和香水中。具有抑制胆固醇合成、抑制肿瘤生长、降脂减肥、抗凝血及抗氧化等功效。

（4）食物中的天然色素　指在新鲜食品原料中人的视觉能够感受到的有色物质。按化学结构可分为多烯色素、酚类色素、吡咯色素、醌酮色素等。这些物质以前经提取后用于食品加工中的调色工艺。但近年的研究证明这些色素由于含有特殊的化学基团，因而具有调节生理功能的作用，可能在预防慢性疾病的过程中具有重要作用，逐渐引起营养学界的重视。①多烯类色素，总称类胡萝卜素，主要分布于生物体中的一类呈现黄、橙、红以至紫色的色素。类胡萝卜素属脂溶性色素，如 β - 胡萝卜素可以提高免疫能力、治疗夜盲症、防治眼干燥症、清除自由基，提高机体的抗氧化能力。番茄红素在成熟的红色植物果实中含量较高，其中番茄、胡萝卜、西瓜、木瓜及番石榴等的果实中存在着较多的番茄红素，人体内各组织器官也有较多分布。番茄红素具有抗氧化、延缓衰老、抑制肿瘤、调节血脂及抗辐射功效。②酚类色素，近年研究较多的有花青素、花黄素等。花青素是一类重要的水溶性植物色素，多与糖结合以苷的形式存在。花黄素通常指黄酮类及其衍生物，是广泛分布于植物的花、果实、茎叶细胞中的一类水溶性黄色物质。它与葡萄糖、鼠李糖、云香糖等结合成配糖苷类形式而存在。

　　(5) 中草药中的植物化学物　传统中草药的保健功能，不仅在古代医学中占有非常重要的位置，而且近年也日益受到国内外很多专家的关注。中草药中含有生物碱、植物多糖、类黄酮、甾醇、酚类化合物、皂苷等多种复杂的活性成分，对生理功能具有明显的调节作用；中草药对于某些慢性疾病的防治作用更是得到了我国传统医学数千年的经验证明。发掘和研究其中的生物活性成分，利用现代生物医学技术深入探讨其生物学作用机制，同时对其生物安全性进行科学评价，将有利于开发具有我国民族特色，又达到现代科技先进水平的保健食品。为了规范中草药在保健食品中的应用，我国卫生部先后提出了"既是食品又是药品的物品名单"和"可用于保健食品的中草药名单"。

　　6. 益生菌及其发酵制品　益生菌是一类微生物，服用足够数量将对人体健康带来有益作用。乳酸菌是可利用糖类发酵而产生大量乳酸的一类微生物通称。乳酸菌中的一部分是益生菌。常见的益生菌有双歧杆菌、乳酸杆菌、益生链球菌等。益生菌及其发酵制品具有促进消化吸收、调节胃肠道菌群平衡、纠正肠道功能紊乱、调节免疫、抑制肿瘤作用、降低血清胆固醇、防止便秘等作用。

(二) 保健食品的功能原理

　　保健食品应该由食品原料或其他符合国家规定的原料组方，含有人体需要的营养素，但又与普通食品不同，强调对人体生理功能的调节作用，不一定要求营养的全面和平衡。保健食品最显著的特点是具有特定的人体功能调节作用。通过机体调节，充分调动人体自身的免疫功能，增强机体活力，达到强身健体、预防疾病的目的。其功能与药品的治疗功能不同，绝不能当成治疗药物。另外，保健食品必须通过功效成分的定性与定量分析以及动物或人群功能实验，证实确实含有有效成分并具有显著、稳定的调节人体功能的作用。其功能实验必须由国家有关部门认定的有资格的保健食品功能学评价单位完成。《保健食品管理办法》明确规定保健食品不得宣传疗效，也不得扩大宣传经过审查批准的功能以外的其他功能。

　　目前，国家食品药品监督管理局 (SFDA) 受理的保健食品大致可归为以下几类。

　　1. 改善生长发育的保健食品　目前用于改善儿童生长发育的保健食品主要包括：高蛋白食品、维生素强化食品、赖氨酸食品、补钙食品、补锌食品、补铁食品和磷脂食品、DHA 食品等。①促进骨骼生长，给儿童、青少年补钙可使骨量峰值增加。此外，磷、镁、锌、氟、维生素 D、维生素 K 等也是骨骼矿化过程中的重要营养素。②影响细胞分化，大量研究表明，视黄酸可影响胎儿发育。因此，维生素 A 或 β - 胡萝卜素缺乏或过多，很可能对组织分化和胎儿发育有很大影响。③促进细胞生长和器官发育，细胞生长和器官发育都需要多种营养素的维护。蛋白质、脂类、维生素 A、参与能量代谢的 B 族维生素以及锌、碘等元素，都是人体发育不可缺少的重要营养素。如果供应不足，可能影响到组织的生长和功能。微量元素锌和碘的补充与儿童生长发育速度呈正相关关系。

2. 增强免疫的保健食品 与免疫功能有关的保健食品是指那些具有增强机体对疾病的抵抗力、抗感染以及维持自身生理平衡的食品。研究表明，蛋白质、氨基酸、脂类、维生素、微量元素等多种营养素，以及核酸、类黄酮物质等某些食物成分具有免疫调节作用。①促进免疫器官的发育和免疫细胞的分化，维生素 A、维生素 E、锌、铁等微量营养素通常可通过维持重要免疫细胞正常发育、功能和结构完整性而不同程度地提高免疫力；②增强机体的细胞免疫和体液免疫功能，维生素 E 作为一种强抗氧化剂和免疫刺激剂，适量补充可提高人群和试验动物的体液和细胞免疫功能，增加吞噬细胞的吞噬效率。许多营养因子还能提高血清中免疫球蛋白的浓度。

3. 抗氧化和延缓衰老的保健食品 延缓衰老的保健食品是指具有延缓组织器官功能随年龄增长而减退，或细胞组织形态结构随年龄增长而老化的食品。研究证实，维生素 E、维生素 C、类胡萝卜素、锌、硒、脂肪酸等多种营养素，以及茶多酚、多糖、葡萄籽原花青素、大豆异黄酮等食物成分均具有明显的抗氧化与延缓衰老功效。①保持 DNA 结构和功能活性，维生素 C、维生素 E、类胡萝卜素和黄酮类等具有抗 DNA 氧化损伤的作用；②保持多不饱和脂肪酸的结构和功能活性，维生素 C、维生素 E、类胡萝卜素和黄酮类等具有抗动脉粥样硬化和神经保护作用；③参与构成机体的抗氧化防御体系，提高抗氧化酶活性硒、锌、铜、锰为 GSH - Px、SOD 等抗氧化酶构成所必需。姜黄素能使动物肝组织匀浆中 SOD 和 GSH - Px 的活性提高，有明显的抗氧化作用。

4. 辅助改善记忆的保健食品 对儿童和青少年的研究表明，不吃早餐对许多功能试验项目有显著的不良影响，尤其对营养不良或营养缺乏儿童的影响更明显。相反地，吃早餐或高能量早餐可改善持续注意力、反应时间或记忆力。说明营养状况对学习记忆具有显著调节作用。多种营养素或食物成分在中枢神经系统的结构和功能中发挥着重要作用。有的参与神经细胞或髓鞘的构成；有的直接作为神经递质及其合成的前体物质；还有的与认知过程中新突触的产生或新蛋白的合成密切相关。这些营养素或食物成分包括：蛋白质和氨基酸、糖类、脂肪酸、锌、铁、碘、维生素 C、维生素 E、B 族维生素，以及咖啡因、银杏叶提取物、某些蔬菜、水果中的植物化学物等。

5. 降低血糖的保健食品 控制血糖水平是避免和控制糖尿病并发症的最好办法。因此，寻找开发降低血糖的保健食品越来越受重视。铬是葡萄糖耐量因子的组成部分，可协助胰岛素发挥作用，铬缺乏后可导致葡萄糖耐量降低，使葡萄糖不能充分利用，从而导致血糖升高，可能导致 2 型糖尿病的发生。

6. 辅助调节血脂的保健食品 大量流行病学资料显示，血浆甘油三酯升高是一种与胰岛素抵抗有关的典型血脂异常，同时也是冠心病发生的危险性标志物。燕麦、玉米、蔬菜等含膳食纤维高的食物具有辅助降血脂作用。富含 n - 3 多不饱和脂肪酸的膳食，常可降低空腹血浆甘油三酯浓度，并可降低餐后血脂水平。估计西方国家人群每日摄入植物胆固醇在 160 ~ 360mg 左右，其中最常见的形式为菜油固醇、谷固醇和豆固醇。这些化合物在结构上与胆固醇有一定关系，可以降低胆固醇的吸收，长期以来被认为可以降低 LDL。

7. 辅助降血压的保健食品 高血压是内科常见病、多发病之一，高血压的病因可能与年龄、遗传、环境、体重、食盐摄入量、胰岛素抵抗等有关。膳食中多不饱和脂肪酸具有降血压作用。另外摄入过量的钠会使血压升高，钾摄入量与血压呈负相关关系。食用蔬菜和水果有助于预防高血压可能就是基于这种机制。

8. 改善胃肠功能的保健食品　近年来，人们十分重视肠道微生态。利用有益活菌制剂及其增殖促进因子以保证或调整有益的肠道菌群构成，是当前国内外保健食品开发的重要领域。目前，改善胃肠功能的保健食品主要包括调节胃肠道菌群的保健食品、润肠通便的保健食品、保护胃黏膜以及促进消化吸收的保健食品等。①润肠通便的功能，主要有膳食纤维、生物碱等。膳食纤维吸水膨胀，可增加内容物体积，促进肠道蠕动，加速粪便排出，同时可促进肠道有益菌的增殖。如美国 FDA 认可燕麦食品为保健食品。②结肠菌群组成的调节，双歧杆菌和乳酸杆菌被认为是有利于促进健康的细菌。由于胃肠道菌群组成的变化而导致的主要疾病包括：肠道感染、便秘、过敏性肠综合征、炎性肠道疾病和结肠直肠癌等。益生元通过选择性刺激结肠内的一种或有限的几种具有改善宿主健康潜力的细菌的生长、提高活性。③对肠道相关淋巴组织功能的调节，人类的肠道是机体中最大的淋巴组织。机体每天产生的免疫球蛋白中大约 60% 分泌到胃肠道。益生菌可保护肠道，产生细胞激素及降低轮状病毒感染的危险性。④对发酵产物的控制，丁酸是最有意义的短链脂肪酸，因为丁酸除了对黏膜有营养作用外，还是结肠上皮的重要能量来源。

9. 减肥保健食品　在减肥食品中，各种膳食纤维、低聚糖、多糖都可作为减肥食品的原料。燕麦、螺旋藻、食用菌、魔芋粉、苦丁茶等都具有较好的减肥效果。①促进脂肪代谢，调节脂类代谢调节肽具有调节血清甘油三酯的作用，能从而抑制体重的增加，有效防止肥胖的产生。②减少能量摄入，膳食纤维由于不易消化吸收，可延缓胃排空时间，增加饱腹感，减少食物和能量的摄入量。③促进能量消耗，咖啡因、茶碱、可可碱等甲基黄嘌呤类物质，以及生姜和香料中的辛辣组分均有生热特性。含有这些"天然"食物组分的食品，能促进能量消耗、维持能量平衡、进而维持体重保持在可接受范围之内的有效途径。

10. 美容的保健食品　皮肤从内至外由真皮层、基底层、表质层和角质层组成。神经酰胺基本上蓄积在角质层，为角质细胞间脂质的主要成分，在发挥角质层屏障功能中起了重要作用。随着年龄增长和皮肤老化，角质细胞间的脂质量会明显减少，其中的主要成分神经酰胺也随之下降，使皮肤容易出现干燥、皱纹、粗糙等现象。因此，经常补充神经酰胺可恢复皮肤的正常结构，从而恢复皮肤原有的屏障功能。维生素 C、维生素 E、类黄酮等多种天然物质可通过抑制过氧化脂质的形成以消除黄褐斑，促进新陈代谢，抑制黑色素生成，达到增白美容的效果。口服神经酰胺能改善全身皮肤的含水性，提高皮肤弹性，减少皱纹。

11. 增加骨密度的保健食品　骨质疏松症是指骨量减少。由于人口趋向老龄化，骨质疏松不仅威胁老年人特别是绝经后妇女的健康，而且已经成为严重的社会问题。预防或延缓骨质疏松症的策略包括：提高在青春期可达到的骨量峰值和预防生命后期的骨丢失。①直接补充钙质，如各种钙剂、磷酸盐、维生素 D 等，可通过直接补充钙质而达到增加骨密度的目的。磷酸盐可促进骨形成，抑制骨细胞的破坏，可长期应用。②调整内分泌而促进钙的吸收，如降钙素可减少骨质吸收，降低血循环中的钙，增加骨质中的钙含量，降钙素由于可降低血钙，所以在用降钙素时应补足钙量，起到治疗骨质疏松的作用。对防治绝经性骨质疏松，雌激素替代疗法是一种有效措施。研究发现，大豆中的某些成分，如大豆皂苷、大豆异黄酮等物质具有雌激素样作用，可与雌激素竞争受体，同时可避免雌激素的不良反应。因此，中老年妇女经常摄入大豆及其制品可减缓骨丢失，防止骨质疏松。

（三）保健食品的安全性评价

由于保健食品不必在医生指导下食用，因此其安全性评价非常重要，是确保人群食用安全的前提。每一种保健食品必须有明确的配方和原料的质量要求，有明确的保健功能，还要有功效成分的含量以及功效成分的稳定性实验数据等，以保证食用产品安全性。对保健食品的安全性评价应严格按照卫生部《食品安全性毒理学评价程序和方法》进行。该方法主要对食品生产、加工、包藏、运输和销售过程中使用的化学和生物物质，以及在这些过程中产生和污染的有害物质、食物新资源及其成分和新资源食品的安全性作出评价。对不同保健食品选择毒性试验的原则要求不同。食品安全性毒理学评价试验的四个阶段：第一阶段：急性毒性试验。包括急性毒性（LD50）、联合急性毒性和一次最大耐受量实验。第二阶段：遗传毒性试验，30 天喂养试验，传统致畸试验。第三阶段：亚慢性毒性试验（90 天喂养试验）、繁殖试验和代谢试验。第四阶段：慢性毒性试验（包括致癌试验）。

第四章　合理营养与平衡膳食

人类食物的种类虽多，除母乳以外，任何单一食物都不能在质和量上满足人体对营养素的需要。因此，将不同种类的食物合理搭配，来满足机体对各种营养素的需求称为合理营养。通常将这种全面达到营养要求的膳食称为合理膳食或平衡膳食。平衡膳食是合理营养的核心。

第一节　合理营养和平衡膳食的基本要求

一、合理营养的基本要求

（一）膳食中提供的能量和各种营养素符合人体需要

中国营养学会 2000 年公布的 DRIs（膳食营养素参考摄入量）中确定了不同人群膳食中能量和各种营养素的推荐摄入量和参考摄入量，可作为个体膳食营养素摄入量的目标。

（二）食物的选择与调配

各类食物的营养价值不同，任何一种天然食物都不能提供人体所需的全部营养素。因此，适宜的膳食必须由多种食物组成，各类食物在膳食中应占适当的比例，合理调配，组成平衡膳食。通常将食物分成五大类。

1. 谷类和薯类　主要提供糖类、蛋白质、膳食纤维及 B 族维生素，也是膳食中能量的主要来源。

2. 动物性食品　包括肉、禽、蛋、鱼、奶等，主要提供蛋白质、脂肪、矿物质、维生素 A 和 B 族维生素。

3. 大豆及其制品　主要提供蛋白质、脂肪、膳食纤维、矿物质和 B 族维生素。

4. 蔬菜、水果　主要提供膳食纤维、矿物质、维生素 C 和胡萝卜素。

5. 纯能量食品　包括各类油脂、糖类和酒类，主要提供能量。植物油还可提供维生素 E 和必需脂肪酸。

这五大类食物均应按需适量摄取，在各类食物中应尽可能地选择不同的品种，以达到食物多样化和营养素供给平衡的目的，特别是蔬菜应多选用一些绿色或其他深色蔬菜，以补充人体所需要胡萝卜素和无机盐。

（三）合理的烹调方式

1. 烹调的目的和作用　食物经过烹调加工，可以改善色、香、味等感官性状。同时促进营养成分分解，使其更容易被人体消化吸收。烹调加热还能杀灭食品中存在的有害微生物和寄生虫卵，提高食品的安全性。但烹调过程中也会造成某些营养素的破坏和损失，降低食物的营养价值。

2. 烹调过程中营养素的损失

（1）粮食 大米在淘洗过程中可损失维生素 B_1 30%～60%，维生素 B_2 和尼克酸 20%～25%，矿物质70%，淘米时搓洗次数越多，浸泡时间越长，各种营养素损失越多。制作捞饭时将米煮至半熟后捞出再蒸，如米汤丢弃不吃，将造成 B 族维生素大量损失。煮面条也有部分营养素溶于汤内。熬粥和做馒头时加碱可使维生素 B_1、B_2 大量破坏，炸油条由于加碱和高温，可以使维生素 B_1 全部破坏。

（2）蔬菜 烹调前清洗方法不当，如先切后洗或在水中浸泡时间过长，可造成水溶性维生素和无机盐的损失。切好的蔬菜放置时间过长，维生素 C 被氧化破坏。如果将烫过的蔬菜挤去菜汁再炒，维生素 C 可损失80%。烹调加热可造成维生素不同程度的损失，加热时间越长，损失越多。烹调时加碱可保持蔬菜碧绿的颜色，但维生素 B_1、B_2 和维生素 C 被大量破坏。使用铜制的炊具能促使维生素 C 氧化破坏。

（3）动物性食品 肉、鱼、蛋等动物性食品烹调过程中营养素损失较少，采用炖、煮等方法时，部分营养素溶于汤汁中，但一般多连汤食用，不会丢失。

3. 减少营养素烹调损失的措施

（1）淘米时不要用力搓洗，煮饭时尽量不丢弃米汤。

（2）熬粥和制作面食时不要加碱。

（3）蔬菜应先洗后切，切好后要尽快烹调。炒菜时宜用急火快炒，现炒现吃，避免重复加热。

（4）烹调时加入适量淀粉除了使汤汁浓厚外，对维生素 C 还有保护作用，可减少其氧化破坏。

（5）尽量用铁锅或铝锅，避免使用铜制炊具。

* *

微波加热的特点如下。①加热速度快：微波加热不需要热传导，微波可以穿透食品物料内部，加热时间仅需传统加热方法的1/100～1/10。②低温灭菌，保持营养：微波加热是通过热效应与非热效应（生物效应）共同作用灭菌，具有低温、短时灭菌的特点，不仅安全可靠，而且营养素及色、香、味损失较少，有利于保持食品中的维生素 C 和氨基酸。③加热均匀性好：由于微波加热是内部加热，因此无论食品物料的形状如何，都能均匀渗透微波，产生热量，具有自动平衡的性能，可避免外焦内生、外干内湿现象。④加热易于瞬间控制：微波加热可以立即发热和升温，易于瞬间控制。⑤节能高效：微波加热室是个金属制造的封闭的空腔，加热时微波不能外泄，外部散热损失少，因此加热效率高。

* *

（四）合理的膳食制度和饮食习惯

膳食制度包括每日餐次、间隔时间和各餐食物的分配比例。合理的膳食制度应与日常生活、工作制度和人体的生理需要相适应。并有利于食物中营养素的消化、吸收和利用。

1. 每日餐次和间隔时间 按照我国人民的生活习惯。一日三餐比较合理。两餐之间的间隔时间应与胃肠道的消化功能相适应。一般混合膳食在胃中停留的时间 4～5 小时，两餐和间隔时间太长将引起明显的饥饿感,甚至血糖降低,影响工作效率。过短又会因胃未排空,消化器官尚未得到很好的休息而食欲不振,影响食物的消化吸收。因此,两餐间隔的时间一般以 4~6 小时为宜。

2. 各餐能量的分配 各餐能量的分配要适应人体生理状况和工作需要。一般早餐应占全日总能量的 25%~30%,午餐占 35%~40%,晚餐占 30%~35%。幼儿和中小学生可适当增加进餐次数,各餐能量的分配也可适当调整。

3. 饮食习惯 合理膳食要求养成良好的饮食习惯,如三餐定时定量,吃饭时细嚼慢咽,不挑食、偏食。更不能暴饮暴食。

二、平衡膳食的基本要求

1. 食物品种多样 数量充足的平衡膳食必须包括五大类食物,即谷类及薯类、动物性食物、豆类及其制品、蔬菜水果类、纯能量食物。如果经常换用同类食物中的各种食品,每日食物达 20 种以上,就基本符合要求。

2. 能量来源比例合理 首先能量的食物来源构成要合理,一般谷类应占 60%~70%,薯类占 5%~10%,豆类占 5%,动物性食物占 20%~25%;其次三大供能营养素的比例要合理,糖类、蛋白质、脂肪的摄入量应各占供能总量的 60%~70%、10%~15%、20%~25%。

3. 蛋白质来源组成合理 膳食中优质蛋白(即动物性蛋白质和豆类蛋白)和其他种类的蛋白质各占 50% 为宜,至少要分别占 1/3 和 2/3。理想的膳食蛋白质应包括比例合理的 9 种必需氨基酸,全蛋和奶是最好的氨基酸平衡食品。

4. 脂肪来源组成合理 膳食中植物性脂肪和动物性脂肪的摄入量比例应为 3:2,以保证必需脂肪酸的供给量。饱和脂肪酸不应超过总能量的 10%。

5. 其他营养素的来源与摄入量合理 膳食蛋白质中的氮、钙、磷含量应有适宜比例,各种维生素之间应保持平衡,均以达到营养素参考摄入量标准为宜。钙、铁等矿物质除满足供给量以外,还要注意其来源与吸收率。膳食中应保证有 1/3 的天然维生素 A,不能完全依靠胡萝卜素的转化。维生素 A 和维生素 B,较易发生供给量不足,应予特别重视。维生素 C 在食物中原有的含量是充足的,但往往因烹调而损失,致使实际摄入量不足。

第二节 中国居民膳食指南与平衡膳食宝塔

2008 年年初,卫生部公布了新版《中国居民膳食指南》(2007),旨在为居民提供最根本、最准确的健康膳食资讯,指导居民合理营养、保持健康。《中国居民膳食指南》(2007)由一般人群膳食指南、特定人群膳食指南和平衡膳食宝塔三部分组成。

一、一般人群膳食指南

一般人群膳食指南共有 10 条,适用于 6 岁以上的正常人群。

(一)食物多样,谷类为主,粗细搭配

人类的食物是多种多样的。各种食物所含的营养成分不完全相同,每种食物都至少可

提供一种营养物质。所谓"食物多样"是指在掌握以谷物为主的原则下，适当兼顾其他营养素的摄入。

谷类食物是中国传统膳食的主体，是人体能量的主要来源。以"谷类为主"是平衡膳食的基本保障。提倡谷类为主，即强调膳食中谷类食物应是提供能量的主要来源，应达到一半以上，以谷类为主的膳食模式既可提供充足的能量，又可避免摄入过多的脂肪及含脂肪较高的动物性食物，有利于预防相关慢性病的发生。《中国居民膳食指南》（2007）指出，要坚持谷类为主，应保持每天膳食中有适量的谷类食物，一般成年人每天要摄入250～400g为宜。

粗细搭配含有两层意思：一是要适当多吃一些传统上的粗粮，即相对于大米、白面这些细粮以外的谷类及杂豆，包括小米、高粱、玉米、荞麦、燕麦、红小豆、绿豆、芸豆等每天最好能吃50～100g；二是针对目前谷类消费的主体是加工精度高的大米白面，要适当吃一些加工精度低的米面。

（二）多吃蔬菜水果和薯类

新鲜蔬菜水果是人类平衡膳食的重要组成部分，也是我国传统膳食重要特点之一。蔬菜水果能量低，是维生素、矿物质、膳食纤维和植物化学物质的重要来源。薯类含有丰富的淀粉、膳食纤维以及多种维生素和矿物质。富含蔬菜、水果和薯类的膳食对保持身体健康，保持肠道正常功能，提高免疫力，降低患肥胖、糖尿病、高血压等慢性疾病风险具有重要作用。推荐我国成年人每天吃蔬菜300～500g，水果200～400g，并注意增加薯类的摄入。

蔬菜的品种很多，不同蔬菜的营养价值相差很大，只有选择不同品种的蔬菜合理搭配才有利于健康。建议每天摄入多种蔬菜300～500g。首先鼓励选择新鲜和应季蔬菜，以免储存时间过长，造成一些营养物质的流失。另外在条件允许的情况下，尽可能选择多种蔬菜食用。鉴于深色蔬菜的营养优势，应特别注意摄入深色蔬菜，使其占到蔬菜总摄入量的一半，还要注意增加十字花科蔬菜、菌藻类食物的摄入。腌菜和酱菜含盐较多，维生素损失较大，应少吃。吃马铃薯、芋头、莲藕、山药等含淀粉较多的蔬菜时，要适当减少主食，以避免能量摄入过多。

尽管蔬菜和水果在营养成分和健康效应方面有很多相似之处，但它们毕竟是两类不同的食物养价值各有特点。一般来说，蔬菜品种远远多于水果。而且多数蔬菜（特别是深色蔬菜）的维生素、矿物质、膳食纤维和植物化学物质的含量高于水果，故水果不能代替蔬菜。在膳食中，水果可补充蔬菜摄入的不足。水果中的糖类、有机酸和芳香物质比蔬菜多，且水果食用前不用加热，其营养成分不受烹调因素影响，故蔬菜也不能代替水果。推荐每餐有蔬菜、每日吃水果。

（三）每天吃奶类、大豆或其制品

奶类营养成分齐全，组成比例适宜，容易消化吸收。奶类除含丰富的优质蛋白质和维生素外，含钙量较高，且利用率也很高，是膳食钙质的极好来源。各年龄人群适当多饮奶有利于骨健康，建议每人每天平均饮奶300ml。饮奶量多或有高血脂和超重肥胖倾向者应选择低脂、脱脂奶。

大豆含丰富的优质蛋白质、必需脂肪酸、多种维生素和膳食纤维，且含有磷脂、低聚糖，以及异黄酮、植物固醇等多种植物化学物质。应适当多吃大豆及其制品，建议每人每天摄入 30～50g 大豆或相当量的豆制品。

（四）常吃适量的鱼、禽、蛋和瘦肉

鱼、禽、蛋和瘦肉均属于动物性食物，是人类优质蛋白、脂类、脂溶性维生素、B 族维生素和矿物质的良好来源，是平衡膳食的重要组成部分。瘦畜肉铁含量高且利用率好。鱼类脂肪含量一般较低，且含有较多的多不饱和脂肪酸；禽类脂肪含量也较低，且不饱和脂肪酸含量较高；蛋类富含优质蛋白质，各种营养成分比较齐全，是很经济的优质蛋白质来源。

目前我国部分城市居民食用动物性食物较多，尤其是食入的猪肉过多。应适当多吃鱼、禽肉，减少猪肉摄入。相当一部分城市和多数农村居民平均吃动物性食物的量还不够，还应适当增加。推荐成人每日摄入量：鱼虾类 50～100g，畜禽肉类 50～75g 蛋类 25～50g。动物性食物一般都含有一定量的饱和脂肪和胆固醇，摄入过多可能增加患心血管病的危险性。

（五）减少烹调油用量，吃清淡少盐膳食

脂肪是人体能量的重要来源之一，并可提供必需脂肪酸，有利于脂溶性维生素的消化吸收，但是脂肪摄入过多是引起肥胖、高血脂、动脉粥样硬化等多种慢性疾病的危险因素之一。膳食盐的摄入量过高与高血压的患病率密切相关。食用油和食盐摄入过多是我国城乡居民共同存在的营养问题。为此，建议我国居民应养成吃清淡少盐膳食的习惯，即膳食不要太油腻，不要太咸，不要摄食过多的动物性食物和油炸、烟熏、腌制食物。建议每人每天烹调油用量不超过 25g 或 30g；食盐摄入量不超过 6g，包括酱油、酱菜、酱中的食盐量。

（六）食不过量，天天运动，保持健康体重

进食量和运动是保持健康体重的两个主要因素，食物提供人体能量，运动消耗能量。如果进食量过大而运动量不足，多余的能量就会在体内以脂肪的形式积存下来，增加体重，造成超重或肥胖；相反若食量不足，可由于能量不足引起体重过低或消瘦。正常生理状态下，食欲可以有效控制进食量，不过有些人食欲调节不敏感，满足食欲的进食量常常超过实际需要。食不过量对他们意味着少吃几口，不要每顿饭都吃到十成饱。由于生活方式的改变，人们的身体活动减少，目前我国大多数成年人体力活动不足或缺乏体育锻炼，应改变久坐少动的不良生活方式，养成天天运动的习惯，坚持每天多做一些消耗能量的活动。建议成年人每天进行累计相当于 6000 步以上的身体活动，如果身体条件允许，最好每天进行 30 分钟中等强度的运动。

（七）三餐分配要合理，零食要适当

合理安排一日三餐的时间及食量，进餐定时定量。早餐提供的能量应占全天总能量的 25%～30%，午餐应占 30%～40%，晚餐应占 30%～40%，可根据职业、劳动强度和生活习惯进行适当调整。一般情况下，早餐安排在 6:30～8:30，午餐在 11:30～13:30，晚餐在 18:00～20:00 进行为宜。要天天吃早餐并保证其营养充足，午餐要吃好，晚餐要适量。

不暴饮暴食，不经常在外就餐，尽可能与家人共同进餐，并营造轻松愉快的就餐氛围。零食作为一日三餐之外的营养补充，可以合理选用，但来自零食的能量应计入全天能量摄入之中。

合理选择零食，要遵循以下原则。①根据个人的身体情况及正餐的摄入状况选择适合个人的零食，如果三餐能量摄入不足，可选择富含能量的零食加以补充。对于需要控制能量摄入的人，含糖或含脂肪较多的食品属于限制选择的零食，应尽量少吃。如果三餐蔬菜、水果摄入不足，应选择蔬菜、水果作为零食。②一般说来，应选择营养价值高的零食，如水果、奶制品、坚果等，所提供的营养素，可作为正餐之外的一种补充。③应选择合适的时间。两餐之间可适当吃些零食，以不影响正餐食欲为宜。晚餐后 2～3 小时也可吃些零食，但睡前半小时不宜再进食。

（八）每天足量饮水，合理选择饮料

水是膳食的重要组成部分，是一切生命必需的物质，在生命活动中发挥着重要功能。饮水不足或过多都会对人体健康带来危害。饮水应少量多次，要主动，不要感到口渴时再喝水。饮水最好选择白开水。一般来说，健康成年人每天需要水 2500ml 左右。在温和气候条件下生活的轻体力活动的成年人每日最少饮水 1200ml（约 6 杯）。在高温或强体力劳动的条件下，应适当增加。

饮料多种多样，需要合理选择，如乳饮料和纯果汁饮料含有一定量的营养素和有益膳食成分，适量饮用可以作为膳食的补充。有些饮料添加了一定的矿物质和维生素，适合热天户外活动和运动后饮用。有些饮料只含糖和香精香料，营养价值不高。有些人尤其是儿童青少年，每天喝大量含糖的饮料代替喝水，是一种不健康的习惯，应当改正。

（九）如饮酒应限量

在节假日、喜庆和交际的场合，人们饮酒是一种习俗。高度酒含能量高，白酒基本上是纯能量食物，不含其他营养素。无节制的饮酒，会使食欲下降，食物摄入量减少，以致发生多种营养素缺乏、急慢性酒精中毒、酒精性脂肪肝，严重时还会造成酒精性肝硬化。过量饮酒还会增加患高血压、脑卒中等疾病的危险；并可导致事故及暴力的增加，对个人健康和社会安定都是有害的，应该严禁酗酒。另外饮酒还会增加患某些癌症的危险。若饮酒尽可能饮用低度酒，并控制在适当的限量以下，建议成年男性一天饮用酒的酒精量不超过 25g，成年女性一天饮用酒的酒精量不超过 15g。孕妇和儿童青少年应忌酒。

（十）吃新鲜卫生的食物

食物放置时间过长就会引起变质，可能产生对人体有毒有害的物质。另外，食物中还可能含有或混入各种有害因素，如致病微生物、寄生虫和有毒化学物等。吃新鲜卫生的食物是防止食源性疾病、实现食品安全的根本措施。正确采购食物是保证食物新鲜卫生的第一关。烟熏食品及有些加色食品可能含有苯并芘或亚硝酸盐等有害成分，不宜多吃。食物合理储藏可以保持新鲜，避免受到污染。高温加热能杀灭食物中大部分微生物，延长保存时间；冷藏温度常为 4～8℃，只适于短期贮藏；而冻藏温度低达 −12 ～ −23℃，可保持食物新鲜，适于长期贮藏。烹调加工过程是保证食物卫生安全的一个重要环节。需要注意保持良好的个人卫生以及食物加工环境和用具的洁净，避免食物烹调时的交叉污染。食物

腌制要注意加足食盐，避免高温环境。有一些动物或植物性食物含有天然毒素，为了避免误食中毒，一方面需要学会鉴别这些食物，另一方面应了解对不同食物去除毒素的具体方法。

二、婴幼儿及学龄前儿童膳食指南

胎儿和婴幼儿时期的营养与健康状况关系到成人慢性病的发生发展。因此，对婴幼儿进行科学喂养和学龄前儿童合理膳食的指导，将有助于顺利成功地过渡到进食成人食物阶段。

（一）0~6月龄婴儿喂养指南

出生后6个月内最理想的是食品是母乳，只要能坚持母乳喂养，婴儿就能正常发育。由于种种原因不能母乳喂养的婴儿，应首先选择配方奶粉喂养，不宜用非婴儿配方奶粉或液态奶喂养。

1. 纯母乳喂养　母乳是6个月龄之内婴儿最理想的天然食品。母乳所含的营养物质齐全，各种营养素之间比例合理，含有多种免疫活性物质，非常适合于身体快速生长发育、生理功能尚未完全发育成熟的婴儿。母乳喂养也有利于增进母子感情，使母亲能悉心护理婴儿，并可促进母体的复原。同时，母乳喂养经济、安全又方便，不易发生过敏反应。因此，应首选用纯母乳喂养婴儿。纯母乳喂养能满足6个月龄以内婴儿所需要的全部液体、能量和营养素。

应按需喂奶，每天可以喂奶6~8次以上。最少坚持完全纯母乳喂养6个月，从6个月龄开始添加辅食的同时，应继续给予母乳喂养，最好能到2岁。在4~6个月龄以前，如果婴儿体重不能达到标准体重时，需要增加母乳喂养次数。

2. 产后尽早开奶，初乳营养最好　在分娩后7天内，乳母分泌的乳汁呈淡黄色，质地黏稠，称之为初乳；之后第8~14天的乳汁称为过渡乳，两周后为成熟乳。初乳对婴儿十分珍贵。其特点是蛋白质含量高，含有丰富的免疫活性物质，对婴儿防御感染及初级免疫系统的建立十分重要。初乳中微量元素、长链多不饱和脂肪酸等营养素比成熟乳要高得多。初乳也有通便的作用，可以清理初生儿的肠道和胎便。因此，应尽早开奶，产后30分钟即可喂奶。尽早开奶可减轻婴儿生理性黄疸、生理性体重下降和低血糖的发生。

3. 尽早抱婴儿到户外活动或适当补充维生素 D　母乳中维生素 D 含量较低，家长应尽早抱婴儿到户外活动，适宜的阳光会促进皮肤维生素 D 的合成；也可适当补充富含维生素 D 的制剂，尤其在寒冷的北方冬春季和南方的梅雨季节，这种补充对预防维生素 D 缺乏尤为重要。

4. 给新生儿和 1~6 月龄婴儿及时补充适量维生素 K　由于母乳中维生素 K 含量低，为了预防新生儿和 1~6 月龄婴儿维生素 K 缺乏相关的出血性疾病，应在指导下注意及时给新生儿和 1~6 月龄婴儿补充维生素 K。

5. 不能用纯母乳喂养时，宜首选婴儿配方食品喂养　由于种种原因，不能用纯母乳喂养婴儿时，如乳母患有传染性疾病、精神障碍、乳汁分泌不足或无乳计分泌等，建议首选适合于 0~6 月龄婴儿的配方奶粉喂养，不宜直接用普通液态奶、成人奶粉、蛋白粉等喂养婴儿。婴儿配方食品是随食品工业和营养学的发展而产生的除了母乳外，适合 0~6

月龄婴儿生长发育需要的食品，人类通过不断对母乳成分、结构及功能等方面进行的研究，以母乳为蓝本对动物乳进行改造，调整了其营养成分的构成和含量，添加了多种微量营养素，使其产品的性能成分及含量基本接近母乳。

（二）6～12月龄婴儿喂养指南

婴儿6月龄后，在母乳喂养的基础上，应逐步地、小心地为婴儿添加辅助食品，以补充其营养需要，并且使婴儿逐步地适应母乳以外的食物，包括不同的食物性状，接受咀嚼和吞咽的训练等，在这个过程中，母乳仍然是主要的。

1. 奶类优先，继续母乳喂养　奶类应是6～12月龄营养需要的主要来源，建议每天应首先保证600～800ml的奶量，以保证婴儿正常体格和智力发育。母乳仍是婴儿的首选食品，建议6～12月龄的婴儿继续母乳喂养，如母乳不能满足婴儿需要时，可使用较大婴儿配方奶予以补充。对于不能用母乳喂养的6～12月龄婴儿，亦建议选择较大婴儿配方奶。

2. 及时合理添加辅食　从6月龄开始，需要逐渐给婴儿补充一些非乳类食物，包括果汁、菜汁等液体食物，米粉、果泥、菜泥等泥糊状食物以及软饭、烂面，切成小块的水果、蔬菜等固体食物，这一类食物被称为辅助食品，简称为"辅食"。添加辅食的顺序为：首先添加谷类食物（如婴儿营养米粉），其次添加蔬菜汁（蔬菜泥）和水果汁（水果泥）、动物性食物（如蛋羹、鱼、禽、畜肉泥等）。建议动物性食物添加的顺序为：蛋黄泥、鱼泥（剔净骨和刺）、全蛋（如蒸蛋羹）、肉末。

辅食添加的原则是：每次添加一种新食物，由少到多、由稀到稠循序渐进；逐渐增加辅食种类，由泥糊状食物逐渐过渡到固体食物。建议从6月龄时开始添加泥糊状食物（如米糊、菜泥、果泥、蛋黄泥、鱼泥等），7～9月龄时可由泥糊状食物逐渐过渡到可咀嚼的软固体食物（如烂面、碎菜、全蛋、肉末），10～12月龄时，大多数婴儿可逐渐转为以进食固体食物为主的膳食。

3. 尝试多种多样的食物，膳食少糖、无盐、不加调味剂　婴儿6月龄时，每餐的安排可逐渐开始尝试搭配谷类、蔬菜、动物性食物，每天应安排有水果。应让婴儿逐渐开始尝试和熟悉多种多样的食物，特别是蔬菜类，可逐渐过渡到除奶类外由其他食物组成的单独餐。随着月龄的增加，也应根据婴儿需要，增加食物品种和数量，调整进餐次数，可逐渐增加到每天三餐（不包括乳类进餐次数）。限制果汁的摄入量或避免提供低营养价值的饮料，以免影响进食量。制作辅食时应尽可能少糖、不放盐、不加调味品，但可添加少量食用油。

4. 逐渐让婴儿自己进食，培养良好的进食行为　建议用小勺给婴儿喂食物，对于7～8月龄的婴儿，应允许其自己用手握或抓食物吃，到10～12月龄时鼓励婴儿自己用勺进食，这样可锻炼婴儿手眼协调功能，促进精细动作的发育。

5. 定期监测生长发育状况　身长和体重等生长发育指标反映了婴儿的营养状况，对6～12月龄婴儿仍应每个月进行定期的测量。

6. 注意饮食卫生　膳食制作和进餐环境要卫生，餐具要彻底清洗消毒，食物应合理储存以防腐败变质，严把"病从口入"关，预防食物中毒。给婴儿的辅食应根据需要现制现食，剩下的食物不宜存放，要弃掉。

（三）1～3 岁幼儿喂养指南

1～3 岁的幼儿正处在快速生长发育时期，对各种营养素的需求相对较高，同时幼儿机体各项生理功能也在逐步发育完善，但是对外界不良刺激的防御性能仍然较差，因此对于幼儿膳食安排，不能完全与成人相同，需要特别关照。

1. 继续给予母乳喂养或其他乳制品，逐步过渡到食物多样　可继续给予母乳喂养直至到 2 岁（24 月龄），或每日给予不少于相当于 350ml 液体奶的幼儿配方奶粉，但是不宜直接用普通液态奶、成人奶粉或大豆蛋白粉等。建议首选适当的幼儿配方奶粉，或给予强化了铁、维生素 A 等多种微量营养素的食品。因条件所限，不能采用幼儿配方奶粉者，可将液态奶稀释，或与淀粉、蔗糖类食物调制，喂给幼儿。如果有而不能摄入适量的奶制品时，需要通过其他途径补充优质蛋白质和钙质。可用 100g 左右的鸡蛋（约 2 个）经适当加工来代替，如蒸蛋羹等。当幼儿满 2 岁时，可逐渐停止母乳喂养，但是每天应继续提供幼儿配方奶粉或其他的乳制品。同时，应根据幼儿的牙齿发育情况，适时增加细、软、烂的膳食，种类不断丰富，数量不断增加，逐渐向食物多样过渡。

2. 选择营养丰富、易消化的食物　幼儿食物的选择应根据营养全面丰富、易于消化的原则，应充分考虑满足能量需要，增加优质蛋白质的摄入，以保证幼儿生长发育的需要；增加铁质的供应，以避免铁缺乏和缺铁性贫血的发生。鱼类脂肪有利于儿童神经系统发育，可适当选用鱼虾类食物，尤其是海鱼类。对于 1～3 岁幼儿，应每月选用猪肝 75g（1.5 两），或鸡肝 50g（1 两），或羊肝 25g，做成肝泥，分次食用，以增加维生素 A 的摄入量。不宜直接给幼儿食用坚硬的食物、易误吸入器官的硬壳果类（如花生）、腌制食品和油炸类食品。

3. 采用适宜的烹调方式，单独加工制作膳食　幼儿膳食应专门单独加工、烹制，并选用合适的烹调方式和加工方式。应将食物切碎煮烂，易于幼儿咀嚼、吞咽和消化，特别注意要完全去除皮、骨、刺、核等；大豆、花生等硬果类食物，应先磨碎，制成泥湖浆等状态进食；烹调方法上，应采用蒸、煮、炖、煨等烹调方式，不宜采用油炸、烤、烙等方式。口味以清淡为好，不应过咸，更不宜食辛辣刺激性食物，尽可能少用或不用含味精或鸡精、色素、糖精的调味品。要注意花样品种的交替更换，以利于幼儿保持对进食的兴趣。

4. 在良好环境下规律进餐，重视良好饮食习惯的培养　幼儿饮食要一日 5～6 餐，即一天进主食 3 次，上下午两主餐之间各安排以奶类、水果和其他细软面食为内容的加餐，晚饭后也可加餐或零食，但睡前应忌食舔食，以预防龋齿。

要重视幼儿饮食习惯的培养，饮食安排上要逐渐做到定时、适量、有规律地进餐，不随意改变幼儿的进餐时间和进餐量；鼓励和安排较大幼儿与家人一同进餐，以利于幼儿日后能更好地接受家庭膳食；培养孩子集中精力进食，停止其他活动；家长应以身作则，用良好的饮食习惯影响幼儿，使幼儿避免出现偏食、挑食的不良习惯。

要创造良好的进餐环境，进餐场所要安静愉悦，餐桌椅、餐具可适当儿童化，鼓励、引导和教育儿童使用匙、筷等自主进餐。

5. 鼓励幼儿多做户外游戏与活动，合理安排零食，避免过瘦与肥胖　由于奶类和普通食物中维生素 D 含量十分有限，幼儿单纯依靠普通膳食难以满足维生素 D 需要量。适宜的日光照射可促进儿童皮肤中维生素 D 的形成，对儿童钙质吸收和骨骼发育具有重要意义。每日安排幼儿 1～2 小时的户外游戏与活动，既可接受日光照射，促进皮肤中维生素 D 的形成和钙质吸收，又可以通过体力活动实现对幼儿体能、智能的锻炼培养和维持能量平衡。

正确选择零食品种，合理安排零食时机，使之既可增加儿童对饮食的兴趣，并有利于能量补充，又可避免影响主餐食欲和进食量。应以水果、乳制品等营养丰富的食物为主，给予零食的数量和时机以不影响幼儿主餐食欲为宜。应控制纯能量类零食的食用量，如果糖、甜饮料等含糖高的食物。鼓励儿童参加适度的活动和游戏，有利于维持儿童能量平衡，使儿童保持合理体重增长，避免儿童瘦弱、超重和肥胖。

6. 每天足量饮水，少喝含糖高的饮料　水是人体必需的营养素，是人体结构、代谢和功能的必要条件。小儿新陈代谢相对高于成人，对能量和各种营养素的需要量也相对更多，对水的需要量也更高。1～3 岁幼儿每日每千克体重约需水 125ml，全日总需水量约为 1250～2000ml。幼儿需要的水除了来自营养素在体内代谢生成的水和膳食食物所含的水分（特别是奶类、汤汁类食物含水较多）外，大约有一半的水需要通过直接饮水来满足，约 600～1000ml。幼儿的最好饮料是白开水。目前市场上许多含糖饮料和碳酸饮料含有葡萄糖、碳酸、磷酸等物质，过多地饮用这些饮料，不仅会影响孩子的食欲，使儿童容易发生龋齿，而且还会造成过多能量摄入，从而导致肥胖或营养不良等问题，不利于儿童的生长发育，应该严格控制摄入。

7. 定期监测生长发育状况　身长和体重等生长发育指标反应幼儿的营养状况，父母可在家里对幼儿进行定期测量，1～3 岁幼儿应每 2～3 个月测量 1 次。

8. 确保饮食卫生，严格餐具消毒　选择清洁不变质的食物原料，不食隔夜饭菜和不洁变质的食物，在选用半成品或者熟食时，应彻底加热后方可食用。幼儿餐具应彻底清洗和加热消毒。养护人注意个人卫生。培养幼儿养成饭前便后洗手等良好的卫生习惯，以减少肠道细菌、病毒以及寄生虫感染的机会。

因为幼儿胃肠道抵抗感染的能力极为薄弱，需要格外强调幼儿膳食的饮食卫生，减少儿童肠道细菌和病毒感染以及寄生虫感染的机会。切忌养护人用口给幼儿喂食食物的习惯。

对婴幼儿的餐具，不主张使用药物消毒，建议采用热力消毒：将餐具浸入水中煮沸 10 分钟，或者把餐具放到蒸具里，将水烧开，隔水蒸 10 分钟，就可达到消毒目的。婴儿餐具要选用耐热材料制成的，以便热力消毒。

（四）学龄前儿童的膳食指南

与婴幼儿时期相比，此期生长速度减慢，各器官持续发育并逐渐成熟。供给其生长发育所需的足够营养，帮助其建立良好的饮食习惯，为其一生建立健康膳食模式奠定坚实的基础，是学龄前儿童膳食的关键。

1. 食物多样，谷类为主　学龄前儿童正处在生长发育阶段，新陈代谢旺盛，对各种营养素的需要量相对高于成人，合理营养不仅能保证他们的正常生长发育，也可为其成年后的健康打下良好基础。人类的食物是多种多样的，各种食物所含的营养成分不完全相同，任何一种天然食物都不能提供人体所必需的全部营养素。儿童的膳食必须是由多种食物组成的平衡膳食，才能满足其各种营养素的需要，因而提倡广泛食用多种食物。

谷类食物是人体能量的主要来源，也是我国传统膳食的主体，可为儿童提供糖类、蛋白质、膳食纤维和 B 族维生素等。学龄前儿童的膳食也应该以谷类食物为主体，并适当注意粗细粮的合理搭配。

2. 多吃新鲜蔬菜和水果　应鼓励学龄前儿童适当多吃蔬菜和水果。蔬菜和水果所含的营养成分并不完全相同，不能相互替代。在制备儿童膳食时，应注意将蔬菜切小、切细以利于儿童咀嚼和吞咽，同时还要注意蔬菜水果品种、颜色和口味的变化，以引起儿童多吃蔬菜水果的兴趣。

3. 经常吃适量的鱼、禽、蛋、瘦肉　鱼、禽、蛋、瘦肉等动物性食物是优质蛋白质、脂溶性维生素和矿物质的良好来源。动物蛋白的氨基酸组成更适合人体需要，且赖氨酸含量较高，有利于补充植物蛋白中赖氨酸的不足。肉类中铁的利用较好，鱼类特别是海产鱼所含不饱和脂肪酸有利于儿童神经系统的发育。动物肝脏含维生素 A 极为丰富，还富含维生素 B_2、叶酸等。我国农村还有相当数量的学龄前儿童平均动物性食物的消费量还很低，应适当增加摄入量，但是部分大城市学龄前儿童膳食中优质蛋白比例已满足需要甚至过多，同时膳食中饱和脂肪的摄入量较高，谷类和蔬菜的消费量明显不足，这对儿童的健康不利。鱼、禽、瘦肉等含蛋白质较高、饱和脂肪较低，建议儿童可经常吃这类食物。

铁缺乏引起缺铁性贫血是儿童期最常见的疾病。学龄前儿童铁缺乏有如下几方面的原因：①儿童生长发育快，需要的铁较多，每千克体重约需要 1mg 的铁；②儿童与成人不同，内源性可利用的铁较少，其需要的铁更多依赖食物铁的补充；③学龄前儿童的膳食中奶类食物仍占较大比重。其他富含铁的食物较少、也是易发生铁缺乏和缺铁性贫血的原因。

学龄前儿童铁的适宜摄入量为 12mg/d，动物性食品中的血红素铁吸收率一般在 10% 或以上。动物肝脏、动物血、瘦肉是铁的良好来源。膳食中丰富的维生素 C 可促进铁吸收。

4. 每天饮奶，常吃大豆及其制品　奶类是一种营养成分齐全、组成比例适宜、易消化吸收、营养价值很高的天然食品。除含有丰富的优质蛋白质、维生素 A、核黄素外，含钙量较高，且利用率也很好，是天然钙质的极好来源。儿童摄入充足的钙有助于增加骨密度，从而延缓其成年后发生骨质疏松的年龄。目前我国居民膳食提供的钙普遍偏低，因此，对处于快速生长发育阶段的学龄前儿童，应鼓励每日饮奶。

大豆是我国的传统食品，含丰富的优质蛋白质、不饱和脂肪酸、钙及维生素 B_1、维生素 B_2、烟酸等。为提高农村儿童的蛋白质摄入量及避免城市中由于过多消费肉类带来的不利影响，建议常吃大豆及其制品。

学龄前儿童每日平均骨骼钙储留量为 100 ~ 150mg，学龄前儿童钙的适宜摄入量为 800mg/d。奶及奶制品钙含量车富，吸收率高，是儿童最理想的钙来源。每日饮用300 ~ 600ml 牛奶，可保证学龄前儿童钙摄入量达到适宜水平。豆类及其制品尤其是大豆、黑豆含钙也较丰富，芝麻、小虾皮、小鱼、海带等也含有一定的钙。

5. 膳食清淡少盐，正确选择零禽，少喝含糖高的饮料　在为学龄前儿童烹调加工食物时，应尽可能保持食物的原汁原味，让孩子首先品尝和接纳各种食物的自然味道。为了保护儿童较敏感的消化系统，避免干扰或影响儿童对食物本身的感知和喜好、食物的正确选择和膳食多样的实现、预防偏食和挑食的不良饮食习惯，儿童的膳食应清淡、少盐、少油脂，并避免添加辛辣等刺激性物质和调味品。

学龄前儿童胃容量小，肝脏中糖原储存量少，又活泼好动，容易饥饿。应通过适当增加餐次来适应学龄前儿童的消化功能特点，以一日"三餐两点"制为宜。各餐营养素和能量合理分配，早中晚正餐之间加适量的加餐食物，既保证了营养需要。又不增加胃肠道负担。通常情况下，三餐能量分配中，早餐提供的能量约占30%（包括上午10点的加餐），午餐提供的能量约占一日的40%（含下午3点的午点），晚餐提供的能量约占一日的30%（含晚上8点的少量水果、牛奶等）。

零食是学龄前儿童饮食中的重要内容，应予以科学的认识和合理的选择。一日三餐两点之外添加的食物属于零食，用以补充能量和营养素的不足。零食品种、进食量以及进食时间是需要特别考虑的问题。在零食选择时，建议多选用营养丰富的食品，如乳制品（液态奶、酸奶）、鲜鱼虾肉制品（尤其是海产品）、鸡蛋、豆腐或豆浆、各种新鲜蔬菜水果及坚果类食品等，少选用油炸食品、糖果、甜点等。

学龄前儿童新陈代谢旺盛，活动量多，所以营养素需要量相对比成人多。水分需要量也大。建议学龄前儿童每日饮水量为1000～1500ml。其饮料应以白开水为主。目前市场上许多含糖饮料和碳酸饮料含有葡萄糖、碳酸、磷酸等物质，过多地饮用这些饮料，不仅会影响孩子的食欲，使儿童容易发生龋齿，而且还会造成过多能量摄入，不利于儿童的健康成长。

6. 食量与体力活动要平衡，保证正常体重增长　进食量与体力活动是控制体重的两个主要因素。食物提供人体能量，而体力活动，锻炼消耗能量。如果进食量过大而活动量不足时，则合成生长所需蛋白质以外的多余能量就会在体内以脂肪的形式沉积而使体重过度增长，久之发生肥胖；相反若食量不足，活动量又过大时，可能由于能量不足而引起消瘦，造成活动能力和注意力下降。所以儿童需要保持食量与能量消耗之间的平衡。消瘦的儿童则应适当增加食量和油脂的摄入，以维持正常生长发育的需要和适宜的体重增长；肥胖的儿童应控制总进食量和高油脂食物摄入量，适当增加活动（锻炼）强度及持续时间，在保证营养素充足供应的前提下，适当控制体重的过度增长。

7. 不挑食、不偏食，培养良好饮食习惯　学龄前儿童开始具有一定的独立性活动，模仿能力强，兴趣增加，易出现饮食无规律，吃零食过多，食物过量。当受冷受热，有疾病或情绪不安定时，易影响消化功能，可能造成厌食、偏食等不良饮食习惯。所以要特别注意培养儿童良好的饮食习惯，不挑食，不偏食。

学龄前儿童是培养良好饮食行为和习惯的最重要和最关键阶段。帮助学龄前儿童养成良好的饮食习惯，需要特别注意以下方面：①合理安排饮食、一日三餐加1～2次点心，定时、定点、定量用餐；②饭前不吃糖果、不饮汽水等零食；③饭前洗手，饭后漱口，吃饭前不做剧烈运动；④养成自己吃饭的习惯，让孩子自己使用筷、匙，既可增加进食的兴趣，又可培养孩子的自信心和独立能力；⑤吃饭时专心，不边看电视或边玩边吃；⑥吃饭立细嚼慢咽，但也不能拖延时间，最好能在30分钟内吃完；⑦不要一次给孩子盛太多的饭菜，先少盛，吃完后再添，以免养成剩菜、剩饭的习惯；⑧不要吃一口饭喝一口水或经常吃汤泡饭，这样容易稀释消化液，影响消化与吸收；⑨不挑食、不偏食，在许可范围内允许孩子选择食物；⑩不宜用食物作为奖励，避免诱导孩子对某种食物产生偏好。家长和看护人应以身作则、言传身教，帮助孩子从小养成良好的饮食习惯和行为。

良好饮食习惯的形成有赖于父母和幼儿园教师的共同培养。学龄前儿童对外界好奇，易分散注意力，对食物不感兴趣。家长或看护人不应过分焦急，更不能采用威逼利诱等方式，防止孩子养成拒食的不良习惯。还应注意的是，此时儿童右侧支气管比较垂直，因此要尽量避免给他们吃花生米、干豆类等食物，以防成为异物塞入气管。此期的孩子 20 颗乳牙已出齐，饮食要供给充足的钙、维生素 D 等营养素。要教育孩子注意口腔卫生，少吃糖果等甜食，饭后漱口，睡前刷牙，预防龋齿。

8. 吃清洁卫生、未变质的食物　注意儿童的进餐卫生，包括进餐环境、餐具和供餐者的健康与卫生状况。幼儿园集体用餐要提倡分餐制，减少疾病传染的机会。不要饮用生的（未经高温消毒过的）牛奶和未煮熟的豆浆。不要吃生鸡蛋和未熟的肉类加工食品，不吃污染变质不卫生的食物。

三、儿童、青少年的膳食指南

儿童、青少年时期是一个人人格和智力发育的关键时期，也是一个人行为和生活方式形成的重要时期。儿童青少年在青春期生长速度加快，应给予充分关注。充足的营养摄入可以保证其体格和智力的正常发育，为成人时期乃至一生的健康奠定良好的基础。青春期女性的营养状况会影响下一代的健康，应特别予以关注。根据儿童青少年生长发育的特点及营养需求，在一般人群膳食指南十条基础上应注意以下四条内容。

1. 三餐定时定量，保证吃好早餐，避免盲目节食　2002 年中国居民营养与健康状况调查结果显示，一日三餐不规律、不吃早饭的现象在儿童青少年中较为突出，影响到他们的营养摄入和健康。三餐定时定量，保证吃好早餐对于儿童青少年的生长发育、学习都非常重要。还应注意不要盲目节食。

2. 吃富含铁和维生素 C 的食物　贫血是世界上最常见的一种营养缺乏病，也是当前最为人们关注的公共卫生问题之一。儿童青少年由于生长迅速，铁需要量增加，女孩加之月经来潮后的生理性铁丢失，更易发生贫血。即使轻度的缺铁性贫血，也会对儿童青少年的生长发育和健康产生不良影响，造成儿童青少年体力、身体抵抗力以及学习能力的下降。为了预防贫血的发生，儿童青少年应注意饮食多样化，注意调换食物品种，经常吃含铁丰富的食物。维生素 C 可以显著增加膳食中铁的消化吸收率，儿童青少年每天的膳食均应含有新鲜的蔬菜水果等维生素 C 含量丰富的食物。

3. 每天进行充足的户外运动　儿童青少年每天进行充足的户外运动，能够增强体质和耐力；提高机体各部位的柔韧性和协调性；保持健康体重，预防和控制肥胖；对某些慢性病也有一定的预防作用。户外运动还能接受一定量的紫外线照射，有利于体内维生素 D 的合成，保证骨骼的健康发育。

4. 不抽烟、不饮酒　儿童青少年正处于迅速生长发育阶段，身体各系统、器官还未成熟，神经系统、内分泌功能、免疫功能等尚不十分稳定，对外界不利因素和刺激的抵抗力都比较差，因而，抽烟和饮酒对儿童青少年的不利影响远远超过成年人。另外，儿童青少年的吸烟和饮酒行为还直接关系到其成人后的行为。因此，儿童青少年应养成不吸烟、不饮酒的好习惯。

四、孕期妇女和哺乳期妇女膳食指南

按妊娠的生理过程及营养需要特点，孕妇膳食指南分为孕前期（孕前3~6月）、孕早期（孕1~12周）和孕中（孕前13~27周）末期（孕28周~分娩）三部分。

（一）孕前期妇女膳食指南

合理膳食和均衡营养是成功妊娠所必需的物质基础。为降低出生缺陷、提高生育质量、保证妊娠的成功，夫妻双方都应做好孕前的营养准备。育龄妇女在计划妊娠前3~6个月应该接受特别的膳食和健康生活方式指导，调整自身的营养、健康状况和生活习惯，使之尽可能都达到最佳状态以利于妊娠的成功。在一般人群膳食指南十条基础上，孕前期妇女膳食指南增加以下四条内容。

1. 多摄入富含叶酸的食物或补充叶酸 妊娠的头4周是胎儿神经管分化和形成的重要时期，此期叶酸缺乏可增加胎儿发生神经管畸形及早产的危险。育龄妇女应从计划妊娠开始尽可能早地多摄取富含叶酸的动物肝脏、深绿色蔬菜及豆类。由于叶酸补充剂比食物中的叶酸能更好的被机体吸收利用，建议最迟应从孕前3个月开始每日补充叶酸400μg，并持续至整个孕期。叶酸除有助于预防胎儿神经管畸形外，也有利于降低妊娠高脂血症发生的危险。

2. 常吃含铁丰富的食物 孕前期良好的铁营养是成功妊娠的必要条件，孕前缺铁易导致早产、孕期母体体重增长不足以及新生儿低出生体重，故孕前女性应储备足够的铁为孕期利用。建议孕前期妇女适当多摄入含铁丰富的食物如动物血、肝脏、瘦肉等动物性食物，以及黑木耳、红枣等植物性食物。缺铁或贫血的育龄妇女可适量摄入铁强化食物或在医生指导下补充小剂量的铁剂（10~20mg/d），同时，注意多摄入富含维生素C的蔬菜、水果，或在补充铁剂的同时补充维生素C，以促进铁的吸收和利用，待缺铁或贫血得到纠正后，再计划怀孕。

3. 保证摄入加碘食盐，适当增加海产品的摄入 妇女围孕期和孕早期碘缺乏均可增加新生儿将来发生克汀病的危险性。由于孕前和孕早期对碘的需要相对较多，除摄入碘盐外，还建议至少每周摄入一次富含碘的海产食品，如海带、紫菜、鱼、虾、贝类等。

4. 戒烟、戒酒 夫妻一方或者双方经常吸烟或饮酒，不仅影响精子或卵子的发育，造成精子或卵子的畸形，而且影响受精卵在子宫的顺利着床和胚胎发育，导致流产。酒精可以通过胎盘进入胎儿血液，造成胎儿宫内发育不良、中枢神经系统发育异常、智力低下等。因此，夫妻双方在计划怀孕前3~6个月都应停止吸烟、饮酒；计划怀孕的妇女要远离吸烟的环境，减少被动吸烟的危害。

（二）孕早期妇女膳食指南

孕早期胎儿生长发育速度相对缓慢，但是怀孕早期妊娠反应使其消化功能发生改变，多数妇女怀孕早期可出现恶心、呕吐、食欲下降等症状。因此，怀孕早期的膳食应富营养、少油腻、易消化及适口。妊娠的头4周是胎儿神经管分化形成的重要时期，重视预防胎儿神经管畸形也极为重要。在一般人群膳食指南十条基础上。孕早期妇女膳食指南还应补充以下五条内容。

1. 膳食清淡、适口 清淡、适口的膳食能增进食欲，易于消化，并有利于降低怀孕早期的妊娠反应，使孕妇尽可能多地摄取食物，满足其对营养的需要。清淡、适口的食物包括各种新鲜蔬菜和水果、大豆制品、鱼、禽、蛋以及各种谷类制品，可根据孕妇当时的喜好适宜地进行安排。

2. 少食多餐 怀孕早期反应较重的孕妇，不必像常人那样强调饮食的规律性，更不可强制进食，进食的餐次、数量、种类及时间应根据孕妇的食欲和反应的轻重及时进行调整，采取少食多餐的办法，保证进食量。为降低妊娠反应，可口服少量 B 族维生素，以缓解症状。随着孕吐的减轻，应逐步过渡到平衡膳食。

3. 保证摄入足量富含糖类的食物 怀孕早期应尽量多摄入富含糖类的谷类或水果，保证每天至少摄入谷类200g。因妊娠反应严重而完全不能进食的孕妇，应及时就医，以避免因脂肪分解产生酮体对胎儿早期脑发育造成不良影响。

4. 多摄入富含叶酸的食物并补充叶酸 怀孕早期叶酸缺乏可增加胎儿发生神经管畸形及早产的危险。妇女应从计划妊娠开始尽可能早地多摄取富含叶酸的动物肝脏、深绿色蔬菜及豆类。由于叶酸补充剂比食物中的叶酸能更好地被机体吸收利用，因此建议，受孕后每日应继续补充叶酸400μg，至整个孕期。叶酸除有助于预防胎儿神经管畸形外，也有利于降低妊娠高脂血症发生的危险。

5. 戒烟、禁酒 孕妇吸烟或经常被动吸烟，烟草中的尼古丁和烟雾中的氰化物、一氧化碳可能导致胎儿缺氧和营养不良、发育迟缓。孕妇饮酒，酒精可以通过胎盘进入胎儿血液，造成胎儿宫内发育不良、中枢神经系统发育异常、智力低下等，称为酒精中毒综合征。为了生育一个健康的婴儿，孕妇应继续戒烟、禁酒，并远离吸烟环境。

（三）孕中、末期妇女膳食指南

从孕中期开始胎儿进入快速生长发育期，直至分娩。与胎儿的生长发育相适应，母体的子宫、乳腺等生殖器官也逐渐发育，并且母体还需要为产后泌乳开始储备能量以及营养素。因此，孕中、末期均需要相应增加食物量，以满足孕妇显著增加的营养素需要。在一般人群膳食指南十条基础上，孕中、末期妇女膳食指南增加以下五条内容

1. 适当增加鱼、禽、蛋、瘦肉、海产品的摄入量 鱼、禽、蛋、瘦肉是优质蛋白质的良好来源，其中鱼类除了提供优质蛋白质外，还可提供 n-3 多不饱和脂肪酸（如二十二碳六烯酸），这对孕 20 周后胎儿脑和视网膜功能发育极为重要。蛋类尤其是蛋黄，是卵磷脂、维生素 A 和维生素 B_2 的良好来源。建议从孕中、末期每日增加总计约 50~100g 的鱼、禽、蛋、瘦肉的摄入量，鱼类作为动物性食物的首选，每周最好能摄入 2~3 次，每天还应摄入 1 个鸡蛋。除食用加碘盐外，每周至少进食一次海产品，以满足孕期碘的需要。

2. 适当增加奶类的摄入 奶或奶制品富含蛋白质，对孕期蛋白质的补充具有重要意义，同时也是钙的良好来源。由于中国传统膳食不含或少有奶制品，每日膳食钙的摄入量仅400mg左右，远低于建议的钙适宜摄入量。从孕中期开始，每日至少摄入 250ml 的牛奶或相当量的奶制品及补充 300mg 的钙，或喝 400~500ml 的低脂牛奶，以满足钙的需要。

3. 常吃含铁丰富的食物　伴随着从孕中期开始的血容量和血红蛋白的增加，孕妇成为缺铁性贫血的高危人群。此外，基于胎儿铁储备的需要，宜从孕中期开始增加铁的摄入量，建议常摄入含铁丰富的食物，如动物血、肝脏、瘦肉等，必要时可在医生指导下补充小剂量的铁剂。同时，注意多摄入富含维生素 C 的蔬菜、水果，或在补充铁剂时补充维生素 C，以促进铁的吸收和利用。

4. 适量身体活动，维持体重的适宜增长　由于孕期对多种微量营养素需要的增加大于能量需要的增加，通过增加食物摄入量以满足微量营养素的需要极有可能引起体重过多增长，并因此会增加发生妊娠期糖尿病和出生巨大儿的风险。因此，孕妇应适时监测自身的体重，并根据体重增长的速率适当调节食物摄入量。也应根据自身的体能每天进行不少于 30 分钟的低强度身体活动，最好是 1~2 小时的户外活动，如散步、做体操等，因为适宜的身体活动有利于维持体重的适宜增长和自然分娩，户外活动还有助于改善维生素 D 的营养状况，以促进胎儿骨骼的发育和母体自身的骨骼健康。

5. 禁烟戒酒，少吃刺激性食物　烟草、酒精对胚胎发育的各个阶段都有明显的毒性作用，如容易引起早产、流产、胎儿畸形等。有吸烟、饮酒习惯的妇女，孕期必须禁烟戒酒，并要远离吸烟环境。浓茶、咖啡应尽量避免，刺激性食物亦应尽量少吃。

（四）哺乳期妇女膳食指南

哺乳期妇女一方面要逐步补偿妊娠、分娩时所损耗的营养储备，促进各器官、系统功能的恢复；另一方面还要分泌乳汁哺育婴儿。如果营养不足，将影响母体健康，减少乳汁分泌量，降低乳汁质量，影响婴儿的生长发育。因此，应根据授乳期的生理特点及乳汁分泌的需要，合理安排膳食，保证充足的营养供给。哺乳期妇女膳食应注意以下几点。

1. 增加鱼、禽、蛋、瘦肉及海产品摄入　动物性食品如鱼、禽、蛋、瘦肉等可提供丰富的优质蛋白质，乳母每天应增加总量 100~150g 鱼、禽、蛋、瘦肉的摄取，其提供的蛋白质应占总蛋白质的 1/3 以上。如果增加动物性食品有困难，可使用大豆类食品以补充优质蛋白质。为预防或矫正缺铁性贫血，应多摄入动物肝脏、动物血、瘦肉等含铁丰富的食物。乳母还应该多吃些海产品，这对婴儿的生长发育有益。

2. 适当增饮奶类，多喝汤水　奶类含钙量高，易于吸收利用，是钙的最好食物来源。乳母若能每日饮奶 500ml 则可从中得到约 600ml 的优质钙。必要时可在保健医生的指导下适当补充钙制剂。此外，鱼、禽、畜类等动物性食品宜采用煮或煨的烹调方法，促使乳母多饮汤水，以便增加乳汁的分泌量。

3. 产褥期食物多样，不过量　产褥期膳食同样应是多样化的平衡膳食，以满足营养需要为原则，无须特别禁忌。我国大部分地区都有将大量食物集中在产褥期摄入的习惯；有的地区乳母在产褥期膳食单调，大量进食鸡蛋等动物性食品，其他食品如蔬菜水果则很少选用。要注意纠正这些食物选择和分配不均衡的问题，保证产褥期食物多样，充足而不过量，以利于乳母健康，保证乳汁的质与量和持续进行母乳喂养。

4. 忌烟酒，避免喝浓茶和咖啡　乳母吸烟（包括间接吸烟）、饮酒对婴儿健康有害，哺乳期应继续忌烟酒、避免饮用浓茶和咖啡。

5. 科学活动和锻炼，保持健康体重　哺乳期妇女除注意合理膳食外，还应适当运动及做产后健身操，这样可促使产妇机体复原，保持健康体重。哺乳期妇女进行一定强度的、规律性的身体活动和锻炼不会影响母乳喂养的效果。

五、老年人的膳食指南

人体衰老是不可逆转的发展过程。随着年龄的增加，老年人器官功能逐渐衰退。容易发生代谢紊乱，导致营养缺乏病和慢性非传染性疾病的危险性增加。合理饮食是身体健康的物质基础，对改善老年人的营养状况、增强抵抗力、预防疾病、延年益寿、提高生活质量具有重要作用。针对我国老年人生理特点和营养需求，在一般人群膳食指南十条基础上补充以下四条内容。

(一) 食物要粗细搭配、松软、易于消化吸收

随着人们生活水平的提高，我国居民主食的摄入减少，油脂及能量摄入过高，导致 B 族维生素、膳食纤维和某些矿物质的供给不足、慢性病发病率增加。粗粮含丰富 B 族维生素、膳食纤维、钾、钙、植物化学物质等。老年人消化器官生理功能有不同程度的减退，咀嚼功能和胃肠蠕动减弱，消化液分泌减少。许多老年人容易发生便秘、高血压、血脂异常、心脏病、糖尿病等疾病的危险性增加。因此，老年人选择食物要粗细搭配，食物的烹饪宜松软易于消化吸收，以保证均衡营养，促进健康，预防慢性病。

(二) 合理安排饮食，提高生活质量

合理安排老年人的饮食，使老年人保持健康的进食心态和愉快的摄食过程。家庭和社会应从各方面保证其饮食质量、进食环境和进食情绪，使其得到丰富的食物，保证其需要的各种营养素摄入充足，以促进老年人身心健康，减少疾病、延缓衰老、提高生活质量。

(三) 重视预防营养不良和贫血

60 岁以上的老年人随着年龄的增长，可出现不同程度的老化，包括器官功能减退，基础代谢降低和体液成分改变等，并可能存在不同程度和不同类别的慢性疾病。由于生理、心理和社会经济情况的改变，可能使老年人摄入的食物量减少而导致营养不良。另外，随着年龄的增长而体力活动减少，并因牙齿、口腔问题和情绪不佳，可能致食欲减退，能量摄入降低，必需营养素摄入减少，而造成营养不良。2002 年中国居民营养与健康状况调查报告表明，60 岁以上老年人低体重（BMI < 18.5kg/㎡）发生率为 17.6%，是 45～59 岁的 2 倍；贫血患病率为 25.6%，也远高于中年人群。因此，老年人要重视预防营养不良与贫血。

(四) 多做户外活动，维持健康体重

2002 年中国居民营养与健康状况调查结果显示，我国城市居民经常参加锻炼的老年人仅占 40%，不锻炼的人高达 54%。大量研究证实，身体活动不足、能量摄入过多引起的超重和肥胖是高血压、高血脂、糖尿病等慢性非传染性性疾病的独立危险因素。适当多做户外活动，在增加身体活动量、维持健康体重的同时，还可接受紫外线照射，有利于体内维生素 D 的合成，预防或推迟骨质疏松症的发生。

六、中国居民平衡膳食宝塔

中国居民平衡膳食宝塔是根据《中国居民膳食指南》，结合中国居民膳食结构特点设

计的，它把平衡膳食的原则转化成各类食物的生重量，并以直观的形式表现出来，便于群众理解和日常生活中实行。

1. 平衡膳食宝塔说明 平衡膳食宝塔共分五层，包含我们每日应吃的主要食物种类。宝塔各层位置和面积不同，这在一定程度上反映出各类食物在膳食中的地位和应占的比重（图4－1）。

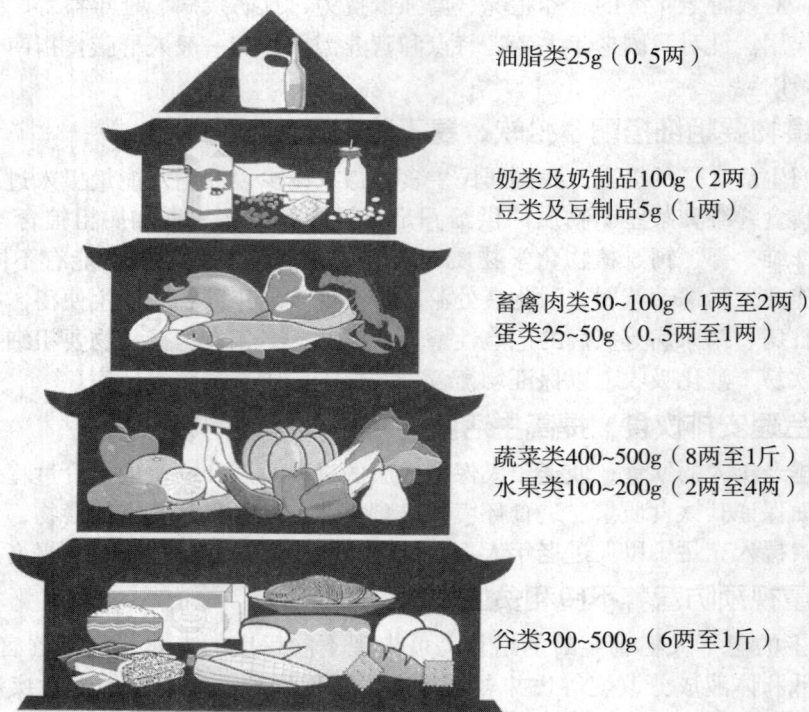

油脂类25g（0.5两）

奶类及奶制品100g（2两）
豆类及豆制品5g（1两）

畜禽肉类50~100g（1两至2两）
蛋类25~50g（0.5两至1两）

蔬菜类400~500g（8两至1斤）
水果类100~200g（2两至4两）

谷类300~500g（6两至1斤）

图4－1 中国居民平衡膳食宝塔

（1）谷类 谷类食物居宝塔底层，每人每日吃300～500g。谷类是面粉、大米、玉米粉和高粱等的总和。它们是膳食中能量的主要来源，在农村中也往往是膳食中蛋白质的主要来源。多种谷类掺着吃比单吃一种好，特别是以玉米或高粱为主食时，应当更重视搭配一些其他的谷类或豆类食物。加工的谷类食物如面包、烙饼、切面等应折合相当的面粉量计算。

（2）蔬菜和水果 蔬菜、水果占据第二层，每日应吃400～500g。蔬菜和水果经常放在一起，因为它们有许多共性。但蔬菜和水果终究是两类食物，各有优势，不能完全相互替代。尤其是儿童，不可只吃水果不吃蔬菜。蔬菜、水果的重量按市售鲜重计算。一般来说，红、绿、黄色较深的蔬菜和水果含营养素比较丰富，所以应多选用深色蔬菜和水果。

（3）鱼肉蛋 动物性食物位于第三层，每日应吃125～200g（鱼虾类50g，畜、禽肉50～100g，蛋类25～50g）。鱼、肉和蛋归为一类，主要提供动物性蛋白质和一些重要的矿物质、维生素，但它们彼此间也有明显区别。

鱼、虾及其他水产品含脂肪很低，有条件可以多吃一些。这类食物的重量是按购买时的鲜重来计算。肉类包括畜肉、禽肉及内脏，重量是按屠宰清洗后的重量来计算。这类食物尤其是猪肉含脂肪较高，所以生活富裕时也不应吃过多的肉类。蛋类含胆固醇相当高，一般每日不超过一个为好。

（4）奶类和豆类食物　奶类和豆类食物占第四层，每日应吃奶类及奶制品 100g 和豆类及豆制品 50g。奶类及奶制品主要包含鲜奶和奶粉。宝塔建议的 100g 按蛋白质和钙的含量来折合约相当于鲜奶 200g 或奶粉 28g。中国居民膳食中普遍缺钙，奶类应是首选补钙食物，很难用其他类食物代替。有些人饮奶后有不同程度的肠胃不适，可以试用酸奶或其奶制品。豆类及其制品包括许多品种，宝塔建议的 50g 是个平均值，根据其提供的蛋白质可折合成大豆 40g 或豆腐干 80g 等。

（5）油脂类　第五层塔尖是油脂类，每日不超过 25g。

平衡膳食宝塔建议的各类食物的摄入量是一个平均值和比例，按食物的生重计算，而每一类食物的重量不是指其具体食物的重量。

2. "平衡膳食宝塔"的应用

（1）确定每人自己的食物需要　"宝塔"建议的食物的摄入量范围适用于一般健康人，应用时要根据个人的年龄、性别、身高、体重、生理状况、劳动强度和季节等情况加以适当调整。此外，也不一定每日都照搬建议摄入量进食，如每日建议吃 50g 鱼，也可以改为每周吃 2~3 次，每次 150~200g。

（2）同类互换，调配多样化的膳食　应用"宝塔"时应当按照同类互换、多种多样的原则调配一日三餐。可以是以粮换粮、以豆换豆、以肉换肉。选用品种、颜色、形态、口感多样化的食物，并变换加工烹调方法，把营养和美味结合起来。

（3）合理分配三餐适量　一般早、晚餐各占 30%，午餐占 40% 为宜，特殊情况可适当调整。早餐除主食外，至少应包括奶、豆、蛋和肉中的一种，并搭配适量的蔬菜或水果。

（4）因地制宜，充分利用当地资源　我国幅员辽阔，各地的饮食习惯和物产不尽相同，因而只有因地制宜地充分利用当地资源才能有效地应用"宝塔"。例如渔区可适当提高水产品摄入量，牧区可适当提高奶类和奶制品的摄入量，农村山区则可适当多利用山羊奶、核桃和瓜子等资源。还可暂时用豆类代替乳类、肉类，用花生、核桃、瓜子和榛子等干坚果替代鱼、肉和奶等动物性食物。

（5）长期坚持，养成习惯　从小起就按"宝塔"要求安排膳食，并坚持不懈，惟有这样才能有效地促进健康。

第三节　人体营养状况的评价

为了更好地指导居民的合理营养，提高居民的健康水平，需要经常了解人体的营养状况并对其进行营养评价。评价人体营养状况的方法可根据膳食调查、人体测量、营养缺乏病的临床检查和营养状况的生化检测四个方面的资料进行全面分析和综合评定，从而客观地对其所发现的营养问题提出有效的解决措施。

人体营养状况评价的目的：①了解不同地区、不同年龄组人群的膳食结构和营养状况,为改进饮食和营养提供科学依据;②及时发现营养不平衡的人群;③也可为国家制订营养政策和营养素参考摄入量标准提供基础资料。

进行人体营养状况评价前,应做好组织工作,除调查设计外,要明确调查对象、规模、目的、内容和方法。调查工作的质量取决于调查工作计划的科学性、严密性和可行性,也取决于调查人员的认真负责态度、组织工作的分工及合作情况。

一、膳食调查

膳食调查是营养评价的重要组成部分和基本手段,其目的是通过对被调查者每日膳食中热能及各种营养素摄取的数量和质量的调查,再与《中国居民膳食营养素参考摄入量》(DRIs)相比较,对其营养状况做出评价,为改进其膳食结构和平衡膳食提供科学依据。

(一)膳食调查的内容

膳食调查的内容主要包括:①调查期间每人每日所吃的食物品种、数量,这是膳食调查最基本的资料;②烹调加工方法对营养素的影响等;③饮食制度、餐次分配是否合理;④过去膳食情况、饮食习惯;⑤调查对象生理、病理状况等。

(二)膳食调查的方法

常用的膳食调查方法有称重法、记账法、询问法、化学分析法等。在实际调查时应根据膳食调查的目的和条件合理地选择其中 1~2 种方法进行。

称重法适用于单位、家庭和个人的膳食调查。经称重所得的数据准确可靠,但较费时、费力。

记帐法适用于建有伙食帐目的集体单位或家庭。主要通过查阅调查期间内各种食物的消耗总量,并根据调查期内各餐的进餐人数,折算为人日数,再计算出每人每天平均摄取各种食物的数量,最后通过食物成分表计算出每人每天摄入各种营养素的方法。该法所需人员较少,手续简便,但不太准确。

询问法又称为 24 小时回顾法,主要通过询问调查对象在近期或近几日内每天摄入的食物种类和数量,据此对膳食营养进行评价。该法简便易行,但调查结果误差较大,需要有经验的营养工作者耐心、细致的询问,充分了解饮食习惯等才可作出估计。该法适用于家庭、个人、门诊或病房病人的调查。

化学分析法是将调查对象一日的膳食全部食品收集、处理,再进行化学分析,对所得的营养素数据进行评价的方法。该法数据准确,但此方法较复杂、工作量大,因而一般较少采用。

膳食调查的时间一般为 5~7 天,其中不包括节假日。若居民有双休日吃得较好的习惯,则应包括双休日。调查的天数应根据膳食管理方法及调查方法而定。如在包伙制的机构(托幼机构)可用记帐法进行调查,调查天数可长达一个月到半年。

(三)膳食调查的步骤与计算

1. 膳食调查资料的收集与整理 ①记帐法记录被调查单位调查期间各种食物消耗量,并仔细统计每天各餐就餐人数(表 4-1),以求出平均每人每天各种食物消耗量(表 4-2);②称量法系将伙食单位(或个人)每天每餐各种食物食部消耗的数量都称重记录

（表4－3）。一般将烹调以前的生重、烹调后的熟重和剩余的熟食量均须称量记录并求出生熟比例，然后求得每人每天各餐食物的平均消耗量。

表4－1 每天各餐用膳人数登记表

姓名															
性别															
年龄															
职业															
餐次	早	午	晚	早	午	晚	早	午	晚	早	午	晚	早	午	晚
日 期															
总 计															
折合人日数															
备 注															

说明：①表按早、午、晚逐日登记，在食堂（集体）或家（散居）用餐则划"√"，在外用餐或因病未吃则划"×"，以便统计。②职业要填写清楚，如炼钢工人、纺织工人，农民要填明属何种劳动，未工作者要填"闲"。

表4－2 食物记录表（记帐法）

＿＿省＿＿市＿＿县＿＿乡（街道）＿＿村（居委会）编号＿＿

调查单位名称（户主）＿＿＿＿ ＿＿年＿月＿日

食物名称										
结存数量										
折合生重										
购 入 量	日									
	日									
	日									
	日									
	日									
	日									
	日									
剩余数量										
折合生重										
实际消耗量										

表4-3 食物消耗记录表（称量法）

调查单位（户主）_____   日期：__年__月__日

餐别		食物名称	生重（kg）	熟重（kg）	生熟比	熟食剩余重量（kg）	实际消耗量（kg）
第一日	早						
	中						
	晚						
第二日	早						
	中						
	晚						
第三日	早						
	中						
	晚						
第四日	早						
	中						
	晚						
第五日	早						
	中						
	晚						

2. 资料的计算　以上方法取得的原始资料根据最新的食物成分表，计算出每种食物所含的能量和各种营养素的数量。所求得的总和，即为调查期间该人群（或个人）平均每人每天能量和各种营养素摄入量（表4-4）。

表4-4 营养素摄取量计算表

___省___市___县___乡（街道）　　　编号___年___月___日

餐别	食物名称	重量(g)	可食重量(g)	蛋白质(g)	脂肪(g)	糖类(g)	能量(kcal或MJ)	钙(mg)	磷(mg)	铁(mg)	视黄醇当量(µgRE)	维生素D(mg)	维生素E(mg)	硫胺素(mg)	核黄素(mg)	尼克酸(mg)	抗坏血酸(mg)	锌(mg)	碘(µg)
平均每人每天实际摄入量																			
参考摄入量																				
实际摄入量/参考摄入量×100%																				

3. 计算每天蛋白质、脂肪和糖类三大产热营养素供给的总能量、占总能量的百分比及早中晚三餐能量分配比例（表4-5及4-6）。

表4-5　三大产热营养素占总能量百分比

类别	摄入量（g）	所产热量（kcal）	占总热能的百分比（%）
蛋白质			
脂肪			
糖类			
总计			

表4-6　三餐能量分配比例

餐次	能量（kcal）	占总热能的百分比（%）
早餐		
中餐		
晚餐		
总计		

4. 蛋白质来源及膳食中铁的来源分析（表4-7及4-8）。

表4-7　蛋白质来源分析

蛋白质来源	动物蛋白	豆类蛋白	谷类蛋白	其他
占总摄入量蛋白质的比例（%）				
优质蛋白质所占比例： （动物蛋白+豆类蛋白）/总蛋白质				

表4-8　膳食铁来源分析

铁的来源	动物性铁	植物性铁
占总铁摄入量的比例（%）		

5. 结果评价　①摄入量的评价：膳食调查的结果可以与我国最新颁布的各种营养素参考摄入量进行比较，从而评价被调查对象膳食在数量方面满足人体需要的程度。能量摄入应达到参考摄入量的≥90%为正常，<90%者为不足，<80%者为严重不足，其他各种营养素的摄入量应达到参考摄入量的≥80%为正常。蛋白质摄入量<70%者，或其他营养素摄入量<60%者为严重不足。如果某种营养素的摄入量低于参考摄入量的80%，则往往可能有营养不足症发生；如长期低于参考摄入量的70%则有发生营养缺乏病的可能。②能量来源的评价：人体需要的能量来自膳食中的糖类、脂肪和蛋白质。三者在膳食中应有适宜的比例。合理膳食中三大产能营养素适宜比例为：糖类占总能量摄入量的55%~65%；脂肪占20%~25%，不宜超过30%；蛋白质占10%~15%。③蛋白质和脂肪来源评价：膳食中的蛋白质来源包括动物性蛋白质和植物性蛋白质。动物性蛋白质和黄豆及其制品中的蛋白质营养价值比较高，属于优质蛋白质，二者应占总蛋白质摄入量的1/3~1/2。膳食中脂肪来源包括动物脂肪和植物油。动物脂肪（鱼油除外）主要含饱和脂肪酸，对心血管系统有害的胆固醇含量比较高，因此应避免过多摄入。④膳食结构的评价：将每人每日平均摄入的食物的种类和数量与中国营养学会提出的"中国居民平衡膳食宝塔"中所列的各类食物及其合理摄入量范围相比较，从而判断所安排的膳食组成是否平衡。

（四）膳食调查的注意事项

（1）膳食调查的研究也是一项群众工作，必须要有调查对象的合作才能很好的完成。调查者必须得到领导、托幼机构的保健人员、家长及炊事人员的充分协作才能得到可靠的资料。因此，调查前，一般要通过当地卫生行政部门和居民委员会的介绍及联系，调查者应当详细说明调查目的和方法，并了解当时市场上主要食物的供应情况和当地居民一般的生活和饮食习惯。

（2）膳食调查工作的目的在于为下一步的膳食状况的改善提出科学的依据。因此，在调查过程中要关心群众，尽可能不要影响群众的工作和生活，要注意从实际出发，同时必须仔细考虑在具体条件下如何抓住主要问题。

（3）调查者应注意在填写调查表格时要字迹清楚。一律用钢笔或圆珠笔，计算结果均要复核一次并签名。

（4）结合调查，应广泛宣传普及营养卫生知识，调查工作结束离开时要有交代。

二、人体测量

人体测量的结果是评价群体或个体营养状况对生长发育及某些生理功能所产生的影响的可靠数据，常用的人体测量指标有身高、体重、皮褶厚度、上臂围、上臂肌围等。

（一）身高

是评价生长发育和营养状况的基本指标之一，尤其对儿童有重要意义。由于身高在一日内有波动，故身高的测量时间应固定，一般在上午 10 点左右进行。测量时被测者应赤足，足底与地板平行，足跟靠紧，足尖外展 400 ~ 600，背伸直，上臂自然下垂。测量者站在被测者右测，使测量用滑板底与颅顶点接触，读数记录，以 cm 为单位，测两遍取其平均值。

（二）体重

是反映机体营养状况的综合指标之一，最能反映近期营养状况的好坏。测量体重时被测者最好空腹，排空大小便，穿单衣裤立于体重计中心，读数，以 kg 为单位。测量前应对体重计进行校正，成人体重要求精确到100g，儿童体重要求精确到50g，婴儿应精确到10g。体重评价方法可按以下方法进行。

标准体重：又称为理想体重，它可以通过调查相应的健康人群的体重资料，计算出体重分布处于中间的大部分人的平均体重作为该人群的标准体重；也可以在健康人群体重资料的基础上，归纳、设计出简单的计算公式而得到。国外常用 Broca 公式：标准体重（kg）＝身高（cm）－100；我国常用 Broca 改良公式：标准体重（kg）＝身高（cm）－105；或平田公式：标准体重（kg）＝［身高（cm）－100］×0.9。幼儿的标准体重一般不考虑年龄因素只考虑身高。因身高为125cm 以下的幼儿，身高每增加3.8cm，体重增加1kg，故其标准体重可按以下公式进行计算：标准体重（kg）＝3＋［身高（cm）－50］/3.8。评价标准见表4－9。

表 4 - 9　标准体重法评价结果判断标准

营养状况	（实测体重 - 标准体重）/标准体重×100%
严重瘦弱	< -20%
瘦弱	-20% ≤ ~ < -10%
正常	-10% ≤ ~ <10%
超重	10% ≤ ~ <20%
肥胖	≥20%

（三）体格营养指数

根据身体测量数据计算出各种体格营养指数，来评价体格营养状况。常用的如下。

1. Kaup 指数　Kaup 指数 = $\{$体重（kg）÷[身高（cm）]$^2\}$ ×104。适用于学龄前儿童。

评价标准：Kaup 指数 <10 消耗性疾病，10 ~ 13 营养不良，13 ~ 15 消瘦，15 ~ 19 正常，19 ~ 22 良好，>22 为肥胖。

2. Rohrer 指数　Rohrer 指数 = $\{$体重（kg）÷[身高（cm）]$^3\}$ ×107。适用于学龄期儿童。

评价标准：Rohrer 指数 <92 过度消瘦，92 ~ 109 消瘦，109 ~ 139 中等，140 ~ 156 肥胖，>156 过度肥胖。

3. 身体质量指数（BMI）　BMI = 体重（kg）÷[身高（m）]^2。是目前公认的评价18 岁以上成人营养状况和肥胖程度的常用指标（表 4 - 10）。

表 4 - 10　成人体质指数（BMI）评价标准

	WHO 成人标准（1998）	中国成人标准（2003. 03）
体重过低	<18. 5	<18. 5
正常范围	18. 5 ~ 24. 9	18. 5 ~ 23. 9
超体重	25. 0 ≤ BMI <29. 9	24. 0 ≤ BMI <28
肥胖	≥30	≥28

（四）皮褶厚度

皮褶厚度能反映身体脂肪含量，对判断消瘦或肥胖有重要意义。常用的测量部位是肱三头肌部、肩胛下部和腹部的皮褶厚度。肱三头肌部是上臂中点上方后面 2cm 处；肩胛下部是肩胛下角下方 2cm 处；腹部是脐外侧 1cm 处。此法简单易行，但测量中易出现误差，且随着年龄的增长脂肪更多地积累在皮下组织以外的部位，因而此法有时不能准确地反映体内脂肪积累情况。一般来说，测量肱三头肌部和肩胛下部的皮褶厚度之和，男性以10 ~ 40mm 为适中，女性以 20 ~ 50mm 适中。小于或大于此数分别代表消瘦与肥胖（表 4 - 11）。

表 4 - 11　FAO/WHO 关于皮褶厚度评价推荐值（mm）

性别	瘦弱	中等	肥胖
男	<10	10 ~ 40	>40
女	<20	20 ~ 50	>50

三、临床体格检查

营养缺乏或不足时，常会出现临床症状和体征，我们可以通过体格检查，发现营养缺乏病。但是营养缺乏病的症状和体征大多缺乏特异性，有些非营养性疾病也出现类似的症状和体征。因此，必须结合膳食调查和营养生化检验的结果，才能判断所发现的症状和体征是否是由于缺乏某种或某些营养素所致。常见营养缺乏病的临床表现见表4-12。

表4-12　常见营养缺乏病的临床表现

部位	症状与体征	可能缺乏的营养素
全身	消瘦、发育不良、贫血	能量、蛋白质、维生素、锌、铁
皮肤、毛发、指甲	毛发稀少、无光泽	能量
	皮肤干燥、毛囊角化	维生素A
	暴露部位皮炎	烟酸维生素 B_2
	脂溢性皮炎	维生素C
	皮下出血	铁
	匙形指甲	
眼	夜盲，结膜上皮角化	维生素A
	毕脱氏斑	
	结膜充血，畏光，睑缘炎	维生素 B_2
口腔	口角炎、口角裂	B族维生素
	舌水肿，猩红舌，地图舌	维生素C
	牙龈肿胀出血	
颈部	甲状腺肿大	碘
骨	鸡胸，串珠肋，X型腿	维生素D、维生素C
	O型腿，骨软化症	
神经系统	多发性神经炎	维生素 B_1
	中枢神经系统失调	维生素 B_1
	神经异常	烟酸
循环系统	水肿	蛋白质、维生素 B_1
	右心肥大	维生素 B_1

四、临床生化监测

营养缺乏病临床体征和症状的出现，表明体内营养素缺乏已达到较严重程度。实际上，机体在此之前，组织中营养素浓度可能出现降低，血、尿、粪便、毛发等生物样品中营养素或代谢产物的含量也可发生变化。用生化监测的手段测定被测者体液或排泄物中与营养有关的成分，可判断人体营养水平，对营养不良的早期发现、早期诊断与预防具有重要意义。我国常用人体营养水平检验参考指标及临界值见表4-13。

表 4-13 人体营养水平生化检测常用指标及正常参考值

检测项目	检测指标及单位	正常参考值
蛋白质	血清总蛋白（g/L）	60~82
	血清白蛋白（g/L）	35~56
	血清球蛋白（g/L）	60~82
	血清白蛋白/球蛋白比值 1.5~2.5:1	1.5~2.5:1
	空腹血氨基酸总量/必需氨基酸	>2
血脂	血清三酰甘油（mmol/L）	0.22~1.2
	血清胆固醇（mmol/L）	2.9~6.0
	血清高密度脂蛋白（mmol/L）	0.74~2.07
	血清低密度脂蛋白（mmol/L）	1.8~3.8
	血清非酯化脂肪酸（mmol/L）	0.2~0.6
钙	血清钙（mmol/L）	2.25~2.75（90~110mg/L）
铁	全血血红蛋白（g/L）	成年男性 >130g/L；成年女性 >120g/L；儿童 120g/L；6 岁以下儿童及孕妇：>110g/L
	血清铁蛋白饱和度（%）	成年 >16；儿童 >7~10
	血清铁蛋白（mg/L）	>10~12
	红细胞游离原卟啉（mg/L）	<70
锌	发锌（μg/L）	125~250
	血浆锌（g/L）	800~1100
	红细胞锌（mg/L）	12~14
	血清碱性磷酸酶活性（菩氏单位）	成人：1.5~4.0；儿童：5~15
硒	血清硒（μg/L）	460~1430
	全血硒（μg/L）	580~2340
维生素 A	血清视黄醇（μg/L）	儿童 >300，成人 >400
	血清 β 胡萝卜素（μg/L）	>800
维生素 D	血浆 25-OH-D$_3$（mmol/L）	36~150
	血浆 1，25（OH）$_2$-D$_3$（mmol/L）	62~156
维生素 C	口服 500mg 尿负荷试验（mg/4h）	5~13
	血浆维生素（mg/L）	4~8
维生素 B$_1$	口服 5mg 尿负荷试验（mg/4h）	200~400
	红细胞转羟乙醛酶活力及 TPP 效应	<15
维生素 B$_2$	口服 5mg 尿负荷试验（mg/4h）	800~1300
	红细胞内谷胱苷肽还原酶活力系数	≤1.2
烟酸（N/-MN）	口服 50mg 尿负荷试验（mg/4h）	3~4
叶酸	血清叶酸（μg/L）	3~16
	红细胞叶酸（μg/L）	130~628

第五章　食品卫生与食品安全问题

食品卫生与安全问题主要涉及到食品污染与食物中毒。它直接关系到人体健康，关系到社会和谐稳定。食品卫生是指为了控制食品生产、加工、运输、贮藏、供应等过程中可能产生或存在的有害因素，使食品不仅品质好、食用安全，且有益于人体健康所采取的措施。食品安全是指在规定的使用方式和用量条件下，长期食用，对食用者不产生有害作用的实际担保。食品安全是一个综合性概念，它涉及食品生产、食品质量、食品营养等相关方面的内容以及作物的种植、动物的养殖、食品加工、包装、贮藏、运输、销售、消费等各个环节。任何一个环节的有害因素不能得到有效控制，不安全的食品会随之产生。食用不安全的食品，可能会在短期内摄入大量的有害物质，出现急性食物中毒，也可能因长期少量摄入有害物质，出现慢性中毒，甚至会出现致突变、致畸和致癌作用的远期危害。食用安全的食品是一项基本的人权。由于食品贸易的国际化，一个国家生产的食品可以被运往世界各地出售、消费。因此，食品安全已是世界各国普遍关注的问题。

第一节　食品污染与其他

食品在生产、加工、运输、贮藏、销售等各个环节中，都有可能存在或产生影响人体健康的物质，这些有害物质存在于食品中会降低其食用价值，摄入体内会对健康产生有害作用，这种现象就是食品污染。按照食品中有害物质的属性，把食品污染分为三类：①生物性污染：主要有细菌及其毒素、真菌及其毒素、肠道病毒、寄生虫及虫卵等；②化学性污染：主要有农药、工业三废、食品容器与包装材料不符合卫生要求、食品添加剂使用不当等；③放射性污染：放射性核素的开发与利用可能污染环境，并直接或间接地污染食品，甚至沿着食物链进入机体。一旦食用被污染的食品，可对健康产生有害作用，引起相应的危害。

一、黄曲霉毒素污染

黄曲霉菌是曲霉菌属中最常见的一类霉菌，黄曲霉毒素（AF）是黄曲霉菌和寄生曲霉产生的一类代谢产物，是一组化学结构类似的化合物的总称。目前已分离鉴定出 20 多种，主要有黄曲霉毒素 B_1、B_2、G_1、G_2、M_1、M_2 等，其中，以黄曲霉毒素 B_2（AFB_1）的产量最高、毒性最大、致癌性最强，并且在污染的食品中最为常见，故对食品中黄曲霉毒素的检测以 AFB1 作为检测指标。

黄曲霉毒素不溶于水，可溶于氯仿、甲醇等有机溶剂。在中性和酸性溶液中很稳定，在强酸性溶液中稍有分解，但在强碱溶液中可迅速被分解破坏。具有很强的耐热性，在一般烹调加工食品的温度下，很少被破坏，而在加热至 280℃ 时，才能将其完全破坏。高温偏碱性环境条件下，黄曲霉毒素易被破坏。

黄曲霉菌广泛存在于土壤、水与空气中，遇到适宜的生长条件就会大量繁殖并产生黄曲霉毒素污染粮食。黄曲霉毒素对食品的污染存在地区和食品种类的差异。我国长江沿岸及其以南地区，由于环境潮湿，气温较高，适合其繁殖，黄曲霉毒素污染严重，而北方较为干燥，气温较低，不适合其繁殖，污染较轻。在各类食品中，花生、玉米污染严重，大米、小麦、面粉、豆类污染较轻。

（一）黄曲霉毒素的危害

黄曲霉毒素的靶器官是肝脏，能抑制肝细胞 DNA、RNA 的合成和蛋白质的合成，具有很强的急性毒作用，也有明显的慢性毒作用和致癌作用。

1. 急性毒作用 黄曲霉毒素为剧毒性物质，其毒性为氰化钾的 10 倍，对鱼、鸡、鸭、兔、狗、猪、牛、羊、鼠类、猴及人均有强烈的毒性，最敏感的动物是鸭雏。动物试验证明：一次大量经口摄入后，可见肝实质细胞坏死、胆管上皮增生、肝脂肪浸润及肝出血等急性病变。从黄曲霉毒素引起的人类急性中毒事例报告可见，主要以肝炎症状为主，临床上可见一过性发热、呕吐、厌食、黄疸，继之出现腹水、下肢水肿，甚至很快死亡。

2. 慢性毒作用 动物试验证明，少量持续摄入则引起肝脏纤维细胞增生，甚至肝硬化等慢性损伤。动物持续摄入所造成的慢性中毒，主要表现为动物生长发育障碍，肝脏出现亚急性或慢性损伤。

3. 致癌作用 ①黄曲霉毒素可使鱼类、大白鼠、家禽、猴等多种动物诱发实验性肝癌，不同动物的致癌剂量有很大的差异，以大白鼠最为敏感，猴对其最不敏感；②黄曲霉毒素与人类肝癌发生的关系：通过大量的流行病学调查证实，原发性肝癌的发生与 AF 的暴露水平呈正相关关系，且认为较 HBV 感染和流行更为重要。

（二）预防与控制措施

1. 防霉 预防粮食被黄曲霉菌及其他真菌污染是防止产生黄曲霉毒素的根本性措施。影响食品霉变的因素主要有温度、湿度和氧气，只要控制其中任何一项，即可达到防霉的目的。具体应做好以下几下方面的工作：①预防粮食霉变应从田间开始，减少暴露机会，适时收获，及时晒干扬净，减少破损，提高入库品质；②粮食收获后，及时采取机械烘干等方法，降低粮食中的水分含量，使粮食干燥。一般粮粒含水分在 13% 以下，玉米在 12.5% 以下，花生仁在 8% 以下，真菌即不容易繁殖，故称之为安全水分；③尽可能做到把粮食储存在干燥低温状态，储粮库房要清洁干燥，并对储粮库房采取降温除湿措施；④采用密闭粮仓储粮，降低粮食中氧气含量，也可起到防霉效果；⑤可选用一些化学防霉剂来保存粮食，预防其发生霉变。

2. 去毒 预防与控制粮食受到黄曲霉毒素的污染，应以粮食防霉为主，去除毒素为辅。去除毒素即采用物理、化学、生物学方法将毒素去除或用各种方法破坏毒素。①挑选霉粒法：即挑选已发生霉变的粮粒，适用于颗粒较大的霉变花生仁、玉米粒的挑选，去毒效果好；②碾轧加工法：因真菌毒素污染在稻米的外表层含量高而在内部少，如通过反复碾轧加工稻米，会去除外表层的毒素，大大减低了碾轧过的精米中毒素含量，但其缺点是粮食损耗较大，营养素丢失较多；③加水搓洗法：在淘洗霉变大米时，加水后用手反复搓洗，并随水倾去悬浮物，经多次淘洗，可去除较多毒素。若再用高压锅蒸饭，又能去除一些毒素；④加碱精炼法。由于黄曲霉毒素对碱性环境敏感，其结构中的内酯环易破坏，故对植物油中的毒素通过加碱精炼即可去除；⑤吸附法：将活性白陶土或活性炭等吸附剂加入到含有真菌毒素的植物油中，然后搅拌、静止，毒素就可被吸附而去毒。

3. 加强对食品中黄曲霉毒素的检测，严格限制各类食品中黄曲霉毒素含量 黄曲霉毒素在体内不发生蓄积作用，停止食用一周后，即经粪便、尿全部排出。因此，定期检测食品中 AFB1，及时终止摄入至关重要。制定食品中黄曲霉毒素最高允许量标准，按照标准限制各种食品中黄曲霉毒素含量，也是一项防止黄曲霉菌毒素对人体危害的重要措施。我国规定玉米、花生及其制品中黄曲霉毒素 B1 含量不得超过 $20\mu g/kg$；大米及其他食用油中不得超过 $10\mu g/kg$；其他粮食、豆类、发酵食品不得超过 $5\mu g/kg$；婴儿代乳品中不得检出黄曲霉毒素。

二、N－亚硝基化合物

N－亚硝基化合物是一类对动物有较强致癌作用的化合物，因其分子结构中都含亚硝基团而得名。根据分子结构不同，N－亚硝基化合物可分为亚硝胺和 N－亚硝酰胺两大类。天然食品中的 N－亚硝基化合物含量较低，但其前体物硝酸盐、亚硝酸盐和胺类广泛存在于土壤、水和植物中，且硝酸盐在某些细菌作用下可还原为亚硝酸盐，在 N－亚硝基化合物的合成中提供亚硝基；胺类是蛋白质的分解产物，食物中普遍存在，在适宜的外界条件下或进入人体后，经过化学或生物化学的途径可以合成亚硝胺或亚硝酰胺。例如，腌制的肉制品、鱼制品、加工的火腿、香肠和霉变、腐败变质的食品中亚硝胺含量较高。一般认为胃是人体合成亚硝胺的主要场所。

（一）N－亚硝基化合物的毒性与危害

1. N－亚硝基化合物的毒性 动物试验证明，N－亚硝基化合物经过多种途径均可导致动物肿瘤，且有剂量效应关系，因此，对动物的致癌性毫无疑义。此外，有人用亚硝酰胺做实验，结果导致仔鼠的脑、眼和脊柱的畸形，也同样存在剂量效应关系，而亚硝胺的致畸作用很弱。同时，人们还发现 N－亚硝基化合物尚具有致突变性，亚酰胺为直接致突变物，亚硝胺为间接致突变物。

2. N－亚硝基化合物与人类的健康的关系 亚硝基化合物存在对人体健康危害的可能性。动物试验能诱发多种动物的各种组织器官肿瘤，少量多次摄入或一次大量摄入均可诱发肿瘤。值得注意的是可通过动物的胎盘致癌，甚至波及到第二、第三代。在人类摄入的多种食物中，均可检测到亚硝胺，如啤酒、奶酪、面包等，况且人体消化系统尤其是胃也能合成亚硝胺。另外，人类接触亚硝胺的途径还有化妆品、药物、香烟烟雾等。

从很多资料中可以得出结论：人很难抵抗 N－亚硝基化合物的致癌作用，有些病例也直接证明 N－亚硝基化合物对人体健康的危险性。流行病学调查资料的分析表明：N－亚硝基化合物与胃癌、食管癌、肝癌、肠癌、膀胱癌的发生都可能有关。我国河南省林县是食管癌高发地区，当地食品中亚硝胺检出率高达 23.1%，而低发区仅为 1.2%。一般认为，日本人胃癌高发与他们爱吃咸鱼和咸菜有关，这些食物中硝酸盐和亚硝酸盐含量较高。

（二）预防 N－亚硝基化合物危害的措施

1. 防止食物霉变以及其他微生物污染 防止食物霉变以及其他微生物污染，对降低食物中亚硝基化合物含量至关重要。由于某些微生物可使硝酸盐还原为亚硝酸盐,使蛋白质分解成胺类化合物,而且还有酶促亚硝基化作用。为此,在食品加工时,应保证食品新鲜,防止微生物污染。

2. 控制食品加工中硝酸盐和亚硝酸盐使用量 控制其使用量,可减少 N – 亚硝基化合物前体物质的量,在加工工艺允许的前提下,尽量使用亚硝酸盐和硝酸盐的替代品。我国规定肉制品及肉类罐头中硝酸钠的使用量不得超过 0.5g/kg,亚硝酸钠不得超过 0.15g/kg。

3. 提高维生素 C 的摄入量 维生素 C 可阻断亚硝基化合物在体内的合成。流行病学调查发现,食管癌高发区居民维生素 C 摄入量很低,因而提高维生素 C 摄入量有相当重要意义。此外,大蒜可抑制胃内硝酸盐还原酶,使胃内亚硝酸盐含量明显降低,减少亚硝胺的形成。

4. 施用钼肥 农业用肥与用水被认为与蔬菜中硝酸盐、亚硝酸盐含量有关。使用钼肥可降低蔬菜中硝酸盐与亚硝酸盐含量。有试验证明,白萝卜与大白菜使用钼肥后,亚硝酸盐平均下降四分之一。

5. 制定标准,加强监测 目前,我国已制定出海产品和肉制品中 N – 亚硝基化合物的控制标准。其中规定,海产品中 N – 二甲基亚硝胺 ≤4μg/kg,肉制品中 N – 二甲基亚硝胺 ≤7μg/kg。按此标准加强食品中 N – 亚硝基化合物的监测,对于控制食品中 N – 亚硝基化合物具有重要的意义。

三、三聚氰胺

三聚氰胺又名密胺,是一种化工原料,广泛用于塑料、涂料、黏合剂、消毒剂、化肥和杀虫剂等行业。

由于三聚氰胺可用于生产食品包装材料、农药和化肥,因此食品中可能会含有微量的三聚氰胺。据 WHO 专家估计,从包装材料迁移到婴幼儿食品中的三聚氰胺含量可能会在 0.5mg/kg 以下。三聚氰胺不是食品原料,也不是食品添加剂,禁止人为添加到食品中。对在食品中人为添加三聚氰胺的,依法追究法律责任。

* *

不法商人为何在奶粉中添加三聚氰胺?由于目前食品和饲料中蛋白质含量测试方法的缺陷,三聚氰胺常被不法商人用作食品添加剂,以提升食品检测中的蛋白质含量指标,因此三聚氰胺也被人称为"蛋白精"。目前,奶粉中蛋白质含量的测定主要采用"凯氏定氮法",即根据食物中含氮量计算出蛋白质的含量,蛋白质的含氮量一般不超过30%,而三聚氰胺的分子式显示,其含氮量为66%左右。由于"凯氏定氮法"只能测出含氮量,并不能鉴定奶粉中有无三聚氰胺,所以,添加三聚氰胺的奶粉可以测出较高的蛋白质含量。同时三聚氰胺物理性状为白色单斜晶体、无味,这与蛋白粉相仿,而且购买容易和生产简单,成本很低,故被不法商贩恶意添加在奶粉中增加含氮量。

* *

（一）三聚氰胺对人体健康的危害

三聚氰胺被认为毒性轻微，到目前为止，尚未发现三聚氰胺对人类有致癌作用的报道。

（1）动物试验资料表明，三聚氰胺是一种低毒的物质，无遗传毒性，未观察到大剂量对子代产生不良影响。

（2）可导致宠物死亡。据报道，掺杂了三聚氰胺的小麦蛋白粉，是宠物食品导致中毒的原因。

（3）三聚氰胺对人体健康的影响取决于摄入的量和时间，如果摄入的量大、时间较长，就会在泌尿系统如膀胱和肾脏形成结石，从而影响肾脏功能，严重可危及生命。婴儿因问题奶粉患泌尿系统结石后主要表现为不明原因哭闹，排尿时尤甚，可伴呕吐；检查小便可见肉眼或镜下血尿；急性梗阻性肾衰竭，表现为少尿或无尿；尿中可排出结石，如男婴结石阻塞尿道可表现为尿痛、排尿困难；可有高血压、水肿、肾区叩击痛等表现。

（4）对食品中可能出现的三聚氰胺，并不是只要检出就会对健康带来危害，关键是要看食品中的含量及人体可能的摄入量。经过我国专家的风险评价，成人、儿童和婴幼儿每人每天三聚氰胺的摄入量不超过 19.2mg、6.4mg 和 2.24mg 时，一般不会对健康造成危害。

* *

三鹿奶粉事件：2008 年 6 月下旬开始，我国多个他省区报告多例婴幼儿泌尿系统结石病例，调查发现患儿多有食用三鹿牌婴幼儿配方奶粉的历史。经相关部门调查，高度怀疑石家庄三鹿集团的产品受到三聚氰胺污染。2008 年 9 月 11 日卫生部证实，三鹿牌婴幼儿奶粉含有化工原料三聚氰胺，导致全国各地出现许多婴幼儿肾结石病例。同时，卫生部证实，三鹿牌奶粉中含有的三聚氰胺，是不法分子为增加原料奶或奶粉的蛋白含量而人为加入的。为此，国务院启动重大食品安全事故一级回应机制，成立应急处置领导小组，回收问题奶粉、免费医治患者、彻查事件、通报世卫组织及严惩有关责任人。全国因食用问题奶粉而导致泌尿系统出现异常的患儿逾 29 万人，其中住院 5 万余人，死亡 6 人。经追查全国 22 家奶粉企业发现问题奶制品，均在奶源生产、收购、销售环节中出现了问题。2008 年 9 月 17 日，国务院决定全面检查奶制品，整顿奶制品行业；停止所有食品生产企业的国家免检产品资格；对食品安全法草案作重要修改。

* *

（二）三聚氰胺危害的预防与控制

一级预防，从奶源抓起，加强对三聚氰胺的检测。一旦发现原料奶或奶粉中含有三聚氰胺，应禁止食用。

二级预防，采取"三早"措施，对饮用问题奶粉的婴儿进行健康检查，做到早发现、早诊断、早治疗，获得好的治疗效果。婴幼儿食用含三聚氰胺的奶粉一段时间后，一般是 3～6 个月，特别是出现不明原因的哭闹、呕吐、发热、尿液混浊、血尿、少尿或无尿等症状，应立即到医疗机构筛查就诊。通过筛检就诊可做出确诊或排除诊断。由于婴幼儿尤其是婴儿无法诉说疼痛，因此，有时候反映出来的不像成人那样能指明疼痛的部位，说明疼痛的性质及持续时间等，可能只是表现出不安、哭闹，但作为家长要注意孩子的这些反应，不要忽视这些现象，要及时就诊。首选泌尿系 B 超，必要时进行腹部 CT 平扫，在有尿及肾功能正常时可做静脉尿路造影检查。

三级预防，绝大多数患儿是泌尿系统少量泥沙样结晶，大多数婴幼儿通过多饮水、勤排尿，可自行排出。在治疗方面，目前没有针对三聚氰胺毒性作用的特效解毒剂，临床上主要依靠对症支持治疗，必要时可以考虑外科手术干预，解除患儿肾功能长期损害的风险。

四、苏丹红

苏丹红是化学合成染料，染色鲜艳，价格低廉，被广泛地应用于化学、生物等领域。苏丹红被"国际癌症研究机构"归类为致癌物质，不允许用于食品加工。但因苏丹红颜色鲜艳，仍被一些不法商家用于食品的着色。由于市场经济的激烈竞争，一些不法商家为了赢利，在食品中添加苏丹红使食品更加鲜艳，以此来吸引消费者。可能添加苏丹红的食品有辣椒粉、辣椒酱、辣椒油等。

（一）苏丹红对人体健康的危害

1. 致癌性　苏丹红是一种人造化学制剂，有致癌性，全球多数国家禁止用于食品生产。通过实验发现苏丹红会导致鼠类致癌，它在人类肝细胞的研究中也显现出可能致癌的特性。国际癌症研究机构（IARC）将苏丹红归为第三类致癌物质。但是，偶然摄入含有少量苏丹红的食品，引起的致癌性危险性不大，但如果经常摄入含较高剂量苏丹红的食品就会增加其致癌的危险性，特别是由于苏丹红有些代谢产物是人类可能致癌物，目前对这些物质尚没有耐受摄入量，因此应尽可能避免摄入这些物质。

2. 致敏性　苏丹红 1 号具有致敏性，可引起人体皮炎。印度妇女习惯使用一种品牌化妆品点在前额，据报道，有人因涂抹该品牌化妆品而引发过敏性接触性皮炎。

* *

"红心鸭蛋"事件：2006 年 11 月中旬，部分媒体披露，一种产自河北的"红心鸭蛋"正销往北京市场，而这种鸭蛋含有致癌物质苏丹红 4 号；随后，北京、广州等地有关部门下发紧急通知，暂停销售"红心鸭蛋"；14 日，河北省下发紧急通知，要求全面清查有害"红心鸭蛋"；随后，农业部、国家质检总局、卫生部等均下发查处"红心鸭蛋"的紧急通知。据农业部畜牧业司介绍，真正的红心鸭蛋生产途径一般有两条，一是过去放养于滩涂等地的蛋鸭食用的鱼虾、胡萝卜等饲料富含类胡萝卜素，可以产出颜色较深的红心鸭蛋；另一种是在饲料里添加国家允许使用的饲用色素类添加剂，主要品种为辣椒红和斑蝥黄等。由于这些合法饲用色素类添加剂的价格较高，一些不法蛋贩子和饲料供应商暗中向养殖户和养殖企业销售苏丹红牟取暴利，而一些养殖户和养殖企业对此并不知情。

* *

（二）苏丹红对健康潜在危害的预防与控制

由于在食品中苏丹红的实际检出量通常较低，因此对人健康造成危害的可能性很小，偶然摄入含有少量苏丹红的食品，引起的致癌性危险性不大，但如果经常摄入含较高剂量苏丹红的食品就会增加其致癌的危险性，特别是由于苏丹红有些代谢产物是人类可能致癌物，目前对这些物质尚没有耐受摄入量，因此应尽可能避免摄入这些物质。基于苏丹红是一种人工色素，在食品中非天然存在，有致癌性，因此在食品中应禁止使用。针对我国一些食品中也可能含有苏丹红色素的情况，应加大对食品中苏丹红1号的监测，但同时不能放松对苏丹红2号、3号、4号的监测，并对我国人群可能的摄入量进行评估。

五、吊白块和甲醛

吊白块又称雕白粉，化学名称为次硫酸氢钠甲醛（$NaHSO_2 \cdot HCHO_2H_2O$）或甲醛合次硫酸氢钠，为半透明白色结晶或小块，易溶于水，在高温、酸、碱即分解为甲醛和二氧化硫。具有极强的还原性，有漂白作用。主要应用于印染和橡胶工业。人食用含"吊白块"食品后可引起过敏、肠道刺激等不良反应，严重者可产生中毒，肾脏、肝脏受损等疾病；甲醛对人体有害，所以国家明文严禁其作为食品添加剂在食品中使用。但近年来，一些食品生产加工厂家为了片面追求"吊白块"在食品加工中具有漂白、增色、改善食品口感及防腐等作用，或误认为吊白块是传统的食品添加剂，常常在米、面、腐竹、粉丝、银耳、白糖和榨菜等食品加工过程中盲目使用，从而引发了许多违禁使用吊白块的案例。

1. 吊白块和甲醛对人体的危害 吊白块进入人体后，对细胞有原浆毒作用，可能对机体的某些酶系统有损害，主要以呼吸系统及消化道损伤为特征，从而造成肺、肝、肾系统的病变，严重的还会导致癌变和畸形。经口摄入纯吊白块10g就会中毒致死，吊白块和甲醛中毒的临床表现为人经口食用含这种毒物的食品数小时至十几小时后，即可出现打喷嚏、咳嗽、胸痛、声音嘶哑、食欲缺乏、头晕、头痛、恶心、呕吐、疲乏无力、肝区疼痛等症状，重者出现黄疸、出血倾向、周围血管水肿，有的也可出现畏寒、发热、少尿、血压下降等症状。

2. 预防和控制措施 急性中毒者可按照下列一些方法进行急救处理：给予15%醋酸胺洗胃后再用温水洗胃，症状未出现前也应洗胃或导泻；洗胃后灌入通用解毒剂，如药用炭、鞣酸、氧化镁或生甘草绿豆汤加药用炭等。导泻用50%硫酸钠40～60ml或给予生理盐水作结肠高位灌洗。适量补液，少尿者给予呋塞米（速尿）利尿。护肝治疗给予葡萄糖醛酸内酯、维生素C。给予有效止咳药和其他对症处理。

为了预防吊白块和甲醛中毒事件的发生，人们在选购面粉、腐竹、米粉、豆腐、粉条、银耳、白糖等食品时，一旦发现这类食品特别白嫩、色泽特别晶莹，韧性好、爽滑可口、不易煮烂，就要当心这些食品可能是经过了吊白块的"辅佐"。尤其是豆腐，优质豆腐呈均匀的乳白色或淡黄色，稍有光泽。如果其色泽过白，则不宜选购，有膻味的豆腐也要谨慎购买。

六、丙烯酰胺

丙烯酰胺（$CH_2 = CH - CONH_2$）是一种白色晶体化学物质，工业上常用作生产聚丙烯酰胺的原料。丙烯酰胺具有潜在的神经毒性、遗传毒性和致癌性，因此食品中丙烯酰胺的污染引起了国际社会和各国政府的高度关注。食品中丙烯酰胺的形成与其加工烹调方法、温度、时间、水分等有关。主要是在高糖类、低蛋白质的植物性食物加热到120℃以上而形成，140～180℃是最佳生成的温度。不同食品加工方式和条件不同，其形成丙烯酰胺的量有很大不同，即使不同批次生产出的相同食品，其丙烯酰胺含量也有很大差异。食品经过煎、炸、焙、烤等高温处理后容易产生丙烯酰胺，特别是烘烤、油炸食品最后烹调阶段水分减少、表面温度升高后，其丙烯酰胺生成的量更高。一般经蒸、煮等处理后的食品中丙烯酰胺生成较少。丙烯酰胺生成量还与高温处理持续的时间有关，随着时间的延长，丙烯酰胺的生成增加。

丙烯酰胺含量较高的食品有三类：高温加工的淀粉类食品、早餐谷类食品和咖啡及其类似制品（表5-1）。

表5-1 食品中丙烯酰胺的含量 （mg/kg）

食品	平均含量	最高含量
土豆制品（包括薯片、薯条等）	0.477	5.312
咖啡及其类似制品	0.509	7.3
早餐谷物类食品	0.313	7.834
其它种类食品	<0.1	—

1. 丙烯酰胺对人体的危害 丙烯酰胺进入体内后，在细胞色素 P450 的作用下，生成活性环氧丙酰胺，该环氧丙酰胺比丙烯酰胺更容易与 DNA 上的鸟嘌呤结合形成加合物，导致遗传物质损伤和基因突变。大量的动物试验研究表明：丙烯酰胺主要引起神经毒性；此外为生殖毒性和发育毒性。神经毒性作用主要表现为周围神经退行性变和大脑中涉及学习、记忆和其他认知功能部位的退行性变；生殖毒性作用表现为雄性大鼠精子数目和活力下降以及形态改变，从而导致生育能力下降。

2. 预防与控制措施 为了减少丙烯酰胺对人体健康的危害，有关专家建议尽量做到以下三个方面。

（1）尽量避免过度烹饪食品（不要温度过高或加热时间太长），但应保证烹熟，以确保杀灭食品中的微生物，避免导致食源性疾病。

（2）提倡平衡膳食，减少油炸和高脂肪食品的摄入，多吃水果和蔬菜。

（3）建议食品生产加工企业，改进食品加工工艺和条件，研究减少食品中丙烯酰胺的可能途径，探讨优化我国食品生产、家庭食品制作中食品配料、加工烹饪条件，探索降低乃至可能消除食品中丙烯酰胺的方法。

七、反式脂肪酸

反式脂肪酸又称为反式脂肪、逆态脂肪酸或转脂肪酸。天然食品中所含的反式脂肪酸相当少，但如果天然脂肪经过反复煎炸，也会生成小量的反式脂肪酸。人类食用的反式脂肪酸主要来自经过人工氢化处理后的植物油。含反式脂肪的植物油被大量应用于市售包装食品、餐厅的煎炸食品中。反式脂肪酸含量较高的为奶油类、煎炸类、烘烤类和速溶类等食品，如炸薯条、炸猪排、烤面包、西式奶油糕点及饼干等食品。常见食品中反式脂肪酸含量见表5-2。

表5-2　每100g食品中反式脂肪酸含量（g）

食品名称	反式脂肪酸含量
牛奶及奶酪	18.8
黄油	5.9
鸡蛋	9.0
肉及肉制品	10.3
油及脂肪	35.5
饼干及蛋糕	16.5
开胃馅饼	3.5
炸薯条	4.5

（一）反式脂肪酸对人体的危害

反式脂肪酸对健康并无益处，也不是人体所需要的营养素。人体难以处理反式脂肪酸，它一但进入人体，大多数滞留于机体内，同饱和脂肪酸一样，会增加血液中低密度脂蛋白胆固醇的含量，同时还会减少可预防心脏病的高密度脂蛋白胆固醇的含量，将会使机体增加罹患冠心病的危险。反式脂肪酸引起心血管疾病的概率是饱和脂肪酸的3~5倍。此外，反式脂肪酸还会诱发肿瘤（如乳腺癌等）、哮喘、2型糖尿病、过敏性疾病的发生。对生长发育期的儿童和青少年的发育也有不利影响。目前公认有以下危害：升高低密度脂蛋白胆固醇（LDL-C）水平；降低高密度脂蛋白胆固醇（HDL-C）水平；可使脂蛋白（a）升高，从而明显增加患心血管疾病的危险性；干扰某些必需脂肪酸的代谢，引起激素代谢紊乱；触发2型糖尿病患者胰岛素抵抗，对超体重患者危害严重；引发全身炎症反应。

（二）降低膳食中反式脂肪酸的措施

因反式脂肪酸与心血管疾病、糖尿病、生长发育等健康有关，故膳食中应尽可能的减少膳食中反式脂肪酸的摄入量，以消除对人体的不利因素。降低膳食中反式脂肪酸有下述措施。

1. 改善油脂氢化加工生产工艺　通过提高压力、降低温度或减少催化剂的用量，采用新型昂贵的金属铂（Pt）替代传统的镍作为催化剂，来降低反式脂肪酸的生成。或采用超临界液体氢化反应速度和采用交酯化反应，来制取零反式脂肪酸的食用加工油酯产品。

2. 采用基因改良技术　植物油料作物在生产过程中，可通过基因工程来改变它的品质，从而降低植物油中多不饱和脂肪酸含量，使顺式脂肪酸转变为反式脂肪酸的倾向性变小。

3. 选择科学合理的膳食结构及烹调方式 ①尽量避免摄取反式脂肪酸含量高的食品，如炸薯条、炸鸡块等快餐食品；②适量摄取各类食物，以减低风险，多用低脂或未加工过的食品，如低脂牛奶、低脂奶酪、新鲜蔬菜和水果等；③每日脂肪摄取的能量不要超过一日总能量的30%；④烹调尽量选用橄榄油、大豆油、玉米油或葵花籽油，减少猪油、牛油或人造奶油的摄入；⑤购买食品时认清食品营养标签：食品包装营养标签上如果列有称为"氢化植物油"、"氢化脂肪"、"精炼植物油"、"氢化菜油"、"氢化棕榈油"、"固体菜油"、"酥油"、"人造酥油"、"雪白奶油"或"起酥油"等，即说明该食品中含有反式脂肪酸，这些食品应限制食用；⑥科学合理的烹调加工方法，烹饪时油的加热时间愈短愈好，最好不要等油冒烟才放菜；⑦喝咖啡时不加咖啡伴侣，可直接用低脂牛奶冲泡。

4. 开发研制代替人造脂肪的新产品 如芬兰一家食品公司已开发出一种含高植物固醇的植物黄油的新方法，瑞典的人造奶油生产商则成功研制出了人造脂肪替代物去掉了含有人造脂肪的成分。在美国立顿、雀巢等公司也已经在一些食品中减少甚至去掉了人造脂肪的用量。

相关链接

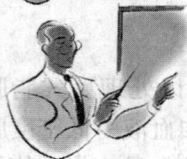

WHO 公布的全球十大垃圾食物：

1. 油炸类食品；

2. 腌制类食品；

3. 加工类肉食品（肉干、肉松、香肠等）；

4. 饼干类食品（不含低温烘烤和全麦饼干）；

5. 汽水可乐类食品；

6. 方便类食品（主要指方便面和膨化食品）；

7. 罐头类食品（包括鱼肉类和水果类）；

8. 话梅蜜饯类食品（果脯）；

9. 冷冻甜品类食品（冰淇淋、冰棒和各种雪糕）；

10. 烧烤类食品（一只烤鸡腿＝60支烟的毒性）。

八、转基因食品

转基因食品是指以转基因生物为食物或原料加工生产的食品。虽然转基因食品对生态环境、人与动物的食用安全性目前尚无足够的科学依据证实。但有关专家指出既要以慎重的态度确保转基因食品的安全，又要以积极的观念对待这一新生事物的发展。总的来看，目前我国对转基因食品的态度趋于宽松化、简单化。在进行严格管理的同时，对于证实无害的食品，应积极加以推广。

（一）转基因食品的分类

1. 植物性转基因食品 植物性转基因食品主要有玉米、大豆、土豆、甜菜、棉花、西红柿、香蕉、苹果、水稻、小麦、辣椒等。如美国、中国等国家的多位科学家经过努力，培育出了番茄新品种。这种番茄抗衰老、抗软化、耐贮藏，又能长途运输，可以减少加工生产及运输中的浪费。

2. 动物性转基因食品 动物性转基因食品主要有猪、鸡、牛、羊、鱼等。比如在猪的基因组中转入人的生长激素基因，猪的生长速度增加了一倍，猪肉质量大大提高，现在这样的猪肉已在澳大利亚上了餐桌。

3. 转基因微生物食品 微生物是转基因最常用的转化材料，主要有利用转基因酵母、转基因微生物代谢酶生产的葡萄酒、啤酒、酱油等。例如生产奶酪的凝乳酶，以往只能从杀死的小牛的胃中才能取出，现在利用转基因微生物已能够使凝乳酶在体外大量产生，避免了小牛的无辜死亡，也降低了生产成本。

4. 转基因原料生产的食品 以转基因动植物、微生物或者其直接加工品为原料生产的食品，如转基因大豆油。

相关链接

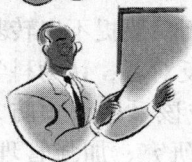

转基因大豆与非转基因大豆的区别

转基因大豆特征：豆粒呈扁圆或椭圆状、色泽暗黄，与非转基因大豆明显区别是豆脐呈黄褐色（俗称黑脐）。非转基因大豆特征：豆粒呈圆形、颗粒饱满、色泽明黄，一般豆脐呈浅黄色。

（二）转基因食品的优点

（1）能增加食物的产量，从而解决粮食短缺问题；

（2）能减少农药使用，避免环境污染，从而保护环境；

（3）增加果蔬保鲜性能，提高食品抗冻能力，从而节省生产成本，降低食物的价格；

（4）提高食品的营养价值；

（5）增加食品的种类，改善发酵食品品质与风味；

（6）促进生产效率，带动相关产业发展。

（三）转基因食品的安全性

转基因生物的安全问题主要涉及两个方面：①对生态环境的安全；②转基因食品对人体和动物的食用安全性。目前人们尚无足够的科学依据证实转基因食品的安全性。转基因食品的安全性分析应包括有无毒性、有无过敏性、抗生素抗性标记基因是否导致人体对抗生素产生抗性以及营养成分是否改变等。转基因食品在人体内是否会发生突变，从而有害人体健康，是人们对转基因食品的安全性产生怀疑的主要方面。

1. 转基因食品的营养成分 新转入的目的基因由于其自身稳定性及插入受体生物基因组位置的不确定，可能导致转基因食品的营养成分发生变化，产生新的有毒物质。转基因食品中这些变化了的蛋白质，是否降低了某些营养成分的水平，是否被人体有效地吸收利用，并保证人体的营养平衡，虽然目前还未见转基因食品对营养品质改变的负面报道，但这个安全隐患是存在的。

2. 转基因食品的毒性 转基因食品在加工过程中由于基因的导入使得毒素蛋白发生过量表达，可能引起毒性反应，从而对人体健康产生危害。从理论上讲任何基因转入的方法都可能导致遗传工程体产生不可预知的变化，包括多向效应。因此，转基因食品的毒性是对其安全性评估不可忽略的一点。

3. 食品过敏性　转基因食品中被引入一种或几种蛋白质，这些蛋白有些不是人类食物的成分，有可能导致机体过敏。从科学的角度看，转基因食品一般不会比传统食品含有更多的过敏物质。但是，不能排除转入新的物质在目标生物体中产生新的过敏物质，从而引起某些消费者的过敏反应的可能性。

4. 对抗生素的抗性　转基因食品对人类健康的另一个安全问题是抗生素标记基因。抗生素标记基因是与插入的目的基因一起转入目标生物中，抗生素标记基因可能会水平转移到肠道，被肠道微生物所利用，从而产生抗生素抗性，降低抗生素在临床治疗中的有效性。但目前研究表明该可能性很小。如果人体的体质很弱或抵抗力下降时，标记基因在肠道中水平转移的可能性会增大。

（四）转基因食品的预防与控制措施

在转基因食品方面，美国是积极的推进者，也是最大的受益者，认为只要提不出转基因食品有害的证据，就应该支持转基因食品的发展；欧盟则是最主要的反对者，认为科学研究具有局限性，没有明确的稳定的证据证明转基因食品无毒前，就应该采用"预防为主"的原则；我国政府在转基因生物产业方面坚持"科学规划、积极研究、加强管理、稳步推进"的原则。由于转基因食品既存在一些不确定性的问题，又存在着认识上的分歧。这些问题仅仅依靠政府、企业和消费者三方的努力是远远不够的。必须加强科学研究，发挥科研人员在食品安全研究方面的作用，增进人们对食品安全的认识，并发挥媒体的监督职能和强大的宣传效应，才能较为客观地认识食品安全问题，让消费者树立对于食品安全的信心。因此应采取以下的应对措施。

（1）在强化标注力度的同时，进一步扩大转基因食品贴标签的范围。尽管我国农业部和卫生部对转基因食品作了相应的规定，要求在大豆、玉米、油菜籽等17种转基因食品及其加工品种上加注标识（图5-1），标注"转基因××食品"或者"以转基因食品为原料"，未标识和未按规定标识的，不得进口和销售。但现实情况表明，转基因食品的标注工作执行得并不理想。原因是多方面的，法制不健全，内容不够细化，操作性不强，转基因农产品和转基因食品区分还不明确。因此，国家应在统一标识具体内容规则的同时，应明确转基因食品的标识管辖归属权，并逐步扩大转基因食品标识的种类的延伸范围。

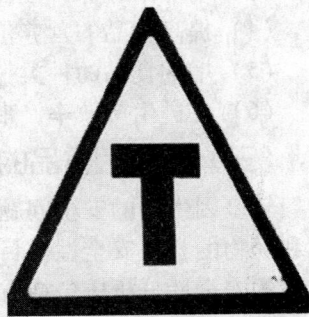

图5-1　转基因食品

（2）在全国范围内建立转基因食品实时监测网络体系，实行可追踪制度。欧盟对转基因食品实施的是一套从"农场到餐桌"的严格标签制度。一旦发生需要承担责任的事故，转基因食品生产、加工、运输、销售企业均要承担标识责任。这种对转基因食品的生产、运输、销售全过程进行有效监控，实行分流管理，让消费者知情，放心购买。

（3）进一步健全和完善我国转基因农产品和食品的法规体系。目前，我国对于转基因产品和食品问题，仅仅是以条例或者办法予以规范，并没有上升到法律的高度。这既不符合国际社会越来越重视转基因食品安全控制的趋势，也不利于对违法情形的监督、控制、约束和处罚，因此，应着力解决我国农产品或食品安全标准体系与国际标准接轨问题，大力推行各种目前国际中已经开始使用的食品安全法规、技术规范、指南和准则，加强对转基因食品生产安全的一整套法律、法规体系的建设。才能从根本上解决我国系统监测与评价资料缺乏的问题，才能在根源上结束食品安全质量双重标准问题。

（4）对于违法者加大处罚力度，以保护消费者的知情权。根据我国现行立法规定，对于违反关于农业转基因生物标识管理规定的，责令限制改正，可以没收非法销售的产品和违反所得，并可以处 1 万以上，5 万以下的罚款。这种处罚与厂家生产和销售转基因食品所获得丰厚的利润相比，形成了强烈的反差。因此，有必要加大处罚力度，使违法者不敢轻易以身试法，以维护法律的权威和尊严。

第二节　食物中毒

食物中毒是指正常人经口摄入正常数量"可食状态的食品"出现的非传染性的以急性感染和中毒为主要表现的疾病。食物中毒不包括暴饮暴食所引起的急性胃肠炎、食源性肠道传染病和寄生虫病，也不包括进食者本身有胃肠道疾病或因过敏体质等摄入食物后发生的疾病，有毒食物导致的慢性毒性损害（如致癌、致畸、致突变）亦不属此范畴。

虽然食物中毒的原因不同、症状各异，但一般都具有以下共同特点。①潜伏期短，发病急：呈暴发性，集体性食物中毒在短期内很快形成发病高峰；②临床表现相似：中毒病人有类似的临床表现，以胃肠炎症状为主；③有共同的饮食史：发病者均与某种食物有明确的关系，近期内都食用过同样的食物；④人与人之间不直接传染：病人对健康人无传染性，停止食用有毒食品，发病很快停止。发病曲线呈突然上升、又迅速下降的趋势，无传染病流行时的余波；⑤有明显的季节性：细菌性食物中毒夏秋季多发。河豚鱼中毒多发生于春季。

常见的食物中毒按病原分为以下四类。

1. 细菌性食物中毒　指因被致病菌或其毒素污染的食物引起的急性或亚急性疾病。常见的致病菌有沙门菌、副溶血性弧菌、肉毒梭状芽孢杆菌等。

2. 真菌及其毒素食物中毒　食用被真菌及其毒素污染的食物而引起的食物中毒。如黄曲霉毒素、赤霉病麦、霉变甘蔗中毒等。发病率较高，病死率较高。

3. 有毒动植物中毒　指误食有毒动植物或摄入因加工、烹调不当未除去有毒成分的动植物而引起的中毒。如河豚、有毒贝类、毒蕈、木薯、四季豆、发芽马铃薯等引起的食物中毒。发病率较高，病死率因动植物种类而不同。

4. 化学性食物中毒　误食有毒化学物质或食用被其污染的食物而引起的中毒。如亚硝酸盐、农药、金属及其化合物等有害化学物质引起的食物中毒。

一、细菌性食物中毒

细菌性食物中毒是指因摄入被致病菌或其毒素污染的食品而引起的急性或亚急性疾病，是食物中毒中最常见的。全年都可发生，但以夏秋季较多。

　　细菌性食物中毒的发生，一是由于食品被致病性微生物污染后，在适宜的温度、水分、酸碱度和营养条件下，微生物急剧大量繁殖。大量活菌随食物进入人体，侵犯肠粘膜，引起胃肠炎症状，称为感染型食物中毒；二是细菌污染食品并在食品上繁殖，产生有毒的代谢产物（外毒素），达到中毒量的外毒素随食物进入人体，经肠道吸收而发病，称为毒素型食物中毒。

（一）常见的细菌性食物中毒

1. 沙门菌属食物中毒

　　（1）病原　沙门菌属为具有鞭毛、能运动的革兰阴性杆菌。种类繁多，有2300多个血清型，其中可引起食物中毒的有鼠伤寒沙门菌、猪霍乱沙门菌、肠炎沙门菌等。沙门菌属在外界生活力较强，在水中可生存2～3周，在粪便和冰水中生存1～2个月，在冰冻土壤中可过冬，在含盐12%～19%的咸肉中可存活75天。在100℃时立即死亡，70℃经5分钟可被杀死。水经氯化消毒5分钟可杀灭其中的沙门菌。沙门菌属不分解蛋白质，被污染的食品无感官性状的变化，易被忽视。

　　（2）流行特点　沙门菌属食物中毒全年皆可发生，多见于夏、秋两季。

　　（3）污染来源　引起中毒的食品主要是动物性食品。沙门菌污染肉类食品的来源有两方面：一是生前感染，家畜家禽生前已感染沙门菌；二是宰后污染，家畜家禽在宰杀后其肌肉、内脏接触粪便、污水、容器或带菌者而污染沙门菌。此外，蛋类可因家禽带菌而污染；水产品可因水体污染而带菌；带菌的牛羊所产的奶中亦可有大量沙门菌，所以鲜奶和奶制品，如果消毒不彻底，也可引起沙门菌属食物中毒。

　　（4）临床表现　沙门菌属食物中毒的临床表现有不同的类型，有胃肠炎型、类霍乱型、类伤寒型、类感冒型和败血病型。急性胃肠炎型最为常见。其潜伏期一般为12～24小时。开始为头痛、恶心、呕吐，然后出现腹痛、腹泻，黄绿色水样便，有时有恶臭，带脓血和黏液。多数病人体温可达38℃以上，重者有寒战、惊厥、抽搐和昏迷；病程3～7天，一般预后良好。

2. 副溶血性弧菌食物中毒

　　（1）病原　副溶血性弧菌是革兰阴性杆菌，为分布极广的一种近海细菌，海产品带菌率可高达90%以上，在含盐3%～4%的培养基中生长最为旺盛，在淡水中生存不超过2天。副溶血性弧菌抵抗力较弱，56℃10分钟，或90℃1分钟可被杀灭；1%食醋处理5分钟即可灭活。

　　（2）流行特点　副溶血性弧菌食物中毒多发生于沿海地区，高峰期为7～9月。

　　（3）污染来源　主要来源为受副溶血性弧菌污染的海产品，其次为被污染的肉类及咸菜。

　　（4）临床表现　潜伏期多为14～20小时，多以剧烈腹痛开始，后有腹泻、呕吐、发热。腹痛多在脐部附近，呈阵发性胀痛或绞痛；腹泻每日几次或十几次，开始是洗肉水样便，后可转为脓血便和黏液血便；呕吐多为胃内容物，次数不多，持续时间较短；病人可能发热，体温在38～40℃，重者出现脱水及意识障碍。病程一般3～4天，预后良好。

3. 葡萄球菌毒素食物中毒

　　（1）病原　葡萄球菌是革兰阳性兼性厌氧菌，抵抗力较强，在干燥条件下可生存数月；对热具有较强的抵抗力，加热到 80℃经 30 分钟才能被杀死。本菌食物中毒是毒素型食物中毒，由摄入其产生的肠毒素而引起。产肠毒素的葡萄球菌有两种，即金黄色葡萄球菌和表皮葡萄球菌。条件适宜时，如 pH 6～7、温度 31～37℃、水分较多、含蛋白质及淀粉较丰富、通风不良氧分压降低时，易产生肠毒素。肠毒素耐热性强，破坏其毒素须加热至 100℃，持续 2 小时。

（2）流行特点　全年皆可发生，但多发生于夏秋季。人体对肠毒素的感受性高，接触者发病率可达 90% 以上。

（3）污染来源　金黄色葡萄球菌是常见的化脓球菌之一，上呼吸道感染者的鼻腔带菌率可高达 80%，人和动物的化脓性感染部位常成为污染源，易使食品污染。引起中毒的食品主要是乳类及乳制品、肉类和剩饭等。

（4）临床表现　潜伏期短，一般为 2～4 小时。主要症状为突然恶心，反复剧烈呕吐，呕吐物中常有胆汁、黏液和血，同时伴有上腹部痉挛性疼痛及腹泻。剧烈呕吐为其主要特征，一般不发热，常导致严重失水和休克。儿童对肠毒素比成年人更为敏感，故其发病率较高，病情也更重。病程短，一般 1～2 天，预后良好。

4. 肉毒梭菌毒素食物中毒　肉毒梭菌毒素食物中毒是由肉毒梭菌在食物中生长繁殖产生的外毒素引起的神经型食物中毒。此类中毒发病急，病情重，病死率高，危害严重。

（1）病原　肉毒梭菌是革兰阳性厌氧菌，具有芽孢，在自然界中广泛存在，缺氧条件下在含水分较多的食品上适合生长，并产生外毒素即肉毒毒素。肉毒毒素是一种强烈的神经毒，是目前已知的化学毒物和生物毒物中毒性最强的一种。肉毒梭菌的芽孢对热抵抗力强，干热 180℃经 5～10 分钟、湿热 100℃经 5 小时或高压蒸汽 121℃经 30 分钟，才能将其杀死。肉毒毒素不耐热，100℃经 10～20 分钟即可完全破坏。

（2）流行特点　主要发生在 4～5 月。

（3）污染来源　肉毒梭菌毒素引起的食物中毒与人们的饮食习惯密切相关，国外多为火腿、香肠、罐头食品；我国多是家庭自制的发酵食品，如豆豉、豆酱、臭豆腐，也见于肉类和其他食品。

（4）临床表现　潜伏期较长，一般为 12～48 小时。临床表现特征为对称性脑神经受损的症状。早期表现为头痛、头晕、乏力、走路不稳，随后逐渐出现视力模糊、眼睑下垂、瞳孔散大等神经麻痹症状；重症患者首先出现对光反射迟钝，逐渐发展为语言不清、咀嚼吞咽困难、颈无力、声音嘶哑等，严重时出现呼吸肌麻痹症状，胸部有压迫感、呼吸困难，最后因呼吸功能衰竭而死亡。患者一般体温正常，意识清楚。在无肉毒抗毒素治疗的情况下，病死率较高，多见于发病后 10 天内。

5. 变形杆菌食物中毒

（1）病原体　变形杆菌属为革兰阴性杆菌，引起食物中毒的有普通变形杆菌、奇异变形杆菌和摩根变形杆菌等。变形杆菌属为腐败菌，在自然界广泛存在于土壤、污水、植物以及人和动物肠道中。食品受到污染的机会很多，食品中的变形杆菌主要来自外界的污染。

（2）流行特点　一年四季均可发生，主要集中在 5～8 月份。

（3）污染来源　引起中毒的食品以动物性食品为主，尤其以水产类食品更为多见。

也见于凉拌菜、剩饭菜和豆制品。当变形杆菌和其他细菌一起污染食品后，在它们的共同作用下，可使肉类等食品的感官性状发生明显改变；但当肉类仅受到变形杆菌污染时，因其不分解蛋白质，故感官性状无明显腐败迹象。

（4）临床表现 ①急性胃肠炎型：潜伏期一般为 10～12 小时，主要表现为恶心、呕吐、头晕、头痛、乏力、阵发性剧烈腹痛、腹泻、水样便伴有黏液，有恶臭，一日 10 余次。体温一般在 39℃ 以下，病程 1～2 天，也有 3～4 天者。预后一般良好。②过敏型：潜伏期短，一般为 30 分钟～2 小时，主要表现为面部和上身皮肤潮红、头晕、头痛并有荨麻疹。病程为 1～2 天。③混合型：上述两型症状同时存在。

6. 大肠埃希菌食物中毒

（1）病原 埃希菌属俗称大肠杆菌，是革兰阴性杆菌，该菌属在自然界中生存力很强，能在土壤、水中存活数月。大肠埃希菌存在于人和动物的肠道中，为人和动物肠道中的正常菌群，一般不致病。也有少数菌株能直接引起肠道感染，为致病性大肠埃希菌。其中大肠埃希菌 O157:H7 被认为是 20 世纪 90 年代最重要的食源性病原菌之一。

（2）流行特点 好发于夏季和秋季。

（3）污染来源 大肠埃希菌食物中毒主要是由动物性食品引起，如畜肉类及其制品、禽肉、蛋类、奶类及其制品。

（4）临床表现 不同的致病性埃希菌有不同的致病机制，在临床上的表现也不同：①肠致病性大肠埃希菌是婴儿流行性腹泻的重要病原菌，可引起婴儿肠炎，夏季腹泻及婴儿霍乱。本菌具有很强传染性，可引起暴发流行，也可引起成人腹泻；②肠产毒性大肠埃希菌是许多发展中国家儿童及旅游者腹泻常见病原菌，本菌可产生大量肠毒素，患者腹泻呈水样便，伴有恶心、腹痛、发热等症状；③肠侵袭性大肠埃希菌具有侵袭性，侵入人体肠黏膜上皮细胞后可迅速繁殖，破坏肠黏膜及其基底膜，出现黏膜溃疡，主要表现为血便、脓性黏液血便，里急后重，发热等，症状与细菌性痢疾相似，引起痢疾样腹泻；④肠出血性大肠埃希菌可引起出血性结肠炎。主要表现为突发性剧烈腹痛、腹泻，先水样便后为血便，甚至全为血水，重者出现溶血性尿毒症，病死率为 3%～5%。

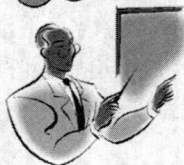

> **相关链接**
>
> 自从 1982 年在美国发生了首次由大肠埃希菌 O157:H7 引起出血性肠炎暴发以来，该菌在世界范围内曾有过多次食源性暴发。1996 年在日本发生的人类历史上规模最大的一次暴发，引起了全世界的关注。目前大肠埃希菌 O157:H7 感染呈全球流行，已被认定是 20 世纪 70 年代以来新发现的 8 种传染病病原体之一。我国亦加强了大肠埃希菌 O157:H7 的监测。

（二）治疗处理要点

1. 迅速排出毒物 对潜伏期短的中毒患者可催吐、洗胃以促使毒物排出；对肉毒中毒早期病例可用清水或 1:4000 高锰酸钾溶液洗胃。

2. 对症治疗 止腹痛、腹泻，纠正酸中毒及补液，抢救循环衰竭和呼吸衰竭等。

3. 特殊治疗 细菌性食物中毒患者可用抗生素治疗，但葡萄球菌毒素中毒一般不需要用抗菌药，以保暖、输液、饮食调节为主。肉毒中毒患者应尽早使用多价抗毒血清，注射前要做过敏试验；并可用盐酸胍以促进神经末梢释放乙酰胆碱。

4. 查明原因 根据中毒者发病急，短时间内同时发病，发病范围局限在食用同一种有毒食物的人等特点，找到引起中毒的食品。对可疑食物、患者呕吐物及粪便进行细菌学培养，分离鉴定菌型，作血清凝集试验，以确定引起中毒的病原菌。疑为葡萄球菌肠毒素中毒时，可取细菌培养液或肠毒素提取液喂猫（或灌胃），观察有无胃肠道症状，特别是呕吐反应，其他内毒素也可注入小鼠腹腔，观察其有无症状出现。

（三）预防控制措施

1. 防止污染 认真贯彻执行《食品卫生法》，加强肉类食品卫生管理，特别是加强夏秋肉食和肉制品的卫生监督。做好牲畜宰前、宰后的兽医卫生检疫，禁止病死或死因不明的禽畜肉上市。食品企业、饮食行业、集体食堂应做到生熟分开，严格防止交叉污染，食具要严格消毒，一切食物应以新鲜为原则，烧熟煮透，做好食物保藏，消灭苍蝇、老鼠。食品从业人员要进行定期体检，按规定进行带菌检查和卫生知识培训，养成良好的卫生习惯，严格遵守饮食行业和个人卫生制度。

2. 控制细菌繁殖 为控制细菌繁殖及外毒素的形成，食品应低温保存或冷藏。绝大部分致病菌、生长繁殖的最适温度为 20～40℃，在 10℃ 以下繁殖减弱，低于 0℃ 多数细菌不能繁殖。用盐渍的方法，也能控制细菌繁殖及毒素形成，一般加盐量为 10%。

3. 杀灭病原菌和破坏毒素 加热能杀灭沙门菌属细菌，其效果取决于许多因素，如加热方法、食品的体积大小和食品污染的程度等。为了彻底杀灭肉类中可能存在的沙门菌属细菌，应使肉块深部温度至少达 80℃，并持续 12 分钟；蛋类煮沸 8～10 分钟。发酵食品用的原料应先经高温灭菌，食用前还应再加热。对可能形成葡萄球菌肠毒素的食品，须 100℃ 加热 2 小时后方可食用。蒸煮蟹虾时，经 100℃ 加热 30 分钟，可杀灭副溶血性弧菌。罐头食品生产应严格执行灭菌操作过程。

二、有机磷食物中毒

有机磷化合物是一类高效、广谱杀虫剂，广泛用于农林业。有机磷农药种类很多，根据其毒性强弱分为高毒、中毒、低毒三类。高毒类有机磷农药少量接触即可中毒，低毒类大量进入体内亦可发生危害。人体对有机磷的中毒剂量、致死剂量差异很大。

中毒原因主要是有机磷农药污染食物引起，如用装过农药的空瓶装酱油、酒、食用油等；食物在运输过程中受到有机磷农药污染；刚施过有机磷农药的蔬菜水果，没有经过安全间隔期就采摘上市，或把有机磷农药和粮食、食品混放于同一仓库保管，造成误食或污染食品。有机磷农药进入机体后，与胆碱酯酶结合，使胆碱酯酶失去活性，不能分解乙酰胆碱，从而使组织中的乙酰胆碱大量蓄积，使以乙酰胆碱为传导介质的神经处于过度兴奋状态，随后转入抑制和衰竭，从而表现出相应的症状。

（一）临床特征

有机磷食物中毒发病时间与毒物品种和剂量密切相关。一旦中毒症状出现后，病情迅速发展。潜伏期多在 2 小时以内，短的 5 分钟，长的 2 小时，潜伏期越短，病情越重。主要中毒症状如下。

1. 毒蕈碱样症状 这组症状出现最早，有恶心、呕吐、腹痛、多汗，尚有流泪、流涕、流涎、腹泻、尿频、大小便失禁、心跳减慢和瞳孔缩小。支气管痉挛，分泌物增加，咳嗽、气急，严重患者出现肺水肿。

2. 烟碱样症状 全身紧束和压迫感，肌束震颤，逐渐发展成肌肉跳动，牙关紧闭、颈项强直、全身抽搐。血压增高、心跳加快和心律失常。严重者呼吸肌麻痹引起周围性呼吸衰竭而死亡。

3. 中枢神经系统症状 头晕、头痛、疲乏、共济失调、烦躁不安、谵妄、抽搐和昏迷等。

急性中毒可分为三度。①轻度：表现为头疼、头晕、恶心、呕吐、多汗、视力模糊、无力等；②中度：除上述症状加重外，还有肌肉跳动、瞳孔缩小、胸闷或全身肌肉紧束感、出汗、流涎（口腔、鼻孔可有大量的白色或淡红色泡沫样分泌物）、腹痛、腹泻、轻度呼吸困难、轻度意识障碍；③重度：除上述症状外，并有心跳加快、血压升高、发绀、瞳孔缩小如针尖、对光反射消失、呼吸极度困难、肺水肿、大小便失禁、惊厥，患者进入昏迷状态。最后可因呼吸中枢衰竭、呼吸肌麻痹或循环衰竭肺水肿而死亡。上述症状中瞳孔缩小、肌束震颤、血压升高、肺水肿、多汗为主要特点。

（二）治疗处理要点

1. 催吐、洗胃 ①催吐：是神志清醒者的现场抢救方法，对餐后服毒者尤为需要。对于因误服毒物而致急性中毒者，如神志清楚、乐于合作，应鼓励患者自己饮洗胃液，然后刺激咽后壁以引起呕吐，不合作者应立即插入胃管迅速洗胃。②洗胃：越早、越彻底，预后越好。洗胃液可采用2%碳酸氢钠（敌百虫忌用）或1:5000的高锰酸钾（对硫磷、乐果、马拉硫磷忌用），也可用清水洗胃。洗胃后可从胃管中注入硫酸钠或硫酸镁30~60g导泻，以促使毒物的排出。

2. 解毒 用阿托品和胆碱酯酶复能剂。

（1）阿托品 早期、足量、反复应用，并迅速达到"阿托品化"。达"阿托品化"后，即可减少阿托品单次剂量或延长间隔时间，并维持用药。"阿托品化"表现为瞳孔较前扩大、口干、皮肤干燥，肺部啰音消失及心率加快（90~100次/分）等。如出现瞳孔扩大、神志模糊、烦躁不安、抽搐、昏迷、尿潴留、心动过速、高热等症状，提示有阿托品中毒可能，应停药观察。

（2）胆碱酯酶复能剂 常用的有氯磷定和解磷定。首剂应足量给药，并维持一定的血药浓度。复能剂应早期配合阿托品使用。

3. 对症治疗

（1）保持呼吸道通畅，维持呼吸功能 密切观察患者呼吸变化，清除呼吸道分泌物，给予吸氧。有呼吸衰竭早期表现时，如呼吸的频率、节律、幅度等变化，则应果断行气管插管或人工呼吸。

（2）积极治疗脑水肿、休克、心律失常、心搏骤停、水电解质和酸碱平衡失调。

（3）严重中毒病人可输新鲜血液以补充胆碱酯酶。

（4）适当应用抗生素，以预防肺部感染。

（5）为了防止病情复发，重度中毒患者，中毒症状缓解后应逐步减少解毒药用量，直至症状消失后停药，一般至少观察 3～7 天。

（三）预防控制措施

有机磷农药专人保管，单独贮存；器具专用；喷洒农药须遵守安全间隔期；喷过农药和播过毒种的农田，要树立标志提示群众；配药拌种要远离畜圈、饮水源和瓜果地，以防止污染；蔬菜水果在食用前洗净。

三、瘦肉精食物中毒

任何能够促进瘦肉生长、抑制肥肉生长的物质都可以叫做"瘦肉精"。瘦肉精是一类药物，而不是一种特定的物质，是指能够促进瘦肉生长的饲料添加剂。在我国通常所说的"瘦肉精"则是指盐酸克仑特罗。

盐酸克仑特罗曾作为药物用于治疗支气管哮喘，后由于其副作用太大而遭禁用。盐酸克仑特罗是一种 β 受体激动剂，20 世纪 80 年代初，美国一家公司开始将其添加到饲料中，以增加瘦肉率，但如果作为饲料添加剂，其使用剂量是人用药剂量的 10 倍以上时，才能达到提高瘦肉率的效果。它用量大、使用的时间长、代谢慢，在屠宰上市时，其在猪体内的残留量很大。残留的盐酸克仑特罗通过食物链进入人体，逐渐蓄积，引起中毒现象。如果一次摄入量过大，则会产生异常生理反应，也表现出中毒症状，因此被禁用。

* *

国内某些养猪户不顾农业部的规定，为使猪不长肥膘，在饲料中掺入"瘦肉精"。猪摄入"瘦肉精"后，其体内蛋白质合成增加，脂肪的转化和分解加速，提高了猪肉的瘦肉率。同时，"瘦肉精"能提高猪的生长速度，增加瘦肉率，使其毛色红润光亮，收腹，卖相好；屠宰后，肉色鲜红，脂肪层极薄，往往是皮贴着瘦肉，并且瘦肉丰满。瘦肉精在上海曾经引发了几百人的中毒事件。而在台湾，由于从美国进口的猪肉里含有瘦肉精，几乎挑起一场政治争端。奇怪的是，在美国、加拿大、新西兰等国，瘦肉精这类物质的使用却是合法的。

* *

（一）临床特征

人类食用含"瘦肉精"的猪肝 0.25kg 以上者，常见有恶心、头晕、四肢无力、手颤等中毒症状。含"瘦肉精"的食品对心脏病、高血压患者和老年人的危害更大。

（1）急性中毒时有心悸，面颈部、四肢肌肉颤动，手抖，甚至不能站立，头晕、乏力，原有心律失常的患者更容易发生心动过速、室性早搏，心电图示 ST 段压低与 T 波倒置。

（2）原有交感神经功能亢进的患者，如有高血压、冠心病、甲状腺功能亢进者上述症状更易发生。

（3）与糖皮质激素合用，可引起低血钾，从而导致心律失常。

（4）反复使用会产生耐受性，对支气管扩张作用减弱、持续时间缩短。虽然克仑特罗残留的毒副作用为轻度，但美国食品和药物管理局（FDA）研究表明，应用拟交感神经药者或对前药过敏者，其对克仑特罗的反应要比正常健康个体更为严重。

（二）治疗处理要点

（1）口服后应立即洗胃、输液，促使毒物排出。

（2）在心电图监测及电解质测定下，使用保护心脏药物如6-二磷酸果糖（FDP）及β_1受体阻滞剂如美托洛尔。

（三）预防控制措施

1. 识别方法

（1）看猪肉是否具有脂肪（猪油），如猪肉在皮下就是瘦肉或仅有少量脂肪，则该猪肉存在含有"瘦肉精"的可能。

（2）喂过"瘦肉精"的瘦肉外观特别鲜红，后臀较大，纤维比较疏松，切成二三指宽的猪肉比较软，不能立于案，瘦肉与脂肪间有黄色液体流出，脂肪特别薄；而一般健康的瘦猪肉是淡红色，肉质弹性好，瘦肉与脂肪间没有任何液体流出。

（3）购买时看清该猪肉是否盖有检疫印章和检疫合格证明。

2. 预防方法

（1）控制源头，加强相关法律法规的宣传，禁止在饲料中掺入瘦肉精。

（2）加强上市猪肉的检验。

（3）消费者购买猪肉时要拣带肥膘（1~2cm）的肉，颜色不要太鲜红，猪内脏因瘦肉精残留量多不宜食用。

四、毒鼠强食物中毒

毒鼠强的化学名称为四亚甲基二砜四氨，又名424、鼠没命、特效灭鼠灵等，系白色粉末，无味，微溶于水，难溶于酒精和甲醇，可溶于苯、丙酮和三氯甲烷（氯仿）、二氧六环等有机溶剂。化学性质极为稳定，熔点250~254℃，255~260℃分解。

毒鼠强的毒力很强，属禁用性剧毒杀鼠剂。几乎对所有温血动物有毒，鼠类LD50为0.1~0.3 mg/kg，其毒性是砒霜的114~138倍，是氰化钾的100倍，约1 mg可致人死亡。因其结构特殊，不易降解，极易造成二次中毒。

毒鼠强因其毒性强烈、化学性质极为稳定，在环境中不易降解，被各国政府明令禁止生产和使用。

（一）临床特征

毒鼠强可由口咽黏膜及胃吸收，且无需经代谢即有直接致惊厥毒效，故中毒潜伏期短，发作快。毒鼠强经口服后一般数分钟至1.5小时，平均10~20分钟发病，因此发作迅速且抽搐者，首先应怀疑毒鼠强中毒。

中毒的主要症状，首先是胃部不适、呕吐、腹痛、头痛、乏力，继而发生癫痫样大发作，抽搐、口吐白沫、昏迷。上述症状常在服用后30分钟出现，抢救不及时，可因剧烈的强直抽搐导致呼吸衰竭而死亡。

肉眼血尿，便血。尿检发现红细胞，大便隐血为阳性。

（二）治疗处理要点

对毒鼠强中毒目前尚无特效解毒药，治疗主要针对以下几点。

1. 清除体内毒物 中毒者可用大量清水洗胃，一般在发病后 24 小时内均应洗胃，持续洗胃量要过 20L 以上。洗胃后可给予氢氧化铝凝胶或生鸡蛋清保护消化道黏膜。必要时导泻。皮肤污染者用清水彻底冲洗。

2. 控制癫痫发作 控制抽搐，这是抢救成败的关键。首选安定静脉注射，剂量要大，直至抽搐控制，用药同时可肌内注射苯巴比妥。难以控制抽搐的患者，可考虑在呼吸机应用的基础上给患者全身麻醉。

3. 尽快使用有效解毒药 二巯基丙磺酸钠可降解血液中的毒鼠强，有很好的解毒作用。二巯基丙磺酸钠 2.5g/支，1 支/次，肌内注射，一般中毒者用 2～3 支可见效。

4. 对症及支持疗法 ①镇静解痉：苯妥英钠、地西泮静脉注射或滴注；②降低颅内压，防治脑水肿，加速毒物排泄；③改善脑细胞代谢，促进神经细胞功能恢复，常用能量合剂静滴；④纠正水电解质代谢及酸碱平衡的紊乱，防止感染，预防褥疮的发生；⑤防止其他并发症。

（三）预防控制措施

1. 严格管理制度 国家对灭鼠药物的生产、贮存、销售和使用，都有一套较为严密完善的规章制度。对本地生产、加工的灭鼠药物，应严格实行灭鼠药登记注册制度和卫生许可证制度等；从外地运销灭鼠药进入本地时，必须经过疾病控制中心监测合格（即非国家禁止生产、销售和使用的剧毒急性鼠药如毒鼠强等），并由有关行政部门审查后发给"准销证"，方可由指定的专店营销，并有安全使用说明书。

2. 加强鼠药市场的管理 毒鼠强是一种剧毒急性鼠药，公安部、农业部等早已明令禁止生产、销售和使用。近年来，在经济利益的驱动下，不法商贩利用毒鼠强毒性大、杀鼠快的特点，迎合人们的迅速灭鼠的心理，仍在违法生产、销售，使得剧毒急性灭鼠药非法流入市场。由此可见，要打击非法剧毒鼠药进入市场，必须从生产、加工的源头抓起，这才是治本的举措。因此，公安、工商、卫生、市场管理等部门要共同协作，加强鼠药市场的清理、整顿和管理，防止剧毒鼠药流入市场，以保证人民群众身体健康。

五、河豚鱼中毒

河豚鱼，学名河豚鲁，又名鲀、吹肚鱼、气泡鱼、连巴鱼及台巴鱼。世界上有 200 多种河豚鱼，可引起中毒的有 9 种。河豚鱼是一种味道鲜美但含剧毒素的鱼类。中毒多发生在日本、东南亚及我国沿海、长江下游一带。

河豚鱼体内引起中毒的河豚毒素可分为河豚素、河豚酸、河豚卵巢毒素和河豚肝脏毒素。河豚毒素是一种神经毒，对中枢神经和末梢神经有麻痹作用，其毒性较氰化钠大 1000 倍，0.5mg 即可致人中毒死亡。河豚毒素对热稳定，在 220℃ 以上方可分解，加热和盐腌均不能使其破坏。其毒性强度因不同种类和不同季节而有差异，每年 1～5 月是河豚鱼产卵的季节，此时其生殖系统发育，毒性最强，以卵巢、睾丸和肝脏为主要有毒部位，其次为肠道、血液、鳃、肾及皮肤等。鱼死后内脏毒素可渗入肌肉，而使本来无毒的肌肉也含毒。所以，在春节食用河豚鱼中毒最多见。

（一）临床特征

河豚鱼中毒潜伏期 10 分钟～3 小时。早期有手指、舌、唇刺痛感，然后出现恶心、呕吐、腹痛、腹泻等胃肠症状。四肢无力、发冷、口唇和肢端知觉麻痹。重症患者瞳孔与角膜反射消失，四肢肌肉麻痹，以致发展到全身麻痹、瘫痪。呼吸表浅而不规则，严重者呼吸困难、血压下降、昏迷，最后死于呼吸衰竭。如果抢救不及时，中毒后最快 10 分钟内死亡，最迟 4～6 小时死亡。

（二）治疗处理要点

1. 立即采取排毒措施 口服 1% 硫酸铜溶液 100ml 予以催吐；后用 1∶5000 高锰酸钾溶液或 0.5% 活性炭悬液洗胃；也可用高位清洁灌肠；最后口服硫酸镁导泻。

2. 解毒 尚无特效解毒剂，但可用相应药物以拮抗毒素对人体的毒性作用，如应用阿托品，可拮抗毒素对心脏的毒性作用；肌内注射 1% 盐酸土的宁，可拮抗毒素对运动麻痹的作用等。

3. 输液 以促使毒素尽快排出。

4. 中草药治疗 鲜芦根 1kg 或鲜橄榄、鲜芦根各 30g 捣汁内服，早期有解毒作用。

5. 对症治疗 呼吸困难者可给予氧气吸入，血压下降者应用强心剂或升压药等。

（三）预防控制措施

加强宣传教育和市场管理，说明食用河豚鱼的危害，劝阻人们最好不要食用。渔业单位、各菜市场均应在出售海杂鱼前，严格检查，将河豚鱼挑出，并送交有关部门集中处理。

六、组胺鱼类中毒

组胺鱼类中毒是由于食用含有一定数量组胺的某些鱼类而引起的过敏性食物中毒。引起此种中毒的鱼类主要是海产鱼中的青皮红肉鱼，如鲐鱼、竹荚鱼、金枪鱼、青鳞鱼等组胺中毒主要发生于沿海及有食用海鱼习惯的地区。食用不新鲜或腐败的这类鱼可引起中毒。这些鱼体内含有较高的组氨酸，组氨酸经脱羧酶作用强的细菌如摩氏摩根菌或无色菌等作用，脱羧基产生组胺，当组胺积蓄到一定量时可引起心血管及神经系统毒性。值得注意的是部分组织胺中毒并非仅有组织胺的作用而已，尚包括其他生物胺类化合物的协同作用，常见的致中毒生物胺，包括俗称腐胺的 1，4 二胺基丁烷和俗称尸胺的 1，5 二胺基戊烷等化合物，这些胺类物质对人体中的组织胺代谢酵素具有抑制作用，因此会加强组织胺的毒理作用。中毒机制是组胺引起毛细血管扩张和支气管收缩，导致一系列的临床症状。

（一）临床特征

组胺中毒的潜伏期一般为 0.5～1 小时，最短 5 分钟，最长达 4 小时。主要症状为颜面及上身潮红、胸闷、心慌、头痛、头晕、心跳加快、脉搏增快、血压下降、咽部烧灼感、吞咽不畅等。少数人出现发热、恶心、呕吐、腹胀、腹泻、腹痛、全身发痒、荨麻疹、全身潮红等。部分病人出现眼结膜充血、瞳孔散大、视物模糊、面部肿胀、嘴唇水肿、口和舌及四肢发麻等。中毒重者可出现支气管痉挛、支气管哮喘、呼吸困难、眩晕、甚至晕厥等。个别严重病人可死亡。组胺中毒的特点是发病快、症状轻、恢复快。多数患者一天可恢复，重症者 3~5 天可痊愈，鲜有因组织胺中毒而致命的。

（二）治疗处理要点

在临床治疗上，首先立即手法或药物催吐、导泻以排出体内未吸收的毒物，催吐后口服活性炭 100g。其次，口服抗组胺药能使中毒表现迅速消失，如苯海拉明、氯苯吡胺（马来那敏、扑尔敏）、布克利嗪（安其敏）等其中一种。不宜服抗组胺药物者，可静脉注射 10% 葡萄糖酸钙 10ml，1~2 次/天，口服维生素 C。另外，组胺中毒多半以注射抗组织胺药物来减轻中毒症状。不过人体自身也具有组织胺代谢的途径，即使没有抗组织胺药物的治疗，患者通常在一两天内也能自动痊愈。

（三）预防控制措施

预防组胺鱼类中毒，主要是防止鱼类腐败变质，具体要注意以下几个方面。

（1）待出售的青皮红肉鱼应冷藏或冷冻保存，以保持新鲜。

（2）不买不新鲜的含组胺多的鱼类，选购鱼时要注意其鲜度，如发现鱼眼变红、色泽不新鲜、鱼体无弹力时不应选购及食用。

（3）购买后应及时烹调或低温贮藏。烹调前除去内脏、洗净，切段后用水浸泡几小时，然后红烧、酥焖，不宜油煎或油炸，可适量放些雪里红或红果，烹调时放醋，可以使组胺含量下降一半以上。如盐腌，应劈开鱼背并加 25% 以上的食盐腌制。对可疑的鱼肉，煮食前可先以小苏打水浸泡鱼体，因为组织胺在碱性条件下较不安定，容易被破坏。

（4）有过敏性疾患者，应避免食用青皮红肉鱼类。

（5）在夏季，渔民应特别注意鱼肉的全程低温冷冻保鲜处理。

七、生扁豆中毒

扁豆，学名为菜豆，又称四季豆、芸豆、刀豆、豆角、弯子、滚子等。人们食用了炒、煮不透的扁豆后可中毒。一年四季均有发生，尤其以秋季多发。

引起扁豆中毒的是存在于扁豆中的红细胞凝集素、皂素等天然毒素，这些毒素比较耐热，只有将扁豆加热到 100℃ 并持续一段时间后，才能彻底破坏其毒性。因此当人们采用沸水焯扁豆、急火炒扁豆等烹调方法时，由于加工时间短、温度不够，往往不能完全破坏其中的天然毒素，导致毒素留存。红细胞凝集素具有红细胞凝集作用，可发生溶血性贫血；皂素对消化道有强烈刺激作用，还可引起消化道出血性炎症；同时，放置过久的扁豆可产生大量对人体有害的亚硝酸盐，亚硝酸盐可形成高铁血红蛋白血症。

（一）临床特征

生扁豆中毒的潜伏期半小时至 3 小时，长者可达 15 小时。发病初期多感胃部不适，进食扁豆后数分钟到 2~4 小时，多数中毒者会出现恶心、呕吐、胃部烧灼感、腹痛、腹胀，水样便等。重者可出现头晕、头痛、四肢麻木、心慌、胸闷、呕血等症状，少数可发生溶血性贫血。精神神经症状一般常见头晕、头痛、四肢麻木、腰背痛等。少数人会出现胸闷、心慌、出冷汗甚至休克、手脚发冷、四肢麻木、畏寒等，体温一般正常。一般病程为 1~2 天，恢复快，预后良好。若及时治疗大多病人可在 1~3 天康复，一般不会致人死亡。

（二）治疗处理要点

1. 催吐 一旦发生扁豆中毒，轻者立即就地催吐。催吐法适应于清醒且能合作的患者。一般用清水，水的温度不宜太高也不宜太凉，每次快速喝下约 500ml。然后以食指或筷子或鸡毛轻轻地探喉，刺激喉部神经促使呕吐，如此反复多次，直到吐出物为清水为止。对于有动脉瘤、食管静脉曲张的患者禁止催吐。

2. 洗胃 神志不清或不配合的患者可以洗胃。洗胃应争取在食后 6 小时内进行。

3. 导泻或灌肠 特殊患者可以用导泻或灌肠的方法，或用活性炭吸附。绿豆汤有一定的解毒功能。

4. 及时送医院 十分严重的患者一定要立即送医院急救，给予输液、抗休克、纠正水电解质紊乱和维持酸碱平衡等。吐、泻严重者可对症治疗，有凝血现象者，可给予右旋糖酐 -40、肝素等。

5. 及时报告 生扁豆中毒特别是集体中毒时，一定要及时向当地卫生监督机构报告。

（三）预防控制措施

扁豆有多种品种，每个品种烹调加工不当或加热不透均可引起中毒。加热不透的常见情况有：一是锅小但加工量较大，翻炒不均，受热不匀，没把扁豆烧熟焖透；二是把扁豆在开水里焯一下，再简单用油炒，误认为经过两次加热应该没问题，实际两次加热都不彻底，最后仍然没把毒素破坏；三是只顾及炒菜颜色好看，没把扁豆加热透。食用扁豆时一定要把扁豆烧熟焖透，彻底加热破坏扁豆中的毒素。

扁豆越老毒素越多，因此应尽可能食用新鲜的嫩扁豆。食用前择净扁豆的两端及荚丝，这些部位所含毒素最多。烹调前用净水浸泡 30 分钟，洗净扁豆上的残留农药。烹调扁豆时应使其熟透，以破坏其毒素。焖扁豆因加热时间比较长，熟透后很少发生中毒现象。建议工地食堂、学校食堂等集体供餐单位，食用扁豆时要格外小心，如要食用东北大油豆，建议采取炖的烹调形式进行加工，方法是锅内加入的水量应没过扁豆，用慢火炖，并经常翻动，使扁豆受热均匀，将汁收干，防止出现因加热不透造成大面积人群食物中毒。

八、发芽马铃薯中毒

马铃薯又称土豆、洋山芋、山药蛋，有较高的营养价值，是我国人民家庭餐桌上的一道常见菜。

马铃薯中含有一种叫龙葵素（美茄碱）的毒素，一般成熟马铃薯的龙葵素含量很少，不会引起中毒。但皮肉青紫发绿不成熟或发芽的马铃薯中，尤其在发芽的部位毒素含量高，吃了就容易引起中毒。保存不当或因天气闷热时，发芽或腐烂的马铃薯中的龙葵素含量更会大大增加。这种毒素对胃粘膜有较强的刺激性，能溶解红细胞，尤其对运动中枢和呼吸中枢有麻痹作用。这种毒素的中毒情况因人而异，其发病与否与进食量并无关系，只与每个人对这种毒素的敏感性有关。正常情况下，毒素在高温煮熟后即被破坏，可安全食用。而绿色不成熟的或发芽的马铃薯，含毒素可高于正常马铃薯数十倍，高温煮熟后毒素也不能被彻底破坏，食后极易发生中毒。

（一）临床特征

食用发芽马铃薯中毒后的潜伏期很短，一般为数十分钟至数小时。首发症状常为咽喉部瘙痒、烧灼感，继而出现腹痛、恶心、呕吐、腹泻、头晕、耳鸣、怕光。如中毒较重，则可出现发热、抽搐、昏迷、脱水、呼吸困难、意识丧失，少数患者还可因组织细胞缺氧出现皮肤黏膜青紫和呼吸麻痹而死亡。

（二）治疗处理要点

食用发芽马铃薯中毒无特效解毒药，以对症治疗为主，重者需要住院治疗。中毒较轻者，可大量饮用糖盐水、绿豆汤、甘草汤等解毒。中毒较严重者，应立即用手指、筷子等刺激咽后壁催吐，然后用浓茶水或 1:5000 高锰酸钾液、2%～5% 鞣酸反复洗胃；再予口服硫酸镁 20g/L 导泻。适当饮用一些食醋，也有解毒作用。剧烈呕吐、腹痛者，可给予阿托品 0.3～0.5mg，肌内注射。出现紫绀者可服用或静脉滴注亚甲蓝。抽搐者可给予地西泮 5～10mg 一次。有高热患者可行物理降温，即用冰袋或冷水毛巾冷敷。对意识不清的患者应清除口腔异物，保持呼吸道畅通。呼吸衰竭者，应进行人工呼吸；昏迷时可针刺人中、涌泉穴急救。经过上述处理后，中毒严重者应进快送往医院进一步救治。

（三）预防控制措施

防治发芽马铃薯中毒应做到以下几点。

（1）应将马铃薯贮藏在温度较低或通风良好的地方，不能让其受阳光直射。

（2）发芽马铃薯中毒绝大部分均发生在春季及夏初季节，原因是春季潮湿温暖，马铃薯保管不好，易引起发芽。因此，要加强对马铃薯的保管，防止发芽是预防中毒的根本保证。

（3）家中若有发芽马铃薯，食用时应削掉生芽的部位，将削好的马铃薯放于冷水中浸泡半小时以上，使残余毒素溶于水。

（4）下锅炒马铃薯时放一点醋，可加速毒素的破坏，防止中毒的发生。

（5）烹调时要注意烧熟煮透，最好红烧或炖、煮，不宜炒丝食用，这样食用较为安全。

（6）对生芽过多或皮肉已青紫者，禁止食用。

九、生豆浆中毒

豆浆是大豆经浸泡，磨细，过滤等加工而成，它不仅具备了大豆营养的许多优点，而且在某些方面还胜于大豆。

生豆浆中毒的主要原因是在饮用前加热不彻底，没有将豆浆加热透，毒素没有被破坏，饮用后可导致中毒。豆浆加热不透的原因主要是，加热时搅拌不匀，锅底部分变稠甚至烧糊，从而影响热力渗透。豆浆在沸腾之前会起很多泡沫，出现"假沸"现象，误认为豆浆已经煮开而停止加热。生豆浆中含有的皂角素，能引起恶心，呕吐，消化不良；还有一些酶和其他物质，如胰蛋白酶抑制素，能降低人体对蛋白质的消化能力；细胞凝集素能引起凝血。但经过烧熟煮透，有害物质都会被破坏，豆浆对人体则没有害处。然而，因喝生豆浆等豆制饮料而中毒的事件在全国各地均有发生，而且生豆浆中毒事件多发生在小餐馆和集体食堂，特别是幼儿园和小学食堂最常见，可能与儿童对豆浆中的毒素较为敏感有关。

（一）临床特征

食用生豆浆中毒的潜伏期很短，一般在食用后半小时至一小时即可发病。中毒者开始有食管和胃部的烧灼感，继之伴有恶心、呕吐、腹痛及头晕、头痛、乏力等症状，少数病人可有腹胀、腹泻。严重时可引起全身虚弱、痉挛及呼吸困难等。一般不发热。

（二）治疗处理要点

生豆浆中毒发生后，要尽快采取措施：排除毒物，阻滞未排出毒物的吸收，促进毒物尽快排泄，根据病情作必要的支持治疗和对症处理，对部分中毒者还需要特殊治疗。以上措施中，对轻型患者来说，有些排除毒物的方法可以自行完成，以避免病情的加重。对于中毒严重者，需及时送往医院采取特殊治疗措施。

（三）预防控制措施

预防生豆浆中毒的根本方法就是把生豆浆彻底煮熟煮透再饮用，忌喝未煮熟的豆浆。很多人喜欢买生豆浆回家自己加热，加热时看到泡沫上涌就误以为已经煮沸，其实这是豆浆的有机物质受热膨胀形成气泡造成的上冒现象，并非沸腾。将豆浆在100℃的高温下煮沸。如果饮用豆浆后出现头痛、呼吸困难等症状，应立即就医，绝不能延误时机，以防危及生命。市场上销售的豆粉，出厂前已经过高温加热处理，饮用此豆粉冲的豆浆不会中毒。

* *

喝豆浆的注意事项：

1. 在豆浆里打鸡蛋 很多人喜欢在豆浆中打鸡蛋，认为这样更有营养，但这种方法是不科学的，这是因为，鸡蛋中的黏液性蛋白易和豆浆中的胰蛋白酶结合，产生一种不能被人体吸收的物质，大大降低了人体对营养的吸收。

2. 忌冲红糖 豆浆中加红糖喝起来味甜香，但红糖里的有机酸和豆浆中的蛋白质结合后，可产生变性沉淀物，大大降低了豆浆的营养价值。

3. 忌装保温瓶 豆浆中有能除掉保温瓶内水垢的物质，在温度适宜的条件下，以豆浆作为养料，瓶内细菌会大量繁殖，经过3~4小时就能使豆浆酸败变质。

4. 忌喝超量 一次喝豆浆过多容易引起蛋白质消化不良，出现腹胀、腹泻等不适症状。

5. 忌空腹饮豆浆 豆浆里的蛋白质大都会在人体内转化为热量而被消耗掉，不能充分起到补益作用。饮豆浆的同时吃些面包、糕点、馒头等淀粉类食品，可使豆浆中蛋白质等在淀粉的作用下，充分地与胃液较发生酶解，使营养物质被充分吸收。

6. 忌与药物同饮 有些药物会破坏豆浆里的营养成分，如四环素、红霉素等抗生素药物。

7. 患有下列疾病的病人应不喝或少喝豆浆 ①急性胃炎和慢性浅表性胃炎患者不宜

食用豆制品，以免刺激胃酸分泌过多加重病情，或者引起胃肠胀气；②豆类中含有一定量低聚糖，可以引起嗝气、肠鸣、腹胀等症状，所以有胃溃疡的人最好少吃。胃炎、肾功能衰竭的病人需要低蛋白饮食，而豆类及其制品富含蛋白质，其代谢产物会增加肾脏负担，宜禁食；③豆类中的草酸盐可与肾中的钙结合，易形成结石，会加重肾结石的症状，所以肾结石患者也不宜食用；④痛风是由嘌呤代谢障碍所导致的疾病。黄豆中富含嘌呤，且嘌呤是亲水物质，因此，黄豆磨成浆后，嘌呤含量比其他豆制品多出几倍。所以，豆浆对痛风病人不宜。

* *

十、鲜黄花菜中毒

黄花菜又名金针菜、忘忧草、萱草，常以 6~8 月份盛产花期分批采取的大花蕾或刚开的鲜花经脱水干制后的成品为食部，它是一种营养价值很高的植物性食品。

但在春夏季节，新鲜黄花菜也会在市场上大量出现。鲜黄花菜未经加工处理而直接食用，往往会引起中毒。鲜黄花菜中毒发病有季节性、地区性，多散在发生，发病率较高。引起鲜黄花菜中毒的原因在于它含有秋水仙碱。秋水仙碱本身无毒，但经胃肠吸收之后，在代谢过程中可被氧化转化为二秋水仙碱，这是一种剧毒物质，会对肠胃及呼吸系统产生强烈的刺激作用。成年人如果一次摄入秋水仙碱 0.1~0.2mg（相当于吃鲜黄花菜 50~100g），可在 0.5~2.5 小时内出现中毒症状。如果一次摄入量达到 3mg 以上，就会导致严重中毒，达到 6~7mg 就会危及中毒者的生命。常食用的干黄花菜不含有秋水仙碱毒素，因此无毒。

1. 临床特征 鲜黄花菜中毒的发病潜伏期一般为 0.5~6 小时，发病快，呈单峰流行。中毒者在消化系统方面主要表现为口渴、嗓子发干、恶心、呕吐、胃有烧灼感、腹痛、腹泻等。腹痛多为阵发性下腹绞痛，腹泻多为水样稀便，黏液血便少见。有些中毒者可出现头晕、头痛、乏力、发热、心悸、心动过速等。中毒严重者还可出现血便、血尿或尿闭等症状甚至导致死亡。

2. 治疗处理要点 一旦发生鲜黄花菜中毒，急救方法与其他中毒症的救治方法相同。首先是催吐、口服泻药导泻，接着口服藿香正气水，每次 1 支，每日 3 次，或饮绿豆甘草汤。严重者可以给予体液补充，以减少毒物吸收，并尽快到医院治疗。对于不能判定者，可抽取患者与正常人的静脉血作对比，用薄层层析法快速鉴定。

3. 预防控制措施 鲜黄花菜不宜多吃，最好每次不超过 50g，因每 50g 鲜黄花菜约含 0.1mg 的秋水仙碱，人体摄入秋水仙碱不超过 0.1mg 时不会中毒。秋水仙碱溶于水，吃之前先用开水焯一下，再用凉水浸泡 2 小时以上，就不会中毒了。长时间干制也可破坏秋水仙碱。

十一、毒蕈中毒

毒蕈中毒是指因误食毒蕈所致，以胃肠、心脉、脑神、肝肾等受损为特点的中毒类疾病。其临床表现因毒蕈所含成分及其毒性作用而异。

　　蕈类俗称蘑菇，是一类高等真菌植物。我国有可食蕈 300 多种，毒蕈约有 100 多种，其中含剧毒可致人死亡的有 10 种，分别是：褐鳞环柄菇、肉褐鳞环柄菇、白毒伞、鳞柄白毒伞、毒伞、秋生盔孢伞、鹿花菌、包脚黑褶伞、毒粉褶菌、残托斑毒伞等。毒蕈中毒多散发于高温多雨的夏秋季节，多因个人采摘误食引起。

　　蘑菇种类繁多，有毒与无毒蘑菇不易鉴别，人们缺乏识别有毒与无毒蘑菇的经验，将毒蘑菇误为无毒蘑菇食用，特别是儿童更易误采毒蘑菇食用。另外，毒蕈中的毒素种类繁多，成分复杂，中毒症状与毒物成分有关，主要的毒素有胃肠毒素、神经精神毒素、血液毒素、原浆毒素、肝肾毒素。由于毒蕈的种类颇多，一种蘑菇可能含有多种毒素，一种毒素可能存在于多种蘑菇中，毒素的形成和含量常受环境影响。中毒程度与毒蕈种类、进食量、加工方法及个体差异有关。故误食毒蘑菇的症状表现复杂，常常是某一系统的症状为主，兼有其他症状。

（一）临床特征

　　根据毒素成分、临床症状，毒蕈中毒可分为以下四型。

　　1. 胃肠炎型　由误食毒粉褶菌、毒红菇、虎斑蘑、红网牛肝菌及墨汁鬼伞等毒蕈所引起。引起此型中毒的毒素可能为刺激胃肠道的类树脂物质。潜伏期约 0.5～6 小时，发病时多先有恶心，继而剧烈呕吐、腹泻、腹痛等。病程短，经过适当的对症处理可迅速康复，预后良好。

　　2. 神经精神型　由误食毒蝇伞、豹斑毒伞等毒蕈所引起。其毒素为类似乙酰胆碱的毒蕈碱，潜伏期约 1～6 小时，发病时临床表现除肠胃炎的症状外，尚有副交感神经兴奋症状，如多汗、流涎、流泪、脉搏缓慢、瞳孔缩小等，用阿托品类药物治疗效果甚佳，少数病情严重者可有谵妄、幻觉、呼吸抑制等表现，个别病例可因此而死亡。

　　由误食角鳞灰伞菌及臭黄菇等引起者除肠胃炎症状外，可有头晕、精神错乱、昏睡等症状，即使不治疗，1～2 天亦可康复，死亡率甚低。

　　由误食牛肝蕈引起者，除肠胃炎等症状外，多有幻觉（矮小幻视）、谵妄等症状，部份病例有迫害妄想等类似精神分裂症的表现，经过适当治疗也可康复，死亡率亦低。

　　3. 溶血型　因误食鹿花蕈等引起，其毒素为鹿花蕈素，潜伏期 6～12 小时，发病时除肠胃炎症状外，还有有溶血表现，可引起贫血、肝脾肿大等体征，此型中毒对中枢神经系统亦常有影响，可有头痛等症状，给予肾上腺皮质激素及输血等治疗多可康复，死亡率不高。

　　4. 脏器损害型　因误食毒伞、白毒伞、鳞柄毒伞等所引起，其所含毒素包括毒伞毒素及鬼笔毒素两大类共 11 种，鬼笔毒素作用快，主要作用于肝脏，毒伞毒素作用较迟缓，但毒性较鬼笔毒素大 20 倍，能直接作用于细胞核，有可能抑制 RNA 聚合酶，并能显著减少肝糖元而导致肝细胞迅速坏死，此型中毒病情凶险，可有肝、脑、心、肾等器官损害，但以肝脏的损害最为严重，可有黄疸、转氨酶升高、肝肿大、出血倾向等表现，如无积极治疗死亡率甚高。

　　此外，有少数病例呈暴发型经过，潜伏期后 1～2 日突然死亡，可能为中毒性心肌炎或中毒性脑炎等所致。

（二）治疗处理要点

毒蕈中毒的临床表现虽各不相同，但起病时多有呕吐、腹泻症状，如不注意询问食蕈史常易被误诊为肠胃炎、菌痢或一般食物中毒等，故当遇到此类症状的病人时，尤其在夏秋季节呈一户或数户同时发病时，应考虑到毒蕈中毒的可能性，如有食用野蕈史，结合临床症状，诊断不难确定，如能从现场觅得鲜蕈加以鉴定，或用以饲养动物证实其毒性，则诊断更臻完善。

治疗方面主要有以下几点。

1. 加快毒物排出 应及时采用催吐、洗胃、导泻、灌肠等方法以迅速排除尚未吸收的毒物，尤其对误食毒伞、白毒伞等毒蕈者，其发病已距食蕈6小时以上时，仍宜给予洗胃、导泻等治疗。洗胃后成人口服活性炭50～100g，用水调服，并予甘草、硫酸镁导泻，可以减少毒素的吸收。

2. 对症与支持治疗 对各型中毒的胃肠炎期，应积极输液，纠正脱水，酸中毒及电解质紊乱，对有肝损害者应给予保肝支持治疗，对有精神症状或有惊厥者应予镇静或抗惊厥治疗，并可试用脱水剂。

3. 药物治疗

（1）阿托品 主要用于含毒蕈碱的毒蕈中毒，可根据病情轻重，采用0.5～1mg皮下注射，每0.5～6小时一次，必要时可加大剂量或改用静脉注射，阿托品尚可用于缓解腹痛、吐泻等胃肠道症状，对因中毒性心肌炎而致房室传导阻滞亦有作用。

（2）巯基解毒药 毒伞、白毒伞等毒蕈中毒用阿托品治疗常无效，可用巯基解毒药，常用的有：①二巯丁二钠（Na－DMS）0.5～1g稀释后静脉注射，每6小时一次，首剂加倍，症状缓解后改为每日注射2次，5～7天为1个疗程；②二巯丙磺钠5%溶液5ml肌内注射，每6小时一次，症状缓解后改为每日注射2次，5～7天为1个疗程。

（3）肾上腺皮质激素 适用于溶血型毒蕈中毒及其他重症中毒病例，特别是有中毒性心肌炎、中毒性脑炎，严重的肝损害及有出血倾向的病例皆可应用。

（三）预防控制措施

加强宣传、避免误食，切勿采摘自己不认识的蘑菇食用，毫无识别毒蕈经验者，千万不要自采蘑菇。一般有毒野生菇（菌）类常具备以下特征：色泽鲜艳度高，伞形等菇（菌）表面呈鱼鳞状，菇柄上有环状突起物，菇柄底部有不规则突起物，野生菇（菌）采下或受损，其受损部流出乳汁。

第六章　常见疾病的营养治疗

随着医学科学的迅速发展，营养治疗已成为临床综合治疗中不可或缺的部分，建立医院营养治疗的常规将成为现代医院的最基本要求。营养治疗的目的就是依据预防为主和防治结合的原则，通过日常或治疗膳食来改善病人的营养状况，提高病人的抗病和耐受能力，调整代谢以及治疗疾病，进而达到降低发病率，提高治愈率，延长病人寿命的目的。对于不同疾病以及在疾病的不同阶段给予病人合理的营养，需要了解膳食因素与疾病的关系，了解疾病的病情对膳食的要求，然后依据营养治疗的原则给予病人实施营养。

第一节　循环系统疾病的营养治疗

循环系统疾病最常见的有高血压、冠心病等，其与饮食营养关系比较密切。能量、脂肪和胆固醇、钠摄入过多，引起血清甘油三酯、血清胆固醇、VLDL、LDL 含量增高，动脉内膜脂质沉着，内膜结缔组织增生，形成粥样斑块，导致动脉管腔的狭窄，以至闭塞。血压升高可使血管扩张能力降低，可发生血管营养不良。故饮食营养是防治心血管疾病的重要措施。

一、高血压的营养治疗

1. 限制食盐，适当补钾　每天提倡摄入量少于 6g。增加钾摄入有利于钠和水的排出。

2. 能量的限制　对肥胖或超重的高血压病人，限制能量的摄入是控制高血压的重要措施。对于轻度肥胖者需限制脂肪、糖类，使总能量摄入低于消耗量，每月的体重下降 0.5~1kg。中度以上肥胖者限制每天摄入能量每日 5024kJ（1200kcal）。

3. 补钙补镁　钙与血管的收缩和舒张有关，钙有利尿作用，有降压效果。对慢性肾功能不全所致外周阻力增加，增加镁的摄入，能使外周血管扩张，血压下降。富含钙的食物有牛奶、虾、鱼类、蛋类。富含镁的食物有香菇、菠菜、豆制品类、桂圆等。

4. 限酒　酒精摄入量多的人群，高血压发病增多。高血压病人多量饮酒，还会增加脑卒中、心衰的危险。应提倡少饮酒或戒酒。

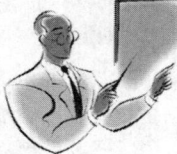

> **相关链接**
>
> 不宜多吃的高盐食品：2007 年，世界卫生组织提出，健康成人每日食盐摄入量的上限由以前的 6g 降为 5g。摄入食盐太多，会造成组织水肿，诱发哮喘，影响儿童生长发育，引起骨质疏松症、高血压等疾病。因此，高盐饮食被称为人类健康杀手之一。常见的高盐食品有以下几种：味精，腌制食品（如咸菜、咸肉、咸鱼），炒货（如瓜子、杏仁、开心果），盐津果脯（如盐津杨梅、盐津葡萄）。

二、冠心病的营养治疗

1. 控制总能量　能量的摄入应根据病人的标准体重，工作性质需要，不能过高，以保持标准体重为度。在发生急性心肌梗死时，每天供能一般在 4184kJ（1000kcal）以内。

2. 限制脂肪　脂肪控制在总能量 30% 以内。每天胆固醇控制在 300mg 以内。不饱和脂肪酸和饱和脂肪酸之比保持在 1~1.5 为宜。

3. 适量糖类和蛋白质　糖类占总能量的 60%~70%。蛋白质供给注意动物性蛋白和植物性蛋白的合理搭配。动物性蛋白占 50%。大豆制品可降低血胆固醇的水平。

4. 控制钠的摄入　一般应控制每日钠盐摄入 5g 以下。中度以上心功能不全每天钠盐控制在 3g 以下。

第二节　消化系统疾病的营养

胃、肠、肝、胆、胰均是人体重要的消化器官，对人体营养物质的消化、吸收、代谢有决定性的作用，其中任何一个器官发生异常都会对机体营养状态产生重要影响。

一、胃炎的营养治疗

1. 急性胃炎营养治疗原则　大量呕吐者暂时禁食，有所好转时，应少量多次饮水，每次约 100ml，以缓解脱水现象和加速毒素排泄，然后给米汤、藕粉等流质饮料，再逐步过渡到水蒸蛋、烂面条、菜泥粥等，少用脂肪及胀气食物。

2. 慢性胃炎营养治疗原则

（1）祛除病因　戒烟、酒，定时定量，细嚼慢咽，避免暴饮暴食，少用辣椒等刺激性调味品，食物要加工得细、碎、软、烂；烹调方法多采用蒸、煮、炖、烩与煨等。

（2）增加营养　少量多餐，可挑选一些富含生物价值高的蛋白质和维生素的食物。

（3）改变胃液酸度　浅表性胃炎胃酸分泌过多时，可多用牛奶、豆浆、馒头片以中和胃酸；萎缩性胃炎胃酸减少时，多用浓肉汤、带酸味的水果或纯果汁，以刺激胃酸分泌。

二、消化性溃疡的营养治疗

1. 适当增加蛋白质和脂肪的摄入　每日每千克体重供给蛋白质不低于 1g，有出血者每日每千克供给蛋白 1.5g。适量的脂肪进入小肠，利于溃疡的愈合，每天可供给脂肪 70~80g。

2. 少量多餐，避免过饱　可中和胃酸，避免胃过分扩张。

3. 避免机械性和化学性刺激　绝对避免食用坚硬、粗糙及含纤维多的食物，同时也忌食生、冷或是过热的食物。不宜食用产气过多的食物以及产酸的糖类甜食品。

4. 提倡科学合理的膳食调配方法　烹制溃疡病患者膳食，应以蒸、煮、烩、炖等为主。制作时尽量切细、煮烂，食物调味宜清淡，所配膳食状态应根据病症的轻重，从流质、半流质、软食、逐步过渡到一般的膳食。

三、脂肪肝的营养治疗

1. 高蛋白饮食 蛋白质中许多氨基酸，如蛋氨酸、胱氨酸、苏氨酸和赖氨酸等都有抗脂肪肝作用，高蛋白可提供胆碱、蛋氨酸等抗脂肪因子，使脂肪变为脂蛋白，有利于将其顺利运出肝脏，防止脂肪浸润。蛋白质具有较高的食物特殊动力作用，可刺激新陈代谢，适当提高蛋白质的质量，有利于减轻体重，每日应给予 80～100g。

2. 控制总能量 过高的能量使脂肪合成增多，加速脂肪肝病变，应适当控制能量。对正常体重者，轻工作时能量为 126 kJ（30 kcal）/妇，体重超重者供给 84～105 kJ（20～25 kcal）/kg，使体重逐渐下降，有利于肝功能恢复。

3. 低糖类 糖类能刺激肝内脂肪酸合成，高糖类是造成肥胖和脂肪肝的重要因素，因此控制糖类的摄入比降低脂肪更有利于减轻体重治疗脂肪肝。特别要禁食蔗糖、果糖，每日供给糖类为 200～300g 为宜。

4. 适量脂肪 脂肪中的必需脂肪酸参与磷脂的合成，能使脂肪从肝脏中顺利运出，对预防脂肪肝有利。脂肪还有抑制肝内合成脂肪酸的作用，但摄入过多的脂肪可使能量增高。亦不利于病人。因此，给予适量脂肪，每日 50g 左右为宜。植物油不含胆固醇，所含谷固醇、豆固醇和必需脂肪酸有较好的趋脂作用。可阻止或消除肝细胞变性，对治疗脂肪肝有益。烹调油应使用植物油、对含胆固醇高的食物作适当限制。

5. 充足维生素 肝贮存多种维生素，在肝病时贮存能力降低，如不及时注意补充，就会引起体内维生素缺乏。为了保护肝细胞和防止毒素对肝细胞的损害，宜供给富含多种维生素，如维生素 C、叶酸、维生素 B_{12}、维生素 A、维生素 D、维生素 E 和维生素 K 的食物。

6. 补充膳食纤维及矿物质 膳食不宜过分精细，主食应粗细搭配，多用蔬菜、水果和藻类，以保证足够数量的膳食纤维摄入。增加维生素、矿物质供给，有利于代谢废物的排出，对调节血脂、血糖水平有良好的作用。

7. 其他 禁酒，少吃刺激性的食物。

四、肝硬化的营养治疗

1. 能量 每日供给 10467～11723 kJ（2500～2800 kcal）。

2. 蛋白质 按体重每日给 0.74g/kg 优质蛋白，优质蛋白膳食是为了促进受损细胞修复和再生。肝硬化肝脏的纤维组织使血循环受影响，出现门脉高压，肠道微血管中水分和电解质扩散至腹腔，造成腹水；血浆蛋白含量降低，使血浆胶体渗透压降低，进一步加重腹水形成。优质蛋白膳食能纠正低蛋白血症，有利于腹水和水肿消退。但有肝功能衰竭、肝昏迷倾向时，要限制蛋白质供给。

3. 脂肪 脂肪不宜过多，每日 40～50g，因为肝病时胆汁合成和分泌减少，脂肪的消化和吸收功能减退；脂肪过多，超过肝脏代谢能力，脂肪则会沉积于肝内，影响肝糖原合成，使肝功能进一步受损。但脂肪也不宜过少，过少可影响食物烹调口味，使病人食欲下降。胆汁性肝硬化病人应给予低脂肪、低胆固醇膳食。

4. 糖类 肝糖原贮备充分，可防止毒素损害肝细胞。糖类供给 400～450g/d 为宜。

5. 维生素 肝直接参与维生素代谢过程。维生素 C 可促进肝糖原形成，增加体内维生素 C 浓度，可以保护肝细胞抵抗力及促进肝细胞再生。腹水中维生素 C 的浓度与血液中含量相等，故伴有腹水时维生素 C 更应大量补充。维生素 K 与凝血酶原的合成有关，对凝血时间延长及出血病人要及时给予补充。

6. 矿物质 肝硬化病人血清锌水平减低，尿锌排出增加，肝内含锌降低，需注意锌的补充。宜多用瘦猪肉、牛肉、羊肉、蛋类和鱼类等含锌量较高的食物。肝硬化病人常存在镁离子缺乏，应补充含镁多的食物，如绿叶蔬菜、豌豆、乳制品和谷类食物等。有水肿和轻度腹水者应给予低盐膳食，每日食盐量不超过 2g；严重水肿宜无盐膳食，钠限制在每日 0.5g 左右，禁用含钠多的食物，如海产品、火腿、松花蛋、肉松和酱菜等。

7. 每日进水量应限制在 1000ml 以内。

此外，要注意少食多餐，除一日三餐外，可增加两餐点心。应以细软易消化、少膳食纤维、少刺激性、不产气的软食或半流质膳食为主。

五、胆囊炎和胆结石的营养治疗

1. 控制脂肪量 全日供给油脂（包括主、副食内的脂肪及烹调用油）20g 左右，但不可集中于一餐。因脂肪过多易引起绞痛，故应禁用油煎、炸的食物，最好用植物油，不用猪油等动物油脂。

2. 限制胆固醇量 限制含胆固醇高的食物，如蛋黄、鱼子以及脑、心、肝、肾、胃等内脏及肥肉等。全日饮食中供给胆固醇量不超过 300mg，限制胆固醇含量高的食物，主要是调整胆固醇代谢障碍，预防结石的形成。

3. 适量的蛋白质 过多的蛋白质可刺激胆汁的分泌，也可引起胆囊收缩，加剧疼痛。因此，供给适量的蛋白质，可以保护肝功能，修补肝、胆被损坏的组织。蛋白质供给量以 65～80g/d 为宜，若为手术者，则应供给充足蛋白质为 90～100g/d。

4. 较高的糖类 食物中应供给大量易消化的糖类，如蜂蜜、白糖、藕粉、土豆、苹果和梨等，以促进肝糖原生成与供给充足的能量，每日给予糖类350～450g。但对肥胖及伴有冠心病或高脂血症病人，应注意限制主食和甜点心等含糖类高的食物，以控制高能量。

5. 充足的维生素 多供给富含维生素 A、B 族维生素及维生素 C 的食物，如橘子、苹果、西红柿等水果、蔬菜。若不足时，可以用维生素制剂补充。

6. 烹调方法 在烹调方法上，多采用炖、烩、煮、蒸、氽等。忌用油煎、炸、烹、炒等烹调方法，因其含油量大，能引起反射性胆道痉挛，以致胆道疼痛。

7. 禁用酒类和具有强烈刺激性调味品与粗膳食纤维食物 这是由于它们可引起胆囊强烈收缩，因此影响胆汁排出及引起胆绞痛。

8. 饮食宜清淡、易消化、少渣及避免胀气 食物的温度以温热为宜。它可使胆道口和胆道壁肌肉松弛，利于胆汁排出。切勿过热或过冷，否则影响胆汁分泌与排出。

9. 多饮水 每日至少 2000ml 以上，稀释胆汁浓度。

10. 少食多餐 每日进食 5～7 餐为宜，以刺激胆汁分泌，促进胆汁排出。

当胆囊炎、胆结石急性发作期间，初期要禁食，通过肠外供给营养，待疼痛减轻病情缓解后，可给予较高糖类流质饮食；待病情进一步好转后，则可用低脂少渣半流饮食；逐步过渡到低脂少渣软饭。

六、胰腺炎的营养治疗

1. 急性胰腺炎

（1）急性发作初期，为了抑制胰液的分泌，减轻胰腺负担。避免胰腺损害加重，应严格执行禁食制度。一般不少于 3 日，切忌过早进食。

（2）病情缓解、症状基本消失后，可给予无脂高糖类流质，如果汁、果冻、藕粉、米汤、菜汁和绿豆汤等食物。禁食浓鸡汤、浓鱼汤、肉汤、牛奶、豆浆和蛋黄等食物。此期膳食营养成分不平衡。能量及各种营养素含量低，不宜长期使用。

（3）病情逐渐稳定后，膳食量可增加，改为低脂肪半流质。蛋白质不宜过多，而且要供给充足的糖类。禁食含脂肪多和刺激性的食物及饮料，如辣椒、咖啡和浓茶等，绝对禁酒。

（4）切忌暴饮暴食，应少量多餐，每日 5 ~ 6 餐，每餐给予 1 ~ 2 样食物；注意选用软而易消化的食物。宜采用烧、煮、汆、卤和烩等烹调方法，烹调时不用或少用植物油。全日脂肪总量为 20 ~ 30g。

2. 慢性胰腺炎

（1）脂肪　限制脂肪量，病情好转可递增至 40 ~ 50g/d。必要时可补充中链甘油酯。

（2）蛋白质　每日供给 50 ~ 70g；注意选用含脂肪少、高生物价蛋白质食物，如鸡蛋清、鸡肉、虾、鱼、豆腐和瘦肉等。

（3）糖类　每日供给 300g 以上，可供给谷类、蔗糖、红糖和蜂蜜等。

（4）胆固醇与维生素　胆固醇供给量 <300mg/d 为宜。应供给充足的维生素 A、维生素 C 和 B 族维生素，特别是维生素 C，每日应供给 300mg 以上，必要时给予维生素制剂口服。

（5）食物禁忌　禁用化学性和机械性刺激的食物；少用调味品。禁用含脂肪多的食物，如油炸食物。采用少食多餐的方式，避免暴饮暴食。

第三节　泌尿系统疾病的营养

肾脏是人体泌尿系统重要器官，具有排泄、内分泌及调节代谢三种基本功能，这些功能直接或间接存在着依存关系。当肾脏发生疾病，功能出现障碍或作用减退时，病人的膳食营养成分应随肾功能减退程度而进行调整，使摄入的营养成分适应有病肾脏的功能。一般膳食内容安排要根据病情及个体差异分别处理。肾脏疾病营养治疗的主要原则概括为：①掌握膳食总能量和总蛋白质的摄入量；②调节膳食中电解质含量，主要包括钾、钠、钙、镁、磷等；③控制水分，以防脱水或减轻浮肿、少尿或无尿时的肾脏负担；④当泌尿系统有结石时，应掌握膳食的呈酸性或呈碱性。

一、急性肾小球肾炎的营养治疗

1. 供给能量 病人卧床休息，能量不宜过高，每日供应 6280 ~ 8374kJ（1500 ~ 2000kcal）或 25 ~ 30kcal/kg（体重），以免组织蛋白自身消耗。

2. 供给蛋白质 如为初期尿少、氮质潴留者，应限制蛋白质摄入。蛋白质摄入量 0.5/（kg·d），成人每天约 20 ~ 30g。应提供高生物价蛋白（如蛋、牛奶），以减轻肾脏负担。病情好转后蛋白质可增至 1g/（kg·d）。

3. 供给脂肪 维持正常或偏低脂肪的饮食。

4. 供给糖类 不受限制。

5. 补给水分 明显水肿及少尿者，每日水供应量约为前一天的尿量再加 500ml。

6. 钠摄入 钠是水肿的原料及加压物质。急性少尿期，应给予无盐及低盐饮食每天 1 ~ 2g，待水肿、高血压消失后，可逐渐过渡到正常饮食。

二、慢性肾小球肾炎的营养治疗

1. 供给能量 成人每天约 8374 ~ 10048kJ（2000 ~ 2400kcal）。

2. 供给蛋白质 在肾功能代偿期间，对大量蛋白尿可每天供给蛋白质 70 ~ 90g。如无大量蛋白尿，肾功能减退而血肌酐 > 221μmol/L 时，应予低蛋白饮食，蛋白质在 40g/d 以下。

3. 供给脂肪 每天供给 60 ~ 70g。

4. 补给水分 有水肿者适当限制水分，每天 1000 ~ 1500ml。

5. 食盐摄入 有水肿者应为无盐及少盐饮食，每天不超过 2 ~ 4g。

6. 补充维生素及矿物质 供给绿色蔬菜、酸性水果及含钙丰富的食物。

三、肾病综合征的营养治疗

1. 高蛋白质 因尿中丢失大量蛋白，引起低蛋白血症，血浆胶体渗透压降低，水肿顽固难消。如肾功能良好．可给予高蛋白饮食。成人每日总量 80 ~ 100g，以纠正和防止血浆蛋白降低、贫血及营养不良性水肿；高生物价蛋白占蛋白总量 60% ~ 70%。氮潴留则应限制蛋白摄入，可在低蛋白饮食基础上适当补充，全日供给蛋白质 50g 左右。

2. 供给足够能量 能量按每日 126 ~ 146kJ（30 ~ 35kcal）/kg 体重供给，总量 8374 ~ 10467kJ（2000 ~ 2500kcal），因病人常有食欲欠佳，所以应注意食物品种多样化，色香味形好，可口美观，以增进食欲。

3. 限制钠盐 根据水肿情况而定，一般摄入钠 1000 ~ 2000mg，水肿严重应限制为 500mg。注意禁食含钠食品，如咸菜、咸蛋和松花蛋等。食盐不超过 2g/d，或酱油 10ml；禁食含碱主食和含钠高蔬菜，如白萝卜、菠菜、小白菜和油菜等。若用利尿剂，水肿稍退，即可适当放宽钠摄入量。

4. 脂肪适量 供给脂肪总景为 50 ~ 70g/d，占总能量 20% 以下。

5. 维生素和矿物质 应选择富含铁及维生素 A、B 族维生素及维生素 C 的食物。长期大量蛋白尿，使钙磷缺乏，导致骨质疏松，发生低钙血症。故必须注意钙的补充。

第四节 内分泌系统疾病的营养治疗

内分泌系统具有非常重要的调节功能。主要是通过腺体分泌高生理效能的激素起到调节生理功能的作用。内分泌系统腺体或是组织发生病变时，都会不同程度地影响营养素的代谢，从而引起各种疾病。如甲状腺功能亢进症基础代谢率明显升高，糖类、蛋白质、脂肪分解加速，排便次数多，甚至发生腹泻等。因此饮食营养尤为重要。

一、甲状腺功能亢进症的营养治疗

1. 高能量、高蛋白、高维生素 甲状腺功能亢进症时基础代谢率明显增高，每日能量宜给 12560～14654kJ（3000～3500kcal）。增加蛋白质供给，每日每千克体重 1.5g。甲状腺激素是多种维生素代谢的必需激素，因高代谢消耗能量而消耗大量的酶，多种水溶性维生素缺乏，尤其是 B 族维生素。

2. 适当补充钙、磷、钾 富含钙、磷的食物，如牛奶、果仁、鳝鱼等。在合并低钾周期性麻痹时选用含钾丰富的食物，如橘子、香蕉、菠菜、烤马铃薯等。

3. 忌碘 忌食含碘食物如海带、紫菜、发菜、碘盐等。中药牡蛎、昆布、海藻、丹参等也属忌用。

4. 补充锌和镁 血镁浓度与 T3、rT3 浓度呈显著负相关，甲状腺功能亢进症伴低钾周期性麻痹时，镁减少显著，这是持续低钾的原因。甲亢时由于肠蠕动增加，锌吸收减少，汗液中锌丢失而引起低锌，低锌与甲状腺功能亢进脱发有关，并可引起月经周期延长至闭经。低锰可致卵巢功能紊乱，性欲减退及糖耐量异常。补充锌和锰，可选用瘦牛肉、瘦猪肉、牛奶、菠菜、绿豆、豆腐等。

二、甲状腺功能减退症的营养治疗

1. 适当补碘 正常人碘的平均日安全量为 150μg，青少年因生长发育，需要 160～200μg，孕产妇需要 200～400μg。国际上统一规定，尿碘低于 100μg/L 为缺碘。

2. 忌食或少食致甲状腺物质 某些蔬菜和药物有致甲状腺肿物质的作用。如卷心菜、白菜、油菜等食物。木薯、核桃等食物也是缺碘地区的致甲状腺肿的因素之一。

3. 补充蛋白质 每人每日蛋白质在 20g 以上维持人体内蛋白质平衡。

4. 限制脂肪 甲状腺功能减退时血浆胆固醇合成不快，但排出较缓慢，故血胆固醇升高、甘油三酯和 β－脂蛋白也均增高，故应限制脂肪摄入，同时也应限制富含胆固醇饮食。

5. 补充铁剂和叶酸 甲状腺功能减退患者往往合并贫血。故应补充富含铁的食物，补充维生素 B_{12}，必要时要给予叶酸、肝制剂等。

第五节 常见代谢性疾病、营养性疾病的营养治疗

在生命过程中，体内外物质交换和物质在体内的系列转变是不间断地进行，即物质代

谢过程。进入人体的物质主要是维持人体健康必需的营养素，也有非营养物质或有毒有害的成分。所有物质进入体内后，都要经过消化、吸收、分布、代谢、排泄的过程。在此过程中，任何一个环节发生问题，都会影响物质代谢，引起代谢异常或是失调，甚至发生疾病。如肥胖摄入能量多于消耗，多余能量以脂肪形式储存体内。痛风与遗传有关的嘌呤代谢紊乱所引起的疾病。摄入高嘌呤食物，尿酸生成过多，代谢失调。因此饮食营养是防治代谢疾病的重要措施。

一、糖尿病的营养治疗

1. 限制总能量　总能量根据病人的标准体重、生理条件、劳动强度、工作性质而定。标准体重（kg）＝身高（cm）－105。糖尿病能量供应标准：休息状态，105～126kJ（25～30kcal）／（kg·d）；轻体力劳动，126～147 kJ（30～35kcal）／（kg·d）；中体力劳动，147～167 kJ（35～40kcal）／（kg·d）；重体力劳动，167～188kJ（40～45kcal）／（kg·d）。

2. 保证糖类、蛋白质、脂肪按正常比例供给，保持平衡饮食

（1）保证糖类摄入　血糖增高主要决定于总能量的摄入。糖类是构成身体组织的一种重要物质。糖类占总能量的60%～65%。每日控制在250～350g。

（2）蛋白质适量摄入　蛋白质占总能量的12%～15%。成年人每日每千克1g。肾功能允许条件下，在氮质血症及尿毒症期，须减少蛋白质摄入，每日不超过30～40g。谷类含蛋白质约7%～10%，如每天食谷类300g，相当于摄入蛋白质21～30g。

（3）限制脂肪摄入　脂肪占总能量的30%～35%。每日每千克体重0.6～1.0g。宜用不饱和脂肪酸，限制饱和脂肪酸的摄入。

3. 提倡膳食纤维饮食　每日纤维素摄入量约35g。

4. 注意维生素、微量元素供给，减少酒和钠的摄入。

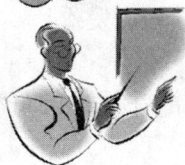

相关链接　　血糖生成指数：简称血糖指数（GI），是衡量食物引起餐后血糖反应的一项有效指标。食物血糖指数在75以上的为高血糖指数，55～75为中等血糖指数，55以下为低血糖指数。血糖指数高的食品，消化吸收快，既可以引起餐后血糖快速升高，也容易发生低血糖。这类食品有精制米面加工的精白馒头、面食、精制的糕点、白米饭等，土豆泥、西瓜、红枣等血糖指数也较高。低血糖指数的食品，在消化道停留时间长，吸收率低，葡萄糖释放缓慢，可抑制餐后血糖和胰岛素的升高，有利于餐后血糖的平稳。此外，还能使血胆固醇和甘油三酯（三酰甘油）下降，预防糖尿病引起的心血管并发症。这类食品有粗杂粮、豆类、奶类、蔬菜、菌菇、低糖水果（如草莓、苹果、梨、柚子、樱桃）等。

二、高脂血症的营养治疗

1. 注意能量平衡　每日糖类占总能量的比例一般在60%～70%，具体根据患者的年龄、性别、工作性质而定，一般每天控制能量约 8399 ~ 12 000kJ（2006 ~ 2866kcal）。部分合并肥胖的高脂血症病人，尤其是高甘油三酯症合并肥胖者，可通过限制能量，同时增加运动，以使能量消耗，血脂下降，达到理想体重。

2. 限制富含高胆固醇膳食　每天膳食胆固醇供给量少于 300mg。富含胆固醇食物有蛋黄、奶油、动物脑、鱼子、动物内脏、脂肪丰富的鱼肉类。

3. 限制高脂肪膳食　每天摄入量应控制在总能量的 30% 以内。每日约 20 ~ 30g 左右。膳食要坚持以不饱和脂肪酸为主，不饱和脂肪酸和饱和脂肪酸的比例应大于 1.5。

三、痛风的营养治疗

1. 限制嘌呤的摄入量　痛风的急性关节炎发作，与血尿酸增高有关，而血尿酸浓度与进食高嘌呤食物有直接关系。因此，病人应根据病情控制嘌呤摄入：①急性期：严格限制嘌呤摄入量，应采用低嘌呤饮食（每日的嘌呤摄入量应控制在 150mg 以内），可选择嘌呤含量低的食物，如谷类及其制品、乳类及乳制品、蛋类、蔬菜及水果类等；②缓解期：视病情可限量选用嘌呤含量中等的食物，但仍需禁食嘌呤含量高的食物（如豆类、禽畜内脏、菌藻类等）。可任选一种或两种肉、鱼、禽类食物，摄入量应控制在 100g/d 以内。

2. 限制总能量　根据病人理想体重按休息状态计算，通常每天不超过每千克体重 105 ~ 126 kJ（25 ~ 30kcal），每日约 6276 ~ 8368kJ（1500 ~ 2000 kcal）。超重或肥胖者应减重，减少能量应循序渐进，切忌减重过快，防止脂肪分解过快而发生酮症。血酮增高可抑制尿酸排出，诱使痛风急性发作。

3. 限制蛋白质的摄入量　蛋白质占总能量的 11% ~ 15%。一般蛋白质摄入量限制在每天每千克体重 1g。急性痛风发作时蛋白质可按每天每千克体重 0.8 供给，以植物蛋白为主，动物蛋白可选用牛奶和鸡蛋。酸奶对痛风不利，不宜饮用。

4. 适量的糖类　占总能量的 65% ~ 70%。

5. 保持理想体重　由于体重指数与高尿酸血症呈正相关，因此肥胖者应限制总能量的摄入。

6. 禁忌酒类　酒可诱发糖异生障碍，导致体内乳酸和酮体积聚，诱使痛风发作。

7. 限制脂肪摄入量　一般控制在每日 40 ~ 50g。

8. 选用碱性食物　碱性食物可降低血液和尿液的酸度，从而增加尿酸在尿中的可溶忙。如可多吃西瓜、冬瓜。

9. 饮水　心肺功能正常，应保持每天的尿量在 2000ml，以促进尿酸的排出。每天液体的摄入量应达到 2500 ~ 3000ml，避免因用浓茶水、咖啡、可可。

10. 注意食品烹调方法　肉类食物先煮弃汤后再进行烹调。此外，辣椒、胡椒、芥末、生姜等调料能兴奋自主神经，诱使痛风急性发作。

四、肥胖的营养治疗

1. 控制能量　膳食所供能量必须低于机体的耗能量，即低能量。成年肥胖者，每日以负能 525 ~ 1050kJ（125 ~ 251kcal）来制定每日三餐的供能量。每月稳步减肥 0.5 ~ 1.019kg。中年以上的肥胖者，每日以负能 2311 ~ 4622kJ（552 ~ 1104kcal），使每周减肥

0.1～1.0kg。但每日每人的膳食供能量至少应为4196kJ（1002kcal），这是最安全水平。

2. 限制糖类 占膳食总能量的40%～55%。

3. 保证蛋白质 占总能量的20%～30%。

4. 严格控制脂肪 占总能量的25%～30%。胆固醇每人每日低于300mg。

5. 补充维生素、提倡戒酒 补充各种脂溶性和水溶性维生素。长期饮酒可使甘油三酯升高，诱发肝脂肪变性。提倡戒酒。

五、骨质疏松症的营养治疗

1. 摄入充足的钙 研究表明，增加钙的摄入，可以减少骨质的丢失，降低骨折的发生率。不同年龄、性别和生理状况对钙的需要量不同，如生长发育期的儿童，需要充足的钙；绝经后妇女和老年人，骨质丢失加速，对钙的吸收、利用降低，需要较多的钙，钙摄入量应达到1000mg/d。为保证摄入足够的钙，应多选用含钙丰富的食物，如牛奶、虾皮、虾米、海带、紫菜和豆类等。当膳食补钙不能满足需要时，有必要口服钙剂，但钙的总摄入量不超过2000mg/d，过量摄入会使尿钙增加、血钙增高和干扰铁、磷、锌等元素的吸收，会增加患肾结石的危险性。

2. 适当增加维生素 D 摄入量 维生素 D 缺乏可造成骨密度降低、骨质疏松，增加骨折发生率。维生素 D 可从食物中摄入，或通过日晒由皮肤合成而获得。含维生素 D 丰富的食物有动物肝脏、鱼肝油和禽蛋类等。50 岁以上的中老年人维生素 D 推荐摄入量为10μg，每日摄入量不超过20μg。

3. 多食用富含植物雌激素的食物 雌激素可预防骨质疏松，但口服雌激素也带来一定的不良反应。目前研究较多的是开发富含植物雌激素的一类食物，如富含大豆异黄酮的豆类制品。大豆异黄酮能与雌激素竞争受体，起到类雌激素的作用。因此，中老年妇女可多吃豆类及其制品，对防止骨质疏松症，缓解更年期综合征、延缓衰老是有益的。

4. 增加户外运动 运动对防止骨质疏松有重要作用。运动可改善骨骼的血液循环，增加外力对骨骼的生物刺激，增强骨结构，提高骨密度。经常运动或体力劳动者，其骨峰值高于不活动者。运动不仅可延缓机体骨骼的老化，促进骨对钙的吸收而减少钙从骨骼中丢失，而且人在户外运动中能得到阳光的照射，获取维生素 D。

六、缺铁性贫血的营养治疗

1. 摄入富含铁的食物 食物中的铁有两个来源，即肉食中血红素铁和蔬菜中的离子铁。肉、鱼、家禽等动物性食物中的铁有40%能被吸收；蛋、谷类、硬果类、豆类和其他蔬菜中的铁被人体吸收的不到10%；菠菜中铁能被吸收者少于2%。

2. 增加膳食中维生素 C 的摄入量 维生素 C 能促进蔬菜中铁的吸收，能使人体吸收蔬菜中的铁增加2～3倍。若以铁制剂补铁，也应和维生素 C 同服。

3. 限制咖啡和植物酸的摄入 茶叶中的鞣酸、草酸、磷酸盐等，均能减少食物中铁的吸收。

4. 其他 应避免钙剂、锌制剂、抗酸剂和铁剂同时服用，因为抗酸剂、钙剂和锌制剂都能影响铁的吸收。此外，铁剂还应避免和四环素同时服用，可影响铁的吸收。贫血的食谱在普通膳食基础上，多选用富含铁、叶酸或维生素 B_{12} 的食物即可。

七、蛋白质－能量营养不良的营养治疗

（1）消除蛋白质－能量营养不良的致病原因，积极治疗其原发疾病。

（2）纠正水和电解质紊乱，调整酸碱平衡如低血钾、低血磷、低血钙、低血镁、酸中毒等。

（3）纠正蛋白质和能量缺乏。

（4）轻、中度蛋白质—能量营养不良患者，主要给予饮食治疗。以高能量和高蛋白食物为主，同时补充无机盐和维生素。经 6～8 周治疗后基本恢复。

（5）对重度病人要针对威胁生命的主要因素采取措施。如处理电解质紊乱，抗感染和治疗心力衰竭。当威胁生命的情况得到控制后，立即开始纠正营养素的不足。

第六节 常见传染性疾病的营养治疗

传染病是由病原微生物引起的疾病，可在人群中连续传播、造成流行，严重地威胁与危害人民大众的生命与健康，妨碍社会生产力的发展和建设。如病毒性肝炎是由肝炎病毒引起的急性传染病，主要病变为肝细胞变性坏死及肝脏间质性浸润。临床特征是乏力、食欲不振、肝区痛、肝功能异常等，饮食营养治疗极为重要，合适的营养能为受损肝细胞提供恢复的物质基础，有助于病体康复。

一、病毒性肝炎的营养治疗

1. 能量 一般以增加基础代谢的 60% 为宜。

2. 蛋白质 对肝炎病人，每天每千克体重给 1g 蛋白质已足够，过多则加重消化系统负担。最后逐渐增加至每天供给 80～120g 蛋白质。应多选用蛋白质生物利用率高的食物，如肉、蛋、鱼、豆类及豆制品。肝炎合并腹水（无血氨升高）蛋白质的供给量每天每公斤体重 2～3g 为宜。

3. 糖类 糖类可增加肝糖原的合成，给予足量的糖类，可以保护正常肝细胞，又可促进受伤肝细胞的修复和再生，一般每日糖类供给 350～400g。

4. 脂肪 一般情况下每天供给 50～60g 脂肪（包括烹调用油和食物本身所含的脂肪计算在内）。急性期，病人一般都厌油腻，脂肪摄入量少；恢复期，病人肝功能趋向正常，食欲好转，脂肪供给占能量的 20%～25%。胆固醇高的食物，如猪油、动物内脏、乌贼鱼、蛋黄、贝类等应予限制，建议每日胆固醇需要量不超过 500mg 为宜。

二、结核病的营养治疗

1. 能量 按每公斤体重 167～209 kJ（40～50kcal）估计。每日需能量 8374～12560kJ（2000～3000kcal）之间。

2. 蛋白质 每千克体重可供给 1.5～2.0g 以上。

3. 糖类 鼓励多吃，不必限制。

4. 脂肪 脂肪含能量较多，有条件可适当多一点，但不应过多，避免引起腹泻，或引起过分肥胖。

5. 忌口和限制食品 结核病人不需要什么忌口。但吸烟对呼吸道有刺激，饮酒可使血管扩张，可能导致出血。仍列为肺结核病员的禁忌。

三、急性肠炎的营养治疗

1. 能量 为了减轻肠道的负担，急性期饮食是低能量的，能量主要靠输液补充。

2. 蛋白质 急性期应限制蛋白质的入量，忌用牛奶（易胀气）。大便好转次数减少时，可给予鸡蛋汤、蒸蛋羹。当病情进一步稳定，病人食欲也好转，可开始可予鱼羹或是烩肉丝。

3. 糖类 急性期应适当限制糖类的摄入。病情好转，给予细面条和大米粥等易消化的饮食。

4. 脂肪 控制脂肪摄入，不利于消化，还能加重腹泻。

5. 纤维素 整个病程均以低膳食纤维饮食为宜，忌用含纤维素多的各种水果和蔬菜，忌用豆类及豆制品，因易胀气，可加重腹泻。可用少量苹果泥，苹果含有鞣酸，起收敛作用。

6. 水分、电解质 丢失水分较多，补充液体，可以米汤、稀藕粉、果汁等。食盐一日给予 3～5g。

7. 烹调与餐次 可采用蒸、煮、烩等烹调方法。应少量多餐，一日进餐 5～6 次。

第七节　常见外科疾病的营养治疗

营养支持是根据病人的病情及营养需要，适时调整能量及其他营养素的供给量，并以最佳的形式予以补充。在处理外科病人的过程中，提供安全、有效的营养支持，已是当今一项不可缺少的、具有治疗作用的措施。手术后引起的创伤或是并发感染时可使机体处于高代谢状态，导致机体可能处于相对营养不足的状态，进而影响伤口愈合和疾病的康复。机体可能会出现体重降低、贫血、营养不良性骨病、负氮平衡的可能。因此恰当的临床营养治疗有助于提高临床治疗水平，减少并发症。

一、创伤、手术病人的营养治疗

1. 手术前 术前病人的营养需要量，是在正常需要量的基础上再适当增加能量、蛋白质和维生素的供给，一般每日增加至 8374～10467kJ（2000～2500kcal），其中蛋白质要占总能量的 20%；维生素的供给量也应提高。

2. 创伤及术后

（1）能量 创伤及术后病人的能量需要量是根据基础能量消耗（BEE）、活动系数（AF）、体温系数（TF）、应激系数（IF）来计算的。

$$能量需要量 = BEE \times AF \times TF \times IF$$

对极度危重的病人短期内予以"允许的摄入不足"，可以避免高能量摄入造成的不良反应。

（2）脂肪　供给量应占总能量的 20% ~ 30%。肝、胆、胰手术后或脂代谢障碍时，应限制脂肪，提供过多可致高脂血症。

（3）维生素　水溶性维生素的供给量应增加，一般是正常需要量的 2 ~ 3 倍。另外，对骨折病人应注意补充维生素 D，使用脂肪乳剂的患者则应补充维生素 E。

（4）无机盐　微量元素视患者需要而补充，补充前应考虑患者有无微量元素缺乏症及缺乏程度、有无丢失途径、有无排泄途径障碍、患者的合成及分解代谢状况如何、微量元素与治疗中所用药物可否产生相互反应等情况。

3. 外科病人营养支持途径

（1）经口营养　通常使用流质、半流、软食、普食等基本饮食及特殊饮食。

（2）肠内营养　经鼻胃管管饲，经胃和肠造瘘管灌注混合奶、要素膳等。

（3）肠外营养　通过外周静脉滴注葡萄糖盐水、氨基酸溶液、脂肪乳等；经中心静脉注入"全合一"营养液（指每天所需的全部营养要素，按一定的顺序装入一个 3000ml 的输液袋内）。

选择营养支持途径时要遵循尽可能简单的原则，即消化道功能正常者首选经口营养，必要时经肠外补充部分能量、水和电解质；昏迷或不愿进食者，凡能接受肠内营养的尽量避免肠外营养。

二、烧伤患者的营养治疗

烧伤是最常见的急性损伤。大面积烧伤是严重的创伤之一。烧伤面积超过 20% 的严重烧伤，体内代谢发生极度紊乱，呈现超高代谢。大量的能量消耗，创面有大量的蛋白质渗出，表现为负氮平衡和体重丢失。故及时合理的营养治疗是临床综合治疗极为重要的措施。

1. 能量

（1）烧伤面积 50% 以上成年人补充能量 167 ~ 251kJ（40 ~ 60kcal）/kg·d

（2）8 岁以下儿童为 628kJ（150kcal）/（kg·d）。

2. 蛋白质

（1）在临床上要根据蛋白质的丢失程度适当补充。

（2）补充蛋白质的同时应补充非蛋白（脂肪、糖）能量，以免蛋白质作为能量被消耗。一般非蛋白热卡和氮的比例约为 628（150kcal）：1g，严重烧伤患者约 419kJ（100kcal）：1g。

3. 脂肪　在重度烧伤时需要量增至 3 ~ 4g/（kg·d）。

4. 微量元素

（1）烧伤病人的钠、钾、磷需要量比正常人高，尤其组织恢复时需要钾离子更多，有利于氮的利用。

（2）微量元素膳食及肠外营养供给量参见表 6 - 1。

表 6－1　烧伤病人的微量元素每日供给量

微量元素	膳食供给量（mg）	肠外营养供给量（mg）
铁	12（男）	1
	18（女）	1
锌	15	10
铜	2～3	2
锰	2.5～5	5
铬	0.05～0.2	0.2
碘	0.15	0.5
硒	0.05～0.2	0.12
钴	—	0.05

5. 维生素　参见表6－2。

表 6－2　不同烧伤面积病人的主要维生素需要量

烧伤面积	维生素 A（u）	维生素 B_1（mg）	维生素 B_2（mg）	维生素 B_6（mg）	维生素 C（mg）
<30%	10	30	20	2	300
31%～30%	20	60	40	4	600
>51%	30	90	60	6	900

第八节　肿瘤的营养治疗

一、概述

　　肿瘤的发生、发展和预后均与饮食营养的关系很为密切。在日常生活中，对肿瘤应采取预防为主的方针，供给平衡饮食、多吃有防癌作用的保健食品。肿瘤病人常并发营养不良。放疗和化疗后可出现食欲不振、恶心、呕吐等症状。因此增加机体抵抗力，使机体达到较好的状态，得及时调整饮食营养。

二、营养治疗与护理

1. 能量

（1）无明显消耗的病人　105～188kJ（25～45kcal）/（kg·d）。

（2）已有明显消耗的病人　可达209～251kJ（50～60kcal）/（kg·d）。

（3）多数营养不良癌症病人　可按147～167kJ（35～40kcal）/（kg·d）供给。

2. 蛋白质

（1）营养情况良好者　可按0.8～1.2g/（kg·d）供给。

（2）严重营养消耗者　可按1.5～2.0g/（kg·d）供给。

3. 水和电解质

（1）水一般按30～50ml/（kg·d）给予。按"量出为入"和"按缺补入"两个原则，使每日尿量维持在1000～1500ml，血清电解质在正常范围。

（2）老年人，有心、肺、肾等脏器功能衰竭的病人特别注意防止体液过多。

第九节 儿科疾病的营养治疗

婴幼儿时期正处于生长、发育的动态过程中。全身脏腑和体格生长、发育都处于不成熟阶段，易患感染性疾病，婴幼儿常表现发热，是一种防御反应。发热可以使基础代谢率增高，蛋白质分解加速，呈负氮平衡。此外，婴幼儿的胃肠功能较弱，对食物的数量和质量都有一定的特殊要求，稍有失调，很易发生呕吐或腹泻等疾病。因此，适当的饮食调养尤为重要。

一、儿科发热的营养治疗

营养治疗的目的是合理安排饮食，支持代谢。在高热时采用流质、半流质、软饭，以提供足够水分、维生素，提供优质蛋白、乳类、蛋类、鱼类、鸡，高糖食品如藕粉、水果等，并少量多餐。

二、儿科腹泻的营养治疗

1. 急性腹泻

（1）积极对因治疗，控制肠道内外感染。

（2）根据脱水程度、性质，选择不同张力的含钠液静脉补充，或口服 ORS 液，纠正脱水，维护肾功能。

（3）配合营养治疗（肠内营养）　①短期内禁食，禁食时间 6～8 小时，营养不良者禁食时间短些，期间给予静脉输液；②禁食后，给予部分母乳及米汤，易于消化吸收；③给予脱脂奶，根据病情可以进行适当稀释，配以 5% 米汤，约经 7 天过渡到全脂奶；④给予胡萝卜汤，因富有电解质及果胶，有利于大便成形。

2. 慢性腹泻

（1）积极对因治疗。

（2）根据肠道功能逐渐增加营养素，特别是蛋白质供应。

（3）尽可能争取母乳喂养。

（4）除短期内用 5% 米汤，脱脂奶及稀释奶治疗外，争取蛋白奶喂养。

（5）有条件给予要素饮食。

第七章 临床膳食疗法

　　临床营养治疗是临床上根据疾病的病理、病情改变和病人的心理及生理特点，制定各种不同的膳食配方，并通过适宜途径给予病人，以增强机体抵抗能力，促使疾病好转或痊愈的治疗手段。临床营养治疗是一种积极的治疗手段，与药物、手术、护理等同等重要，它在促进组织修复、改善代谢功能、影响病情转机方面起着独到的作用。而且要求膳食具有良好的色、香、味、形，以增进病人的食欲。临床营养治疗的膳食种类可分为四类：医院基本膳食、特殊治疗膳食、诊断用的试验膳食和代谢膳食、肠内营养和肠外营养。

第一节 医院基本膳食

　　医院基本膳食分为四种：普食、软食、半流质、流质，又称为医院的常规膳食。它是根据不同疾病的病理和生理需要，将各类食物用改变烹调方法或改变食物质地而配制的膳食，其营养素含量一般不变。

一、普食

1. 性质与特点　与正常人平时所用膳食基本相同。是医院膳食中最常见的膳食类型。

2. 适应证　凡体温正常、咀嚼能力无问题、消化功能无障碍、在治疗上无特殊的膳食要求又不需任何膳食限制的病人，都可接受普食。

3. 膳食原则和要求

（1）符合平衡膳食的要求　能量及营养素含量必须达到每日膳食供给量的标准。

（2）能量　每日 8374~10 467kJ（2000~2500kcal）。

（3）蛋白质　每日约70~90g，约占总能量12%~14%，优质蛋白质应占蛋白质总量的50%以上。其中有一部分应为大豆蛋白质。

（4）食物应美观可口，注意色、香、味、样，以提高病人食欲并促进消化。

普食食谱举例见表7-1。

表7-1　普食食谱举例

餐次	饭菜名称	食物及重量
早餐	牛奶	鲜牛奶250g
	煮鸡蛋	鸡蛋50g
	馒头	白糖10g，面粉120g
中餐	米饭	大米150g
	炒青菜	小白菜200g
	豆腐焖鱼	鲤鱼肉50g，豆腐100g
	鸭血汤	鸭血50g

续表

餐次	饭菜名称	食物及重量（g）
点心	苹果	苹果 100g
晚餐	米饭	大米 100g
	玉米棒	玉米（鲜）50g
	凉拌黄瓜	黄瓜 150g
	虾皮炒炒韭菜	韭菜 150g，虾皮 10g

二、软食

1. 性质和特点 质软、易咀嚼、比普食更易消化。

2. 适用对象 牙齿咀嚼不便、不能食用大块食物、消化吸收能力稍弱的病人、低热病人、老年人及幼儿等。

3. 膳食原则及要求

（1）能量 每日约 7536～9211 kJ（1800～2200kcal）。

（2）蛋白质 每日约 70～80g。

（3）食物应选少含膳食纤维及较硬的肌肉纤维，副食的菜与肉应剁碎煮烂。易消化，比较清淡少油腻的目的。

（4）长期使用软食者要注意补充维生素 C。

软食食谱举例见表 7－2。

表 7－2 软食食谱举例

餐次	饭菜名称	食物及重量
早餐	稀饭	大米 30g
	蒸蛋	鸡蛋 50g
	蛋糕	面粉 70g，白糖 5g，鸡蛋 10g
中餐	软饭	大米 120g
	清蒸鱼	鳊鱼 100g
	炒冬瓜	冬瓜 200g
点心	牛奶	鲜牛奶 250g
	香蕉	香蕉 100g
晚餐	面条	面粉 100g
	肉末炒茄子	瘦猪肉 50g，茄子 100g
	焖豆腐	豆腐 100g

三、半流质

1. 性质和特点 较稀软、呈半流质状态、易咀嚼消化。质地介于软饭和流质之间。

2. 适应证 体温增高，胃肠消化道疾患、口腔疾病或咀嚼困难、外科手术后、身体比较虚弱缺乏食欲，或暂时只能食用稀软食物的病人。

3. 膳食原则及要求

（1）应较稀软，膳食纤维较少，易咀嚼和消化。

（2）少量多餐，每日 5 ~ 6 餐。

（3）营养充足平衡合理，味美可口。

半流质食谱举例见表 7 - 3

表 7 - 3 半流质食谱举例

餐次	饭菜名称	食物及重量（g）
早餐	皮蛋肉末粥 面片	大米 30g，皮蛋 20g，瘦肉 20g 面粉 50g
点心	牛奶	鲜牛奶 250g
中餐	肉末碎菜叶面条	面粉 100g，瘦肉 30g，小白菜 100g
点心	菜肉馄饨	苞菜 50g，瘦肉 20g，面粉 30g
晚餐	大米粥 番茄蛋汤 蒸鱼	大米 70 番茄 100g，鸡蛋 30g 小黄鱼 80g

四、流质

1. 性质和特点 液体状态或在口腔内能融化为液体，比半流质更易吞咽和消化。常用的流质膳食可分为清流质、浓流质和冷流质。

2. 适应证 急性重症、极度衰弱、无力咀嚼食物的病人、高热、口腔手术、面颈部手术及外科大手术后病人、消化道急性炎症病人、食管狭窄（如食管癌）等病人。

3. 膳食原则及要求

（1）流质所提供的能量、蛋白质及其他营养素均不足，只能短期或过渡期应用，如长期应用时必须增加能量、蛋白质的摄入量。可添加肠内营养制剂。

（2）少量多餐，每日 6 ~ 7 次。每餐 200ml。

（3）不含刺激性食物及调味品。

4. 可用食物

米面类：米汤、各类米面湖等。

汤类：鸡汤、鱼汤、排骨汤、蛋汤、牛肉汤、肝泥汤、番茄汁汤等。

豆类：豆浆、绿豆汤、赤豆汤等。

奶类：牛奶、冰淇淋、羊奶等。

饮料：果汁、麦乳精等。

5. 膳食举例

7 时：米汤 250ml。

9 时：牛奶 200ml。

11 时：排骨汤 250ml。

13 时：蛋汤 200ml。

15 时：鸡汤 250ml。

17 时：豆浆 250ml。

19 时：米汤 200ml。

第二节 特殊治疗膳食

营养治疗性膳食种类很多，常用的有高能量膳食、低能量膳食、高蛋白膳食、低蛋白膳食、低脂膳食、低胆固醇膳食、低膳食纤维膳食、高膳食纤维膳食、低盐膳食、无盐膳食、管饲膳食、要素膳、麦淀粉治疗膳等。

一、高能膳食

1. 性质和特点 由于某些疾病 BMR（基础代谢率）增高，机体能量消耗增加，机体对能量的需求大幅度增加，因此必须给予高能量的膳食。此类膳食的能量含量均高于正常人的膳食标准。

2. 适应证 适用于消瘦、体重不足者、贫血病人、代谢亢进者如甲状腺功能亢进症、结核病、严重烧伤、创伤者、疾病恢复期病人，体力消耗增加者，如运动员、勘探者、重体力劳动者等。

3. 原则和要求

（1）除一般膳食外尽可能鼓励病人增加饭量及菜量。除三餐外，可加高能量的点心 1~2 次，如牛奶、甜点。全日供应总能量大于 10886kJ（2600 kcal）。

（2）为防止血脂升高，应尽量降低膳食中胆固醇及糖类的摄入量，调整饱和与不饱和脂肪酸的比例。

（3）提高摄入量可采用少量多餐、循序渐进的方法达到治疗目的。

食谱举例见表 7-4。

表 7-4 高能膳食食谱举例

餐次	饭菜名称	食物及重量
早餐	豆浆 花卷 荷包蛋	豆浆 250g 面粉 100g，白糖 10g 鸡蛋 50g
点心	牛奶 面包	鲜牛奶 250g 面粉 50g
中餐	米饭 红烧排骨 炒胡萝卜 青菜豆腐汤	大米 200g 排骨 50g 胡萝卜 150g 青菜 100g，豆腐 100g
点心	苹果	苹果 100g
晚餐	米饭 芹菜肉丝 青椒炒猪肝	大米 150g 芹菜 100g，瘦猪肉 50g 青椒 100g，猪肝 50g

二、低能膳食

1. 性质和特点　低能量膳食除了限制能量摄入外，其他营养素必须满足机体的需要，能量的供应要逐步地减少，以利于机体动用、消耗储存的脂肪。

2. 适用证　单纯性肥胖症、糖尿病、冠心病病人等。

3. 原则和要求

（1）根据医嘱计算所需能量制备膳食，全日总能量为 6280 ~ 7536kJ（1500 ~ 1800 kcal），蛋白质的供应不少于 1g/kg，糖类约占总能量的一半，还需要限制脂肪的摄入，尤其动物性的脂肪。

（2）减少食盐的摄入。

（3）膳食配制时宜多采用含膳食纤维丰富的食物，如大麦、小麦、黄豆、藕、香菇、银耳、紫菜、蔬菜和水果等。

（4）每日 5 ~ 6 餐，少量多餐。

食谱举例见表 7 - 5。

表 7 - 5　低能膳食食谱举例

餐次	饭菜名称	食物及重量
早餐	小米面 煮鸡蛋	小米 80g 鸡蛋 50g
点心	牛奶	鲜牛奶 250g
中餐	米饭 香菇炒瘦肉 炒花椰菜 炖黄豆	大米 100g 香菇 50g，瘦肉 50g 花椰菜 200g 黄豆 50g
点心	鲜枣	鲜枣 100g
晚餐	稀饭 蒸鲫鱼 炒藕	大米 50g 鲫鱼 100g 藕 200g

三、高蛋白膳食

1. 性质和特点　病人因创伤、感染、手术或其他原因使机体蛋白质消耗增加，或机体康复需要大量蛋白质修复的病人。

2. 适用证　营养不良的病人、手术前后、贫血，慢性消耗性疾病如结核病、癌症、烧伤病人，孕妇和乳母等。

3. 原则和要求

（1）蛋白质含量均高于正常人的膳食标准。成人蛋白质每日不应小于 1.5g/kg 体重，约 100 ~ 120g，其中优质蛋白要占 50% 以上。

（2）采用含优质蛋白质丰富的食物，如动物内脏、瘦肉、鸡蛋、鱼类及大豆制品，可在三餐中加一荤菜或两餐点心。

食谱举例见表 7 - 6。

表7-6 高蛋白膳食食谱举例

餐次	饭菜名称	食物及重量
早餐	稀饭	小米 50g
	包子	面粉 100g, 瘦肉 20g
	炒鸡蛋	鸡蛋 50g
点心	牛奶	鲜牛奶 250g
中餐	米饭	大米 200g
	青椒炒猪肝	青椒 100g, 猪肝 50g
	豆腐汤	豆腐 100g
	凉拌黄瓜	黄瓜 200g
	卤鸡翅	鸡翅 100g
点心	葡萄	葡萄 100g
晚餐	米饭	大米 150g
	红烧鱼块	草鱼 100g
	紫菜蛋汤	紫菜 30g, 鸡蛋 30g
	炒藕	藕 150g

四、低蛋白膳食

1. 性质和特点 此种膳食较正常膳食中蛋白质含量低。目的是尽量减少体内氮代谢产物，减轻肝肾负担，以较低水平蛋白质摄入量维持机体接近正常生理功能的运行。

2. 适应证 急性肾炎、急慢性肾功能不全、肝昏迷等。

3. 原则和要求

（1）蛋白质的供应量根据病情随时调整，每日供给蛋白质约 0.6~0.8 g/kg 体重，必要时给予麦淀粉饮食，蛋白质以优质蛋白为主。

（2）能量供应必须充足，以节约蛋白质使用并减少人体组织分解，必要时给予肠内或肠外营养补充。

（3）无机盐和维生素一般应供给充足。

食谱举例见表7-7。

表7-7 低蛋白膳食食谱举例

餐次	饭菜名称	食物及重量
早餐	牛奶	鲜牛奶 200g
	花卷	面粉 50g
	茶叶蛋	鸡蛋 50g
中餐	米饭	大米 80g
	芹菜炒瘦肉	芹菜 200g, 瘦肉 80g
	炒小白菜	小白菜 150g
点心	苹果	苹果 100g
晚餐	麦淀粉粥	麦淀粉 100g
	炒油菜	油菜 150g
	红烧马铃薯	马铃薯 100g

五、低脂膳食

1. 性质和特点 又称少油膳食，由于病人肝胆系统疾病及脂肪消化功能减退者，或由于病情需要必须减少脂肪的摄入而采用的膳食。

2. 适应证 急慢性胰腺炎、胆囊疾病、肥胖症、高脂血症、与脂肪吸收不良有关的其他疾病如胃切除、短肠综合征等所引起的脂肪泻病人等。

3. 原则和要求

（1）限制脂肪的摄入 禁食肥肉，动物油脂，不用油煎炸食物，食物的烹调可采用蒸、煮、烩、卤、煨等方法。

（2）选用植物油作为烹调油。每日脂肪摄入量<50g，包括烹调用油和食物本身。适当增加豆类、豆制品、新鲜蔬菜及水果的摄入。

（3）食物以清淡，易于消化，必要时少食多餐。

六、低脂低胆固醇膳食

1. 性质和特点 控制总能量，减少饱和脂肪酸、多不饱和脂肪酸和胆固醇的摄入，同时适量增加单不饱和脂肪酸的摄入。

2. 适应证 高胆固醇血症、高脂血症、冠心病、高血压等。

3. 原则和要求

（1）在低脂膳食的基础上，禁用动物内脏、油脂、鱼子（鱼卵）及蛋黄等。

（2）限制脂肪总量，脂肪供给量不超过50g。

（3）胆固醇摄入量<300mg/d。

（4）减少饱和脂肪酸的摄入。较理想的供给方式为饱和脂肪酸：单不饱和脂肪酸：多不饱和脂肪酸＝1：1：1。

七、低膳食纤维膳食（少渣膳食）

1. 性质和特点 是含极少量膳食纤维和结缔组织的易于消化的膳食。减少膳食纤维对消化道的刺激和损伤，减少肠蠕动，减少粪便数量。

2. 适应证 各种急性肠炎、结肠憩室炎、伤寒、痢疾及肠道肿瘤、克罗恩病、溃疡性结肠炎、消化道少量出血、肠道手术前后、肠道或食管静脉曲张、咽喉部及溃疡病恢复期病人。

3. 原则和要求

（1）尽量少用含纤维多的食品，如粗粮、整豆、硬果、膳食纤维多的蔬菜，如韭菜、芹菜等。所有的食物均应切小剁碎、煮烂做成泥状。

（2）同时给予低脂膳食。禁用具有强烈刺激性的调味品，不用油煎、炸食物，多采用蒸、煮、烩、卤、煨等烹调方法。

（3）少渣膳食因容易发生维生素C缺乏，故不宜长期使用，如有必要可适当补充新鲜菜汁、水果汁或维生素C片剂。

（4）每次进餐数量不宜太多，少量多餐。

八、高膳食纤维膳食

1. 性质和特点 膳食纤维能增加肠蠕动，促进排便；产生挥发性脂肪酸，具有缓泻作用；可与胆汁酸结合，增加粪便中胆汁酸的排出；有降低血脂、血糖等生理功能。有预防结肠癌、胆结石、高脂血症及肥胖等。

2. 适应证 便秘、误食异物需通过刺激肠道蠕动使异物排出、高脂血症、冠心病及糖尿病等疾病病人。

3. 原则和要求

（1）增加含膳食纤维多的食物，如粗粮、黄豆、香菇、银耳、海带、紫菜、蔬菜和水果等。

（2）每日所供膳食纤维的数量为 20~35g。

九、低盐膳食

1. 性质和特点 为了疾病的治疗需要，以减轻肾脏负担、防止水钠潴留和高血压的发生。低盐膳食是纠正水、钠潴留的一项重要治疗措施。食盐是钠的主要来源，因此限钠实际是以限制食盐为主。

2. 适应证 肾脏疾病、高血压、缺血性心力衰竭、肝硬化腹水、先兆子痫、用肾上腺皮质激素治疗的患者及不明原因的水肿等病人。

3. 原则和要求

（1）限制膳食中盐的摄入量，每日的食盐摄入量控制在 2~3g 或酱油 10~15ml。

（2）禁用一切用盐腌制的食品，如咸蛋、咸肉、咸鱼、酱菜及加盐的罐头食品等。

（3）可适当选用糖、醋、番茄汁等调味品，以增进病人的食欲。

十、无盐膳食

1. 性质和特点 心脏、肾脏、肝脏功能严重不全病人需采用无盐膳食以减轻人体负担。

2. 适应证 同低盐膳食，但病情更严重者。

3. 原则和要求

（1）全天供钠 1000mg。每克食盐含钠 393mg。

（2）禁用一切用盐腌制食物。

（3）烹调时禁用盐及酱油以及含盐的调味品。

十一、管饲膳食

1. 性质和特点 管饲膳食是一种由多种食物混合制成的流质状态的膳食，它具有营养适当、黏稠度适宜、便于通过胃管饲喂，是供给不能口服食物患者的一种营养较为全面的肠道营养膳食，因此对它的应用与配制不容忽视。

2. 适应证

（1）不能经口摄食，需用管喂方法维持营养的患者，如头、颈部手术或经放射治疗而致咀嚼吞咽困难、食管、胃手术后或食管黏膜被强碱损伤、颜面烧伤等。

（2）严重昏迷、失去知觉如脑外伤、脑血管意外、脑肿瘤。

（3）病人处于营养缺乏状态，急需增进营养，但又食欲不振，不能口服充分的食物以满足营养需要时，如严重烧伤、肿瘤切除后采用化疗的病人等，可用管喂补充口服饮食之不足。

3. 原则和要求

（1）管喂部位　通过有鼻胃管喂养、胃造口喂养、空肠造口喂养等。

（2）管喂膳食的食物内容　须成流质状态，其稠度要易于通过胃管，便于喂饲。

（3）管喂膳食营养要充分、平衡　蛋白质、脂肪、糖类配比合理，无机盐、电解质及维生素能满足病人营养需求。管喂膳食应由多样食物混合组成。一般每1ml混合物约提供4.184kJ（1kcal）左右的能量。每1000ml中约含蛋白质25~45g。

（4）管喂膳食制备、输送、保存及饲喂　在制备、输送、保存及饲喂的每一过程中，都必须严格遵守卫生要求，严防细菌污染。24小时内未用完部分不应使用。

（5）管喂方法　可用分次灌注法或缓慢滴注法。

（6）管喂膳食的内容及配制　有自制的混合奶或匀浆膳或商品制剂（非要素膳）。

4. 自制混合奶和匀浆膳的配方　参见表7-8和表7-9。

表7-8　1000ml混合奶配方及能量和蛋白质量

食物	用量（g）	蛋白质（g）	能量，kJ（kcal）
牛奶	600	18	1357（324）
豆浆	200	4.5	105（25）
浓米汤	200	1.2	201（48）
鸡蛋2个	100	12.8	653（156）
白糖	100	—	1675（400）
植物油	10	—	377（90）
盐	2		
菜汁汤	200		
总计		40.5	4357（1043）

表7-9　1000ml匀浆膳配方及能量和蛋白质量

食物	用量（g）	蛋白质（g）	能量kJ（kcal）
牛奶	400	12.0	904（216）
豆腐	50	6.0	205（49）
煮鸡蛋1个	50	6.4	327（78）
猪肝	50	10.0	272（65）
胡萝卜	100	1.0	180（43）
烂饭	大米50	4.0	733（175）
植物油	10		377（90）
白糖	60		1005（240）
盐	2		
加水	300		
合计		39	4003（956）

十二、要素饮食

（1）性质和特点　是含有人体必需的各种营养素，经复水后形成溶液或较为稳定的悬浮液，其组成系单体或要素形式的物质，不需要消化或稍经消化即可在小肠上端吸收。

（2）可供口服或管饲的方法使用。

（3）具有高能量、基本不需消化、刺激性小、残渣少、适用特殊途径、使用途径多、方便易保存等营养特点。

（4）适用于严重烧伤、创伤、感染、消化道瘘、短肠综合征、肿瘤化疗和放疗等患者。

十三、麦淀粉治疗膳食

1. 性质和特点　是选用蛋白质含量（0.6g%）低的麦淀粉作为主食，减少饮食中非必需氨基酸的摄入量，从而增加优质蛋白的摄入量。

2. 适应证　严重肾功能不全的患者。

3. 原则和要求

（1）减少米、面等主食的供给，给予同等份量的麦淀粉作为主食。

（2）根据病情限制蛋白质的摄入量，并以优质蛋白为主，占50%以上。如牛奶、鸡蛋等。

十四、低钾膳食

1. 适应证　高钾血症（血清钾浓度 >5.5mmol/L）病人，因肾脏排钾功能障碍而引起的高血钾。如急性肾功能衰竭的早期，慢性肾功能衰竭的末期，肝肾综合征等。

2. 原则和要求

（1）全日钾的供给量应在 40~60 mmol/L（1560~2340mg）以下。

（2）选用含钾量低的食物，如蛋类、藕粉、米粉、南瓜、冬瓜、甘蔗和植物油等。

（3）将食物置于水中浸泡或水煮去汤以减少钾的含量。

十五、高钾膳食

1. 性质和特点　钾是人体细胞内液的主要阳离子，有维持体内水、电解质平衡、渗透压以及加强肌肉兴奋性和心跳规律性等方面的生理功能。我国推荐成人适宜的每日摄入量为 1950~3500mg。

2. 适应证　适用低钾血症（血清钾浓度 <3.5mmol/L）的病人。如低钾性周期性麻痹病人（发作期）、原发性和继发性醛固酮增多症病人、使用排钾性利尿剂病人、腹泻、呕吐、胃肠减压、肠瘘等病人；或钾摄入不足（指每日摄入量 <800~1200mg），如神经性厌食病人。

3. 原则和要求

（1）全日供钾量应在 80mmol/L（3120mg）以上。

（2）应选用含钾丰富的食物，如瘦肉类、畜禽内脏、鸡肉、鱼类、豆类、油菜、菠菜、海带、冬菇、紫菜、菠萝、草莓和桂圆等食物。

第三节 诊断用试验膳食和代谢膳食

诊断用试验膳食和代谢膳食是临床营养治疗的重要组成部分，对于辅助临床诊断有非常重要的作用。

一、试验膳食

试验膳食是指通过特定种类的膳食，在短期的试验过程中，限制或添加某种营养素，观察机体对其的反应，以达到辅助临床诊断的目的。

（一）葡萄糖耐量试验膳食

1. 目的 用高糖类膳食来检验人体对葡萄糖的耐受量，协助诊断糖尿病。

2. 试验要求 试验前 3 天患者每日饮食中需含足够的能量，糖类约 150~300g，试验前 12~16 小时内禁食。抽空腹采血后，给予患者口服定量的葡萄糖水（75g 无水葡萄糖加入 200~250ml 温水中，5~15 分钟内喝完），分别于口服葡萄糖后 30、60、90、120 分钟分别抽血，测定血糖。若 120 分钟的血糖仍不能恢复到空腹时的血糖水平，可确诊糖尿病。

（二）潜血试验膳食

1. 目的 在规定的膳食下配合检验粪便中是否有潜血，以诊断消化道有无出血的情况。

2. 试验要求 膳食原则试验前 3 日禁用动物血、肉类、肝脏、蛋黄、绿色蔬菜及其他含铁丰富的食物。可选用的食物有米、面、牛奶、鸡蛋清、豆制品、豆芽、白萝卜、土豆、山药、胡萝卜、大白菜、冬瓜、花菜、苹果和梨等。

（三）胆囊造影试验膳食

1. 目的 用于检查胆囊、胆管疾患。也可用于核素心肌显像检查。

2. 试验要求

（1）B 超胆囊检查试验前 1 日晚餐进不含脂肪的纯糖类膳食，除主食外，不加任何含脂肪的食物，可食大米粥、藕粉、面包、米饭、无油酱瓜、馒头和糖包子等；试验当日禁用早餐。

（2）胆囊造影试验前 1 日午餐进高脂肪膳食，可食油煎鸡蛋 2 只（用油 50g）；试验前 1 日晚餐进不含脂肪的纯糖类膳食；试验当日禁用早餐，胆囊显影后进高脂肪膳食。观察胆囊和胆管的变化。

（四）干饮食试验（尿浓缩功能试验饮食）

1. 目的 用于需要做尿浓缩功能试验的患者。

2. 试验要求

（1）受试者在 12 小时内禁止饮水。全天饮食中水分总量控制在 500~600ml。可选炒米饭、馒头、面包、油条、炒鸡蛋、炒肉丝、土豆、豆腐干等，烹调时尽量不放水或少加水。

（2）适量蛋白质 可按每天 1g/kg 供给，不宜过高或过低，否则会影响尿比重。

（3）避免过甜或过咸 因葡萄糖分子量较大，影响尿比重。

（4）限制入水量 禁食含水量多的食物，如饮料、汤类、粥、水果、白菜、冬瓜、豆腐等。

（五）肌酐试验膳食

1. 目的 测定内生肌酐清除率，检查病人肾小球滤过的情况。

2. 试验要求 用试验膳食 3 天，采用低蛋白膳食，每天膳食中蛋白质含量限制在 40g 以内。免用各种肉类，在蛋白质限量范围内适当选用优质蛋白质如牛奶、鸡蛋和谷类及其制品。蔬菜、水果不限。由于谷类含蛋白质为 7% ~ 10%，故主食的全天进量不宜超过 350 ~ 400g。

（六）粪脂试验膳食

1. 目的 检查小肠对脂肪的吸收功能。

2. 试验要求 每天进食含脂肪 75g 的标准试膳 3 天，再进食脂肪每天 100g 3 天，同时收集 72 小时粪便，测定粪内脂肪含量。计算公式：脂肪吸收率（%）=（饮食内脂肪—粪内脂肪/饮食内脂肪）×100%。

（七）甲状腺[113]I 试验膳食

1. 目的 用于需检查甲状腺功能的病人。

2. 试验要求 试验前 30 日禁用含碘丰富的海产动植物食物，如带鱼、黄鱼、鲳鱼、乌贼鱼、虾皮、海参、海带、紫菜、发菜、苔菜、淡菜和海蜇皮等。

（八）CT 扫描检查试验膳食

1. 目的 CT 扫描检查体内各器官有无肿瘤及其他疾病。为避免误诊，膳食中不用含金属元素高及产气的食物。

2. 试验要求 腹部扫描前 4 小时禁食，扫描前 3 日不吃含金属药物及含金属元素高的食物，如含钾、钠、钙多的牛奶、豆腐等。限制产气的食物，如黄豆、洋葱和甜食等。可选用的食物有米饭、馒头、粥、鸡蛋、冬瓜、青椒、茄子、番茄等。

二、代谢膳食

代谢试验是临床上用于诊断疾病、观察疗效或研究机体代谢反应的方法。

（一）甲状旁腺功能亢进代谢膳食

1. 目的 诊断甲状旁腺功能亢进。

2. 试验要求

（1）服用低钙、正常磷代谢膳食测尿钙。测定尿钙的值大于 150mg/d 则诊断为异常。

（2）用试验膳食 5 天。前 3 天为适应期，后 2 天为试验期。每天膳食中钙含量不超过 150mg，磷含量应为 600 ~ 800mg。烹调饮用均为蒸馏水，可选用米、面粉、粉皮、粉丝、鸡蛋、绿豆芽、番茄和莴笋等。禁用的食物有酱油、牛奶和豆制品等。

（二）钾钠代谢试验膳食

1. 目的　诊断原发性醛固酮增多症。

2. 试验要求

（1）用试验膳食 10 天。前 3 ~ 5 天为适应期，后 5 ~ 7 天为试验期。适应期结束，测血钾、钠、二氧化碳结合力与尿钾、钠、pH。

（2）多选含钾丰富的食物，如瘦肉类、畜禽内脏、鸡肉、鱼类、豆类、油菜、菠菜、海带、冬菇、紫菜、菠萝、草莓和桂圆等。

（3）以上食物均要求用蒸馏水洗涤和烹调，饮用蒸馏水。不能食用含碱的食物及味精，试验期内禁用一切中药和饮茶。

第四节　肠内营养与肠外营养

一、肠内营养

肠内营养指经鼻胃/鼻肠管或经胃肠道造瘘管滴入要素制剂，也有人愿经口摄入。

1. 常用制剂　肠内营养制剂基本上分为以氨基酸为氮源、以水解蛋白为氮源、以酪蛋白为氮源的三类。

2. 肠内营养的适应证

（1）消化道功能正常者，以口服为主，必要时经胃肠外补充部分能量、水和电解质。

（2）严重的吞咽难、急性咽喉梗阻或喉部外伤、持续厌食症、拒食等病人。

（3）严重烧伤、创伤、感染、消化道瘘、短肠综合征、肿瘤化疗和放疗等患者。

3. 肠内营养（管饲）的并发症　肠内营养（管饲）的并发症有：①管道阻塞；②腹泻；③乳糖不耐受症；④恶心和呕吐；⑤误入气管。

4. 肠内营养投给途径

（1）经口或鼻胃途径。

（2）鼻十二指肠、鼻空肠或空肠造口途径。

（3）食管造口途径。

（4）胃造口途径。

二、肠外营养

肠外营养是指采用胃肠道以外的途径提供营养支特的方法，包括中心和周围静脉静脉营养。中心静脉臂养也称为完全胃肠外营养（TPN），指患者完全依靠深静脉途径获得所需的全部营养素，包括蛋白质（氨基酸）、脂肪、糖类、维生素、矿物质和水。

1. 肠外营养适应证

（1）由于各种原因不能从胃肠道正常摄入营养的患者，如食管闭锁、肠闭锁、恶性肿瘤放化疗期间胃肠严重反应等。

（2）胃肠需要充分休息或消化吸收障碍时，如肠瘘、肠梗阻、全结肠切除术、应激性溃疡、短肠综合征等。

（3）机体能量消耗明显增加时，如大面积烧伤、严重的感染、多发伤、大手术后等。

（4）特殊病例 如出血坏死性胰腺炎、重要脏器衰竭时等。

2. 肠外营养注意事项 肠外营养注意事项有：①注意无菌操作；②控制输注速度；③建立管理组织；④加强临床观察。

3. 肠外营养的并发症 肠外营养的并发症有：①静脉炎，见于外周静脉营养；②感染；③影响血糖；④气胸、血胸、皮下血肿、气肿等，见于中心静脉营养。

第五节 食疗与药膳

食疗和药膳在祖国医疗中早有记载，历来受到重视。唐代孙思邈提出："凡欲治病，先食疗，既食疗不愈，后乃用药尔"。我国民间也有"药补不如食补"之说，传统医学认为"医食同源"，主张摄食滋养身体，用药物防治疾病。近年来，各地均开展对食疗和药膳的研究和发展。有关食疗和药膳的著作纷纷问世，如《中华临床药膳治疗学》、《中国食疗学》等。

一、食疗

1. 食疗的概念 食疗即食物疗法或饮食疗法。是根据不同的体质或不同的病情，选取具有一定保健作用或治疗作用的食物，通过合理的烹调加工成具有防病治病或促进病体康复作用的食品。食物疗法适应范围较广泛，主要针对亚健康人群，其次才是患者，作为药物或其他治疗措施的辅助手段，随着日常饮食生活自然地被接受。

2. 食物的"四性"、"五味"

（1）四性 又称四气，即寒、热、温、凉。其中寒与凉、热与温有其共性，只是程度上的不同，温次于热，凉次于寒。寒、热、温、凉四性，是与病性的寒、热相对而言的。《素问·至真要大论》曰："寒者热之，热者寒之。"这是治疗用药之大法，同样也是选择食物时的重要依据。从常见食物来看，平性食物居多，温热性次之，寒凉性更次之。温热性质食物多有温经、助阳、活血、通络、散寒、补虚等作用，适合寒证等选用，如生姜、韭菜、辣椒、羊肉、狗肉、鸡肉、龙眼、橘子；寒凉性质食物多有滋阴、清热、泻火、凉血、解毒作用，适合热证等选用，如西瓜、白菜、冬瓜、萝卜、苦瓜、丝瓜、梨、绿豆等。

（2）五味 即辛、甘、酸、苦、咸。中医认为五味入于胃，分走五脏，以对五脏进行滋养，使其功能正常发挥。不同的食物对脏腑的选择性迥异，如《灵枢·五味》说："五味各走其所喜，谷味酸，先走肝。谷味苦，先走心。谷味甘，先走脾。谷味辛，先走肺。谷味咸，先走肾。"这种五味的划分，不仅适用于五谷，同样也适用于五果、五畜、五菜、五色等，这是中医饮食营养的理论基础。食物中五味的不同，与药物一样具有不同的作用。《素问·藏气法时论》说："辛酸甘苦咸，各有所利，或散、或收、或缓、或急、或坚，四时五藏，病随五味所宜也。"因此，食物的五味又是考察其功效的一个重要方面。

3. 食疗的配伍原则 合理的食疗配伍，可加强治病疗效。违反配伍原则和杂乱凑合的食疗，不但达不到理想的疗效，有的反而会引起不良反应。因此，食疗配伍要遵循

"五相"原则。

（1）相须　食物与药物的性能、功效相似。配合后起到协同作用，加强疗效。如鲤鱼配赤小豆炖汤，鲤鱼有健脾、利水消肿、补充优质蛋白等营养成分的作用，赤小豆亦有健脾利湿的作用，并含有丰富的蛋白质，两者均可降低血胆固醇，相互配伍后可治疗肾病综合征，能利小便消水肿治其标，又可改善肾病的低蛋白血症和降低高脂血症治其本，标本同治，相得益彰。

（2）相使　以一方为主（食品或药物），其他为辅来提高疗效。如茯苓、赤小豆炖乌骨鸡，乌骨鸡以补虚强壮为主，茯苓、赤小豆以健脾燥湿利小便为佐。此方补中有利、利不伤正。故是治疗肾性、营养性水肿和肝硬化腹水的食疗良方。鹅血炖豆腐可佐治食管癌，鹅血中淋巴细胞有抗癌作用，以抗癌为主，豆腐营养丰富，有和胃宽中功效，可以补充癌细胞对身体营养的消耗，并可改善癌症的消化道症状。

（3）相畏相杀　一种药物或食物有毒性，与另一种药物或食物相配，来减轻或消除其毒性，相配用于食疗则安全。如大蒜能解菌类之毒，生姜可去鱼蚌之腥，橄榄解河豚之毒，绿豆解乌头附子之毒。前者对后者是相杀，后者对前者是相畏，使食疗得到安全应用。

（4）相恶　两者相配，使原有一种疗效降低或失效。如人参配萝卜，萝卜破气削弱人参的补气作用。狗、羊肉配冬瓜或绿豆，后两者的寒凉则削弱前两者的温补。

（5）相反或相忌　两者配合可产生毒副作用。中医认为首乌忌葱蒜和萝卜，茯苓忌醋，鳖甲忌苋菜、蜂蜜及生姜，鲫鱼反厚朴，海藻反甘草，白术反大蒜等。如配伍不当可引起不良反应。

二、药膳

1. 药膳的概念　是在中医理论指导下，将药物与食物巧妙配制、精心烹调而成的美味食品，具有防病治病、保健养生的功能。

2. 药膳的特点

（1）药膳以中医学理论为基础，注重辨证用料。凡是气虚的，当用补气药膳；凡是血虚的，当使用补血的药膳。作为辅助治疗，使药物与食物相互补充，相互辅佐，有异曲同工之妙。

（2）食物的选择突出本草学理论的特点。根据疾病的特点选择食品，热性病选择寒凉性质的食品，如防治中暑用冬瓜、苦瓜、绿豆等；而寒性疾病选择具有温热性质的食品，如腹中冷痛使用肉桂、茴香等。

（3）药膳以传统的烹调艺术为手段，通过蒸、煮、炖、浸泡等方法，尽可能地保证食物成分不被破坏，充分发挥食品、药物的医疗保健作用。

（4）药膳以辅助治病、保健和强身为目的。药膳与治病服药不同，它是在治疗疾病期间通过适当的进食，对疾病加以调养，增强体质，辅助药物发挥疗效。对于无病之人，药膳还可以起到防病强身的作用。

3. 药膳的应用原则

（1）因证用膳　中医讲辨证施治，药膳的应用也应在辨证的基础上选料配伍，如血虚的病人多选用补血的食物大枣、花生，阴虚的病人多使用枸杞、百合、麦冬等。

（2）因时而异　中医认为，人与日月相应，人的脏腑气血的运行与自然界的气候变化密切相关。"用寒远寒，用热远热"，意思是说在采用性质寒凉的药物时，应避开寒冷的冬天，而采用性质温热的药物时，应避开炎热的夏天。

（3）因人用膳　人的体质和年龄不同，用药膳时也应有所差异，小儿体质娇嫩，选择原料不宜大寒大热；老人多肝肾不足，用药不宜温燥；孕妇恐动胎气，不宜用活血滑利之品。

（4）因地而异　不同的地区，气候条件、生活习惯有一定差异，人体生理活动和病理变化亦有不同，有的地处潮湿，饮食多温燥辛辣，有的地处寒冷，饮食多热而滋腻，而南方的广东饮食则多清凉甘淡，在选料时都应注意。

4. 常用的治疗药膳

（1）滋补强身类如十全大补汤、八宝鸡汤等。

（2）治疗疾病类如天麻炖鸡汤、川贝枇杷酿梨等。

（3）保健益寿类如木瓜燕窝羹、茯苓夹饼等。

＊＊＊＊＊＊＊＊＊＊＊＊＊＊＊＊＊＊＊＊＊＊＊＊＊＊＊＊＊＊

食疗药膳食谱

1. 冰糖五果羹

组成：连皮大生梨1个，去皮香蕉2个，红枣5枚（约15g），龙眼肉15g，枸杞子10g。

制法：先将红枣、龙眼肉和枸杞子共煮开10分钟，待稍温后将带皮生梨及去皮香蕉切碎，放入温开水中，加冰糖（或白砂糖）适量，即能食。

功效：滋阴润燥，清热化痰，滑肠通便，补益脾胃，补气养血，养心安神，补肝明目，壮腰健肾。

主治：干咳，烦渴，便秘，心悸，失眠，健忘，血小板减少所致的紫癜，耳鸣，目眩。并能解酒毒，降血压及胆固醇。

注意事项：本品虽经配伍而味甘性平略偏凉，故脾胃虚寒而便溏者不宜多服，如果改变五果的比例，增加大枣及龙眼肉的量，则服之无妨。龋齿严重者少服，或去大枣。外感初起及余热未尽时不宜服。如配食时手边无生梨，罐头食品可以代用，但效果略差。其余四果一年四季有供应。

2. 鲜藕汁饮

组成：鲜藕500～1000g。

制法：洗净，压榨取汁，可加白砂糖少许，随时饮。

功效：清热止渴，凉血止血，活血化瘀，调和血脉。

主治：阴虚内热引起的消渴，鼻衄，牙痛，血崩，球结膜下出血及产后调养。

注意事项：用于燥红质者宜用鲜藕，倦㫰质脾胃虚者宜熟用，用于产后瘀血内停则生熟皆宜。

3. 桑葚酒

组成：紫桑葚汁500g。

制法：取成熟紫桑葚，多少不拘，洗净，榨汁，按巴斯德灭菌法加温至60℃，15分钟后加蜂蜜（15g）适量，合好酒少许（20ml）。

功效：滋阴养血，补益肝肾，利气消肿。

主治：肝肾两虚所致的头晕目眩，耳鸣，失眠，消渴，便秘，午后潮热，须发早白，腰膝酸软等症。

注意事项：脾肾阳虚而大便稀溏者忌。取汁加酒时应避铁器。

4. 五香羊肉

组成：肥羊肉500g。

制法：煮熟，切片，加盐、生姜、大蒜、五香粉（5g）及黄酒适量（20ml）。

功效：温中补虚，开胃健脾，温肾填精，暖肝补血。

主治：治一切寒劳虚损，脾胃虚寒所致腹痛，反胃，肾虚所致四肢不温，腰膝冷痛，阳痿不举，夜尿频频，或小便不利；产后血虚经寒所致的腹痛，褥劳，身面浮肿。

注意事项：此食谱为辛温大热之品，凡燥红质及呈阴虚内热，相火炽盛，痰火湿蕴及外感初染或余邪未尽之时，切忌沾口，否则祸将旋至，不可掉以轻心。阴阳两虚及气阴两虚者应配伍而用，也不可轻试。

5. 五香狗肉

组成：狗肉1000g，五香粉适量，酱油250g。

制法：将五香粉与酱油配成卤水，将狗肉放入卤水中浸，2日后，煮狗肉至烂，切片即成。

功效：与五香羊肉同。

主治：同五香羊肉。

注意事项：燥红质者和阴虚内热者忌食，外感初愈者也忌食。

《饮膳正要》说："不与蒜同食。九月不宜食之，令人损神。"

6. 韭菜炒虾仁

组成：韭菜250g，鲜虾仁100g。

制法：用油锅先将韭菜炒好，然后将鲜虾仁100g放入再片刻，加少许胡椒粉（0.2g左右）即成。

功效：壮肾阳，温中散寒，健胃提神，消肿，止痛，活血化瘀，下乳汁，托里解毒。

主治：盗汗，遗尿，尿频，阳痿，滑精；反胃，腹中寒，妇女带下，经脉逆行，经漏不止；鼻衄，吐血等证。

注意事项：阴虚内热、相火炽盛者忌。且久服昏神。虾为发物，有过敏性疾病者不宜。本食谱对目疾、疟疾、疮家、癣、湿疹及痃癖后均忌。

7. 虾马童子鸡

组成：虾仁20g，海马10g，子公鸡1只。

制法：将虾仁与海马用温水洗净，泡10分钟后放在杀好、去毛和内脏并洗净的子公鸡上，加葱与姜少许，蒸熟到烂。虾仁、海马、鸡肉并汤都可吃完。

功效：温肾壮阳，益气补精，活血。

主治：肾阳不振，早泄阳痿，小便频数，肝经虚寒之崩漏带下，痞块等症。

注意事项：阴虚内热者忌。

8. 补肾健脑糕

组成：核桃仁 30g，柏子仁 20g，莲子 20g 枸杞子 15g，黑芝麻 10g。

制法：莲子去心皮，黑芝麻、核桃仁碾碎，相合，加少许红糖，以玉米粉及山药粉各 200g 做糕。

加减法：如腰膝酸软为主，加重核桃仁的用量；以泄泻遗精为主，加重莲子；以心悸不眠为主，加重柏子仁；以便秘为主，加重黑芝麻；以眼目不清为主，加重枸杞子。

功效：补肾固精，健脑益智，壮腰强筋，安神养心，健脾止泄，润肠通便，养血明目，治气短喘嗽，补五脏虚损，延年益寿。

主治：腰膝酸痛，遗精滑泄，阳痿不举，头晕眼花，视力减退，心神不宁，心悸失眠，健忘，老年便秘，产后血虚肠燥，尿频带下，动脉硬化，血脂偏高，冠心病，糖尿病，皮炎湿疹及皮肤干燥等。

注意事项：本食谱所用五种果仁的用量比例可以随个体特征而增减，如肾虚突出时可加重核桃仁；心虚突出时可加重柏仁和莲子；脾虚泄泻为重时可增加山药粉和莲子，减少核桃仁与黑芝麻；便秘为重时可增加黑芝麻等。

用莲子时须去心、皮。莲子心性寒，为迟冷质有所忌。一般说来最好用红糖，实在没有时，可用少量蜂蜜代替。

外感初染及余邪未尽时，忌用此食谱。

9. 百宝饭

组成：莲子 5～10g，生谷芽 5～10g，生麦芽 5～10g，核桃仁 5～10g，陈皮 3～5g，龙眼肉 2～5g，红枸杞 3～5g，山药 5～10g，黑芝麻 2g，百合 5～10g，冬瓜仁 5～10g，大枣 5～10g，薏苡仁 5～10g，赤小豆泥 5～10g，柏子仁 2～5g，红糖适量，糖山楂 5g，糯米适量。

制法：先将莲子和薏苡仁煮到半酥，然后和其他食品一起铺在预先涂有一薄层猪油的碗底上，再铺一层糯米，碗中心放赤小豆泥与红糖，共煮到熟。消化力较差者，可煮成百宝粥。

功效：平衡阴阳，调补气血，安五脏，振精神。

主治：治五脏虚损及功能衰退，小儿发育不良，青壮年未老先衰，须发早白，失眠梦多，便糖滑泄，遗精白带，肠燥便秘。

注意事项：外感实热者忌。

诸食不必俱备，临床可以按五脏之独虚而加减化裁。

10. 龙眼枣泥

组成：龙眼肉 300g，蜂蜜 250g，大枣 250g，谷芽 50g，麦芽 50g，姜汁少量。

制法：先将谷芽与麦芽洗净烘干，研粉待用。然后将龙眼肉、大枣洗净去核，放入锅内加水烧沸至六七成熟，然后将姜汁和蜂蜜、谷芽粉、麦芽粉倒入，搅匀略煮片刻，捣烂成泥。每日 1～2 次，每次 15g 左右。

功效：健脾益胃，滋补心血。

主治：各种贫血，食欲不振，面色萎黄，心悸怔忡，气虚便秘，产后浮肿，过敏性紫癜。久服益智，轻身延年。

注意事项：腻滞质者、龋齿者忌用大枣。《本草纲目》说："若无故频食，则损齿，贻害多矣。"《随息居饮食谱》也说："多食患胀泄热渴，最不益人。凡小人、产后及温热、暑湿者病前后、黄疸，肿胀并忌之。"

* *

实习指导

实习一　膳食调查（记账法）

一、实习目的

1. 了解膳食调查的意义。
2. 熟悉膳食调查的方法，会计算热能和各种营养素。
3. 能对膳食调查结果做出正确评价，并提出改进意见。

二、时间安排

2 学时。

三、实习内容

1. 膳食调查的意义　通过膳食调查对某一类群体的膳食质量进行评价，为发现被调查者存在的营养问题和采取有针对性的营养改善措施提供科学依据。

2. 膳食调查方法与步骤　用记账法调查同一类人群的膳食，该人群对热能和营养素的需要量相同。一般调查 5～7 天的用膳。

（1）记录调查期间共消耗的食品数量　在调查之前，将库存各种食品进行称重。调查开始后，记录每天购买各种食品的数量，直到调查结束。最后，将每种食品原库存量加上逐日购买量，再减去调查结束时的库存量，就得到调查期间共消耗的各种食品的数量。

（2）计算每人每天平均摄取食品的数量　将调查期间共消耗的食品数量除以调查期间进膳总人数和调查天数，即可得到平均每人每天摄取的食品数量。

（3）计算平均每人每天摄入各种营养素量　根据"食物成分表"（见附录二），计算每种食品可食部分重量，再算出其中热能和各种营养素的含量，将各种食品中摄取的各类营养素分别相加，即得各类营养素合计摄入量。

（4）用各类营养素合计摄入量与"推荐的每日膳食中营养素供给量"（见附录一）标准分别对比，对被调查人群的膳食进行初步评价。

3. 膳食调查实例　采用记账法进行膳食调查。通过调查获得如下资料，试计算每人每天各种营养素摄入量，并做出初步评价。

某封闭式管理学校，有就膳学生 2400 人，年龄 18～22 岁，全部为女性。采用记账法调查得知，9 月 20 日至 24 日 5 天内共消耗粳米 6000kg，青菜 4000kg，毛豆 1400kg，猪肉 460kg，鸡蛋 60kg，南瓜 2000kg，冬瓜 3040kg，茄子 2000kg，食盐 200kg，酱油 50kg，植物油 75kg。

4. 膳食调查实例的计算步骤

（1）计算每人每天平均消耗的各类生食品的数量

以粳米和毛豆为例，计算如下：

粳米：$6000 \times 1000 \div 2400 \div 5 = 500g$

毛豆：$1400 \times 1000 \div 2400 \div 5 = 116.67g$

（2）按可食率折算出平均每人每天食用的各类食品的净重

粳米：可食率为100%，故可食部分重量为 $500 \times 100\% = 500g$

毛豆：可食率为53%，故可食部分重量为 $116.67 \times 53\% = 61.8g$

（3）按"食物成分表"计算各类食物所含热能和营养素量

查"食物成分表"得100g粳米含蛋白质7.7g，故500g粳米含蛋白质为 $7.7 \times 500 \div 100 = 38.5g$。同理，可算出500g粳米中的脂肪、糖类等其他营养素的含量。查"食物成分表"得100g毛豆含蛋白质13.1，故61.8g毛豆含蛋白质为 $13.1 \times 61.8 \div 100 = 8.1g$。同理，可算出61.8g毛豆中的脂肪、糖类等其他营养素的含量。其余食物的各类营养素含量的计算方法相同。

5. 膳食调查实例的计算结果及评价

（1）将计算结果填入实习指导表1-1、1-2和1-3

（2）将计算结果与供给量标准比较，并结合平衡膳食的具体要求进行评价，提出改进意见。

评价时需注意，由于供给量标准一般要高于需要量，故通常认为，热量摄取量在供给量的90%以上可认为满足，在供给量的80%~90%之间为临界性不足，低于80%可认为摄入不足。其他营养素的摄取若在供给量标准的80%以上为基本满足，在60%~80%之间为缺乏，低于60%为严重缺乏。

（实习指导）表1-1　平均每人每天摄入营养素计算表

食物名称	日人均食品重量 (g)	可食部分重量 (g)	蛋白质 (g)	脂肪 (g)	糖类 (g)	热量 (MJ)	钙 (mg)	碘 (mg)	铁 (mg)	维生素A (RE)	维生素B$_1$ (mg)	维生素B$_2$ (mg)	尼克酸 (mg)	抗坏血酸 (mg)
合计														
供给标准														
比较（%）														

（实习指导）表1-2　每人每天三大热量营养素供热分析

营养素类别	摄入量（g）	热量（MJ）	占总热能（%）
蛋白质			
脂肪			
糖类			
合计			

（实习指导） 表 1 – 3　蛋白质来源分析

食物类别	重量（g）	来源（%）
谷类		
豆类		
动物类		
其他		

注：实例中，粳米、毛豆两种食物营养成分计算，参照附录二《食物一般营养成分表》。

实习二　青年学生（男生或女生）一日营养食谱的制定

一、实习目的

1. 掌握制定青年学生一日营养食谱的基本原则。
2. 学会制定青年学生一日营养食谱。

二、时间安排

2 学时。

三、实习内容

1. 熟悉制定青年学生营养食谱的基本原则　青年学生营养食谱的制定应遵循平衡膳食的原则，根据食物的营养特点和我国人民的饮食习惯以及青年学生的生理特点，进行合理选料、科学搭配，以满足青年学生生长发育的需要。

（1）保证食物种类齐全。

（2）早餐、午餐和晚餐提供的能量比例适当，应为每日膳食总能量的 30%、40% 和 30%。蛋白质提供的能量应占总能量的 12% ~ 14%，每份午餐提供的蛋白质不应低于 30g，其中动物性食物和大豆及其制品提供的优质蛋白质应达到总摄入蛋白质的 40% 以上。脂肪提供能量应限制在总能量的 25% ~ 30%，油脂以植物油为主，保证有一定量动物脂肪的摄入，但饱和脂肪酸不超过 1/3。

（3）尽可能多地提供含钙丰富的食物和饮料，以增加钙的摄入量，每份午餐提供的钙不应低于 400mg。

（4）限制食盐的摄入量，每份午餐应限制食盐含量在 3g 以下。

（5）正餐不得以糕点、甜食取代主副食。

（6）保证一定量蔬菜和水果的供应，深色蔬菜中含维生素和矿物质较多，因此蔬菜中应一半为绿色或其他有色的叶菜类。

（7）做到粗细搭配、干稀搭配，这样不仅有利于营养素摄入全面，还可增加学生食欲。

（8）注意荤素搭配，既解决了动物性蛋白和植物性蛋白的互补问题，又得到了丰富的维生素和矿物质。

（9）考虑到当地的饮食状况和学生的经济负担能力，因地制宜，充分利用当地食物资源。

（10）注意学生的营养状况和身体生长发育状况，掌握学生的健康状态，消除营养不良。

2. 掌握青年学生一日营养食谱的制定方法

（1）根据青年学生年龄、性别及体重确定其能量和营养素需要量。集体配餐以中国营养学会 2000 年发布的"中国居民膳食营养素参考摄入量"为标准而确定。

（2）根据"中国居民膳食营养素参考摄入量"计算出每人每日通过膳食摄入的蛋白质、脂肪和糖类的量以及他们所提供的能量占总能量的比例。在均衡膳食中，蛋白质、脂肪和糖类所提供能量应分别占总能量的 12% ~14%、25% ~30%、55% ~65%。

（3）根据各种食物所含能量和营养素的不同，以及不同年龄学生所需能量和营养素的多少，确定每一类食物的量。

（4）确定各类食物中具体食物及其数量。在选择食物时，要注意某些膳食中容易缺乏的营养素，如维生素 A、维生素 B_1、维生素 B_2 及钙等。

（5）结合青年学生的饮食习惯，并考虑季节、地区特点，制定出一日营养食谱。

3. 一日营养食谱制定具体实例实习　某学校共有学生 3000 名，16 岁、17 岁、18 岁男、女学生各 500 名，身体健康。请为该校学生制定一日营养食谱。

实习三　糖尿病患者食谱的设计与评价

一、实习目的

1. 通过设计和评价糖尿病患者的食谱，使学生掌握糖尿病患者的饮食控制方法。

2. 根据患者的实际情况，利用所学知识，为患者设计出一份用食品交换份法计算出的食谱。

3. 对所设计出的食谱进行营养学评价，说明食谱的设计原理与目的。

4. 食谱若出现不合适的地方，提出修改意见。

二、时间安排

2 学时。

三、实习内容

糖尿病治疗有营养治疗、运动治疗、口服降糖药和注射胰岛素等方法，其中营养治疗是最基本的措施，是基础治疗，不论病型、病情轻重或有无并发症，也不论是否应用药物治疗，都应严格和长期执行。

提高营养治疗要达到如下的目的：保护胰岛 B 细胞，增加胰岛素的敏感性，减少药物用量；达到或接近血脂正常水平；达到或接近血糖正常水平；维持或达到正常体重；防止和延缓各种并发症的发生和发展；全面提高营养水平，增强机体抵抗力，维持健康，保持正常的生长发育，从事各种正常活动，提高生活质量。

要实现这一目的，应根据患者情况，为其设计出科学、合理的食谱，并加以严格执行。食谱设计步骤如下。

（一）计算能量及主要营养素的需要量

根据患者病情及身高、体重、性别、年龄、活动量等计算能量供给量，参考实习指导表3-1。不同病情糖尿病患者三大营养素分配比例见实习指导表3-2。

（实习指导）表3-1　成年人糖尿病患者能量供给量［kJ/kg］

体型	休息状态	轻体力劳动	中体力劳动	重体力劳动
正常	84 ~ 105	126	146	167
消瘦	105 ~ 126	146	167	188 ~ 209
肥胖	63 ~ 84	84 ~ 105	126	146

（实习指导）表3-2　不同病情患者三大营养素分配比例

病情分型	糖类（%）	蛋白质（%）	脂肪（%）
轻度肥胖（血糖基本控制）	54	22	24
轻度消瘦	50	20	30
中重型（血糖控制不稳或差）	55	18	27
合并高胆固醇	60	18	22
合并高甘油三酯	50	20	30
合并肾功能不全	66	8	26
合并高血压	56	26	18
合并多种并发症	58	24	18

举例：王××，男，65岁，身高1.70米（170cm），体重82kg，从事文秘工作。2型糖尿病，血糖基本控制。采用单纯膳食治疗。能量及主要营养素需要量的计算如下。

1. 能量　患者BMI = $82/1.7^2$ = 28.4，此值>28，属于肥胖。能量需要量（查实习表3-1）：82（kg）×［84 ~ 105（kJ/kg）］= 6855 ~ 8 569kJ，年龄65岁，肥胖，应考虑减肥，取下限值，故确定能量供给量为每日6 855kJ。

2. 糖类　按占总能量54%计算，因采用单纯膳食治疗，故糖类的供给不宜太多，每日糖类需要量：6 855kJ×54% ÷ 16.81 kJ/g = 220 g。

3. 脂肪　按占总能量24%计算，每日脂肪需要量：6 855kJ×24% ÷ 37.56 kJ/g = 44g。

4. 蛋白质　按占总能量22%计算，每日蛋白质需要量：6 855kJ×22% ÷ 16.74 kJ/g = 90g。

（二）确定餐次

每天至少进食3餐，应定时定量，早、中、晚三餐能量分配比例通常为30%、40%、30%。用胰岛素治疗或易发生低血糖的患者，应在三餐之间加餐，加餐量应从定量中扣减，不可另外加量。

（三）编制食谱

编制食谱的方法主要有以下3种。

1. 细算法　一般有四个步骤：①确定每日总能量；②确定三大营养素的比例和重量；③确定用餐次数和每餐食物比例；④根据食物成分表和等值食物交换表制定一日食谱。此法是糖尿病患者食谱计算中较经典的方法，步骤严谨，数据准确，但在实际运用中较繁琐，不易操作。

2. 统一菜肴法　由于膳食包括主食和菜肴两部分，将每位患者的菜肴部分同时配制，然后用所需的总能量减去菜肴中的能量数，所得出的能量差额由主食补充。确定菜肴后，再根据患者的病情配给相应的主食即可。

3. 食品交换法　该法简便易学，实用性强，目前已被国内外普遍采用。具体操作步骤如下：

第一步：以食物成分为依据，将各种食物分为 6 大类，同时制订出每一类食品的 1 个交换单位所提供的能量、各种主要营养素的数量以及各类食品的等值交换表，同一表中的食品之间可按所标的重量互换，见实习指导表 3－3 至 3－9。

（1）富含糖类的谷类：包括薯类和粉条、粉皮等含淀粉食品。每交换单位可提供能量 376 kJ，蛋白质 2.0g，脂肪 0.5g，糖类 19.0g。根茎类食物一律以净食部计算。

（实习指导）表 3－3　等值谷类交换表（g）

食物名称	重量	食物名称	重量	食物名称	重量
大米	25	生挂面	25	玉米面	25
咸面包	37.5	生面条	30	小米	25
银耳	25	干粉条	23	凉粉	400
土豆	125	藕粉	25	茨菇	75
山药	125	荸荠	150	籼米	25
粳米	25	馒头	35	苏打饼干	25
绿豆或赤豆	25				

（2）富含无机盐、维生素和纤维素的蔬菜类：每交换单位可提供能量 334kJ，蛋白质 5.0g，糖类 15.0g。每份量为净食部。

（实习指导）表 3－4　等值蔬菜类交换表（g）

食物名称	重量	食物名称	重量	食物名称	重量
白菜	500	圆白菜	500	胡萝卜	200
菠菜	500	油菜	500	冬瓜	500
韭菜	500	番茄	500	芹菜	500
四季豆	250	鲜蘑菇	500	莴笋	500
丝瓜	300	苦瓜	500	柿椒	350
扁豆	250	黄瓜	500	西红柿	500
绿豆芽	500	鲜豆	250	蒜苗	200
菜花	500	茄子	500	龙须菜	500
西葫芦	500				

（3）富含无机盐、维生素和果糖的水果类：每交换单位可提供能量 376kJ，蛋白质 1.0g，糖类 21.0g。

（实习指导）表3－5　等值水果类交换表（g）

食物名称	重量	食物名称	重量	食物名称	重量
鸭梨	250	葡萄	220	苹果	200
汕头蜜橘	275	李子	200	鲜枣	100
西瓜	750	鲜荔枝	225	香蕉	100
黄岩蜜橘	250	甜橙	350	桃子	175

（4）富含蛋白质的瘦肉类、蛋类、部分豆类及其制品：每交换单位可提供能量334kJ，蛋白质9.0g，脂肪5.0g。

（实习指导）表3－6　等值瘦肉类交换表（g）

食物名称	重量	食物名称	重量	食物名称	重量
瘦猪肉	50	猪舌	25	大排骨	25
鸡肉	50	香肠	20	鸭肉	50
青鱼	75	酱肉	25	蛤蜊肉	100
虾仁	75	猪心	70	牛瘦肉	50
猪肝	70	鲳鱼	50	肉松	20
羊瘦肉	50	兔肉	100	鲢鱼	50
鲫鱼	50	鸡蛋	55	鸭蛋	55
豆腐干	50	黄豆	20	豆腐丝	50
豆腐脑	200	南豆腐	125	北豆腐	100

（5）含蛋白质、脂肪、无机盐的乳类、部分豆类及其制品：每交换单位可提供能量334kJ，蛋白质4.0g，脂肪5.0g，糖类6.0。

（实习指导）表3－7　等值豆类乳类交换表（g）

食物名称	重量	食物名称	重量	食物名称	重量
淡牛奶	110	豆浆	200	奶粉	15
酸奶	110	豆汁	500	豆浆粉	20

（6）油脂类：包括烹调油和坚果类，如花生、核桃等。每交换单位可提供能量334 kJ，脂肪9.0g。

（实习指导）表3－8　等值油脂类交换表（g）

食物名称	重量	食物名称	重量	食物名称	重量
豆油	9	菜油	9	花生油	9
麻油	9	玉米油	15	杏仁	15
南瓜子	30	核桃仁	12.5	葵花子	30
芝麻酱	15	花生米	15		

第二步：根据患者的具体情况，确定全日所需要的总能量，进一步确定食品的总交换单位、各餐交换单位及各类食品的交换单位，见实习指导表3－9。

（实习指导）表3-9 不同能量需要患者的膳食食物分配（交换单位）

总能量（kJ）	总交换单位	谷类	蔬菜	肉类	乳类	油脂
4184	12.0	6.0	1.0	2.0	2.0	1.0
5021	14.5	8.0	1.0	2.0	2.0	1.5
5858	16.5	9.0	1.0	3.0	2.0	1.5
6694	18.5	10.0	1.0	4.0	2.0	1.5
7531	21.0	12.0	1.0	4.0	2.0	2.0
8368	23.5	14.0	1.0	4.5	2.0	2.0
9205	25.5	16.0	1.0	4.5	2.0	2.0
10042	28.0	18.0	1.0	5.0	2.0	2.0

第三步：运用食品交换表，选择食物品种，制定出一日食谱。

举例：仍以上述患者王××为例，其能量需要量为6855～8569kJ，以6855kJ计算，由此确定总交换单位为21.0，其中，谷类12.0，蔬菜1.0，肉类4.0，乳类2.0，油脂2.0，制定的食谱见实习指导表3-10。

（实习指导）表3-10 糖尿病患者等值互换膳食参考食谱

类别	交换单位	各类食品交换单位及食谱内容
早餐	4.0	谷类2.0单位（咸面包75g），豆乳类2.0单位（牛奶220g）
中餐	8.5	谷类5.0单位（大米125g），蔬菜类0.5单位（油菜150g，番茄100g），瘦肉类2.0单位（牛肉50g，鸡蛋55g），油脂类1.0单位（豆油9g）
晚餐	8.5	谷类5.0单位（面条150g），蔬菜类0.5单位（菠菜150g，苦瓜100g），瘦肉类2.0单位（瘦猪肉50g，鲳鱼50g），油脂类1.0单位（豆油9g）

四、思考与练习

某公司经理，男性，45岁，身高1.70m（170cm），体重82kg。工作性质属于轻体力劳动。目前口服降糖药，血糖控制较理想。试就该男性的全天营养食谱进行配制。

实习四 流质饮食的配制

一、实习目的

1. 熟悉流质饮食的特点。
2. 掌握多种流质饮食的配制方法。

二、时间安排

2学时。

三、所需器材

1. 刀1把，勺1个，过滤箩1只，杵1个，锅1只。
2. 盛装容器，搅拌器，量杯，秤等。

四、实习内容

（一）所用食物

1. 西瓜 1 只。

2. 牛奶 150ml，米汤 25ml，豆浆 25ml，鸡蛋黄 1 个，白糖 40g，炒面粉 10g，生油 5ml，食盐少许。

（二）常用流质饮食的配制方法

1. 西瓜汁的配制步骤

（1）将用具洗刷干净，经煮沸消毒后，取出罩好，备用。

（2）将双手洗刷干净，穿上工作服，戴上帽子、口罩。

（3）将西瓜洗净，揩干，然后切开，挖出瓜瓤，放在过滤箩内。取锅，将箩（也可用纱布袋）放在锅上，用杵将瓜瓤捣烂，滤去瓜渣和籽，再将瓜汁倒出，即可完成。

2. 特制鼻饲流质的配制步骤

（1）将用具洗刷干净，经煮沸消毒后，取出罩好，备用。

（2）将双手洗刷干净，穿上工作服，戴上帽子、口罩。

（3）将牛奶 150ml 加入一容器中，再加入米汤和豆浆各 25ml。

（4）取另一容器放入炒面粉加糖充分搅匀。

（5）打开鸡蛋黄置于一清洁容器中，徐徐加入熟油 5ml，边放边搅。

（6）把牛奶的混合液冲入加糖的面粉内搅匀，最后倒入蛋黄边倒边搅，直到调匀至看不到蛋黄。

（7）最后加少许盐（盐不能过多，以防奶内蛋白凝固成块）。

（8）制成后立即使用，若不用可置冰箱内。在使用时不得放在火上烧，只能用隔水保温。

附 录

附录一 中国居民 DRIs（膳食营养素参考摄入量）

附表 1 能量和蛋白质的 RNIₛ 及脂肪供能比

年龄/岁	能 量				蛋 白 质		脂 肪 占能量分比
	RNI/MJ		RNI/kcal		RNI/g		
	男	女	男	女	男	女	%
0	0.4MJ/kg		95kcal/kg*		1.5~38/（kg·d）		45~50
0.5~							35~40
1~	4.60	4.40	1100	1050	35	35	
2~	5.02	4.81	1200	1150	40	40	
3~	5.64	5.43	1350	1300	45	45	
4~	6.06	5.83	1450	1400	50	50	
5~	6.70	6.27	1600	1500	55	55	
6~	7.10	6.67	1700	1600	55	55	
7~	7.53	7.10	1800	1700	60	60	25~30
8~	7.94	7.53	1900	1800	65	65	
9~	8.36	7.94	2000	1800	65	65	
10~	8.80	8.36	2100	2000	70	65	
11~	10.04	9.20	2400	2200	75	75	
14~	12.00	9.62	2900	2400	85	80	25~30
18~							20~30
体力活动 PAL▲							
轻	10.03	8.80	2400	2100	75	65	
中	11.29	9.62	2700	2300	80	70	
重	13.38	11.30	3200	2700	90	80	
孕妇		+0.84		+200		+5, +15, +20	
乳母		+2.09		+500		+20	
50~							20~30
体力活动 PAL▲							
轻	9.62	8.00	2300	1900			
中	10.87	8.36	2600	2000			
重	13.00	9.20	3100	2200			
60~					75	65	20~30
体力活动 PAL▲							
轻	7.94	7.53	1900	1800			
中	9.20	8.36	2200	2000			
70~					75	65	20~30
体力活动 PAL▲							
轻	7.94	7.10	1900	1700			
中	8.80	8.00	2100	1900			
80~	7.74	7.10	1900	1700	75	65	20~30

注：* 各年龄组的能量的 RNI 与其 EAR 相同。

　　* 为 AI，非母乳喂养应增加 20%。

　　PAL▲，体力活动水平。physical activity level

（凡表中数字缺如之处表示未制定该参考值）

附表 2　常量和微量元素的 RNIs 或 AIs

年龄/岁	钙 Ca AI/mg	磷 P AI/mg	钾 K AI/mg	钠 Na AI/mg	镁 Mg AI/mg	铁 Fe AI/mg (男 女)	碘 I RNI/μg	锌 Zn RNI/mg (男 女)	硒 Se RNI/μg	铜 Cu AI/mg	氟 F AI/mg	铬 Cr AI/μg	锰 Mn AI/mg	钼 Mo AI/mg
0 ~	300	150	500	200	30	0.3	50	1.5	15 (AI)	0.4	0.1	10		
0.5 ~	400	300	700	500	70	10	50	8.0	20 (A1)	0.6	0.4	15		
1 ~	600	450	1000	650	100	12	50	9.0	20	0.8	0.6	20		15
4 ~	800	500	1500	900	150	12	90	12.0	25	1.0	0.8	30		20
7 ~	800	700	1500	1000	250	12	90	13.5	35	1.2	1.0	30		30
11 ~	1000	1000	1500	1200	350	16　18	120	18.0　15.0	45	1.8	1.2	40		50
14 ~	1000	1000	2000	1800	350	20　25	150	19.0　15.5	50	2.0	1.4	40		50
18 ~	800	700	2000	2200	350	15　20	150	15.0　11.5	50	2.0	1.5	50	3.5	60
50 ~	1000	700	2000	2200	350	15	150	11.5	50	2.0	1.5	50	3.5	60
孕妇 早期	800	700	2500	2200	400	15	200	11.5	50					
中期	1000	700	2500	2200	400	25	200	16.5	50					
晚期	1200	700	2500	2200	400	35	200	16.5	50					
乳母	1200	700	2500	2200	400	25	200	21.5	65					

（凡表中数字缺如之处表示未制定该参考值）

附表 3　脂溶性和水溶性维生素的 RNIs 或 AIs

年龄/岁	维生素 A RNI μgRE	维生素 D RNI μg	维生素 E AI mga-TE*	维生素 B$_1$ RNI mg	维生素 B$_2$ RNI mg	维生素 B$_6$ AI mg	维生素 B$_{12}$ AI μg	维生素 C RNI mg	泛酸 AI mg	叶酸 RNI μgDFE	烟酸 RNI mgNE	胆碱 AI mg	生物素 AI μg
0 ~		10	3	0.2 (AI)	0.4 (AI)	0.1	0.4	40	1.7	65 (AI)	2 (AI)	100	5
0.5 ~	400 (AI)	10	3	0.3 (AI)	0.5 (AI)	0.3	0.5	50	1.8	80 (AI)	3 (AI)	150	6
1 ~	400 (AI)	10	4	0.6	0.6		0.9	60	3.0	150	6	200	8
4 ~	500	10	5	0.7	0.6	0.6	1.2	70	3.0	200	7	250	12
7 ~	600	10	7	0.9	1.0	0.7	1.2	80	3.0	200	8	300	16
11 ~	700	5	10	1.2	1.2	0.9	1.8	90	5.0	300	12	350	20
	700 (男 女)			(男 女)	(男 女)						(男 女)		
14 ~	男 女	5	14	1.5　1.2	1.5　1.2	1.1	2.4	100	5.0	400	15　12	450	25
18 ~	800　700	5	14	1.4　1.3	1.4　1.2	1.2	2.4	100	5.0	400	14　13	500	30
50 ~	800　700	10	14	1.3	1.4	1.5	2.4	100	5.0	400	13	500	30
孕妇	800　700												
早期	800	5	14	1.5	1.7	1.9	2.6	100	6.0	600	15	500	30
中期	900	10	14	1.5	1.7	1.9	2.6	130	6.0	600	15	500	30
晚期	900	10	14	1.5	1.7	1.9	2.6	130	6.0	600	15	500	30
乳母	1200	10	14	1.8	1.7	1.9	2.8	130	7.0	500	18	500	35

*α-TE 为 α-生育酚当量。（凡表中数字缺如之处表示未制定该参考值）

附表4　某些微量营养素的 UL$_s$

年龄/岁	钙 mg	磷 mg	镁 mg	铁 mg	碘 μg	锌 mg	硒 μg	铜 mg	氟 mg	铬 μg	锰 mg	钼 μg	维生素A μgRE	维生素D μg	维生素B$_1$ mg	维生素C mg	叶酸 μgDFE#	烟酸 mgNE*	胆碱 mg
0 ~				10			55		0.4							400			600
0.5 ~				30		13	80		0.8							500			800
1 ~	2000	3000	200	30		23	120	1.5	1.2	200		80			50	600	300	10	1000
4 ~	2000	3000	300	30		23	180	2.0	1.6	300		110	2000	20	50	700	400	25	1500
7 ~	2000	3000	500	30	800	28	240	3.5	2.0	300		160	2000	20	50	800	400	20	2000
						男　女													
11 ~	2000	3500	700	50	800	37　34	300	5.0	2.4	400		280	2000	20	50	900	600	30	2500
14 ~	2000	3500	700	50	800	42　35	360	7.0	2.8	400		280	2000	20	50	1000	800	30	3000
18 ~	2000	3500	700	50	1000	45　37	400	8.0	3.0	400	10	350	3000	20	50	1000	1000	35	3500
50 ~	2000	3500▲	700	50	1000	37　37	400	8.0	3.0	500	10	350	3000	20	50	1000	1000	35	3500
孕妇	2000	3000	700	60	1000	35	400						2400	20		1000	1000		3500
乳母	2000	3000	700	50	1000	35	400							20		1000	1000		3500

注：NE 为烟酸当量。
为膳食叶酸当量。
▲ 60 岁以上磷的 UL 为 3000mg。
（凡表中数了缺如之处表示未制定该参考值）

附录二 食物一般营养成分表

类别	食物名称	食部(%)	蛋白质(g)	脂肪(g)	糖类(g)	能量(kcal)	膳食纤维(g)	钙(mg)	磷(mg)	铁(mg)	胡萝卜素(μg)	维生素A(μg)	硫胺素(mg)	核黄素(mg)	尼克酸(mg)	抗坏血酸(mg)
粮谷类	稻米	100	7.4	0.8	77.2	346	0.7	13	110	2.3	—	—	0.11	0.05	1.9	—
	粳米	100	7.7	0.6	76.8	343	0.6	11	121	1.1	—	—	0.16	0.08	1.3	—
	籼米	100	7.7	0.7	77.3	346	0.7	7	146	1.3	—	—	0.15	0.06	2.1	—
	标准粉	100	11.2	1.5	71.5	344	2.1	31	188	3.5	—	—	0.28	0.08	2.0	—
	富强粉	100	10.3	1.1	74.6	350	0.6	27	114	2.7	—	—	0.17	0.06	2.0	—
	高粱米	100	10.4	3.1	70.4	351	4.3	22	329	6.3	—	—	0.29	0.10	1.6	—
	小米	100	9.0	3.1	73.5	358	1.6	41	229	5.1	100	—	0.33	0.10	1.5	—
	玉米面	100	8.1	3.3	69.5	340	5.6	22	196	3.2	40	—	0.26	0.09	2.3	—
	荞麦	100	9.3	2.3	66.5	324	6.5	47	297	6.2	20	—	0.28	0.16	2.2	—
	糯米	100	7.3	1.0	77.5	348	0.8	26	113	1.4	—	—	0.11	0.04	2.3	—
干豆类	黄豆	100	35.1	16.0	18.6	359	15.5	191	465	8.2	220	—	0.41	0.20	2.1	—
	黑大豆	100	36.1	15.9	23.3	381	10.2	224	500	7.0	30	—	0.20	0.33	2.0	—
	青大豆	100	3406	16.0	22.7	373	12.6	200	395	8.4	790	—	0.41	0.18	3.0	—
	豇豆	100	19.3	1.20	58.5	322	7.10	40	344	7.1	60	—	0.16	0.08	1.9	—
	绿豆	100	21.6	0.80	65.6	316	6.40	81	337	6.5	130	—	0.25	0.11	2.0	—
	蚕豆	100	24.6	1.10	49.0	304	10.9	49	339	2.9	50	—	0.13	0.23	2.2	—
	豆腐	100	6.2	2.5	2.40	57	0.20	116	90	1.5	—	—	0.02	0.04	1.0	—
	豆腐干	100	16.2	3.6	10.7	140	0.80	308	273	4.9	—	—	0.03	0.07	0.3	—
	豆浆	100	1.8	0.7	0	13	1.10	10	30	0.5	90	—	0.02	0.02	0.1	—
	豆腐脑	100	1.9	0.8	0	10	—	18	5	0.9	—	—	0.04	0.02	0.4	—
	腐竹	100	44.6	21.7	21.3	459	1.0	77	284	16.5	—	—	0.13	0.07	0.8	—
	油豆腐(泡)	100	17.0	17.6	4.30	244	0.6	147	238	5.2	5	—	0.05	0.04	0.4	—
鲜豆类	豆角	96	2.6	0.2	4.6	30	2.1	29	55	1.5	200	—	0.05	0.07	0.9	18
	刀豆	92	3.1	0.2	5.3	35	1.8	48	57	3.2	220	—	0.05	0.07	1.0	15
	黄豆芽	100	4.5	1.6	3.0	44	1.5	21	74	0.9	30	—	0.04	0.07	0.6	8
	绿豆芽	100	2.1	0.1	2.1	18	0.8	9	37	0.6	20	—	0.05	0.06	0.5	6
	四季豆	96	2.0	0.4	4.2	28	1.5	42	51	1.5	210	—	0.04	0.07	0.4	6
	毛豆	53	13.1	5.0	6.5	123	4.0	135	188	3.5	130	—	0.15	0.07	1.4	27
根茎类	甘薯(红心)	90	1.1	0.2	23.1	99	1.6	23	39	0.5	750	—	0.04	0.04	0.6	26
	甘薯(白心)	86	1.4	0.2	24.2	104	1.0	24	46	0.8	220	—	0.07	0.04	0.6	24
	胡萝卜	96	1.0	0.2	7.7	37	1.1	32	27	1.0	4130	—	0.04	0.03	0.6	13
	白萝卜	95	0.9	0.1	4.0	20	1.0	36	26	0.5	20	—	0.02	0.03	0.3	21
	马铃薯	94	2.0	0.2	16.5	76	0.7	8	40	0.4	30	—	0.08	0.04	1.1	27
	藕	88	1.9	0.2	15.2	70	1.2	39	58	1.4	20	—	0.09	0.03	0.3	44
	竹笋	66	2.4	0.10	2.3	20	2.8	8	36	2.4	30	—	0.05	0.04	0.4	5
	茎凉薯	91	0.9	0.10	12.6	55	0.8	21	24	0.6	—	—	0.03	0.03	0.3	13
	芋头	84	2.2	0.20	17.1	79	1	36	55	1.0	27	—	0.06	0.05	0.7	6

续表

类别	食物名称	食部（%）	蛋白质(g)	脂肪（g）	糖类（g）	能量（kcal）	膳食纤维（g）	钙（mg）	磷（mg）	铁（mg）	胡萝卜素（μg）	维生素A（μg）	硫胺素（mg）	核黄素（mg）	尼克酸（mg）	抗坏血酸（mg）
蔬菜类	白菜	92	1.7	0.2	3.1	21	0.6	69	30	0.5	250	—	0.06	0.07	0.8	47
	大白菜	83	1.4	0.1	2.1	15	0.9	35	28	0.6	80	—	0.03	0.04	0.4	28
	白菜苔	84	2.8	0.5	2.3	25	1.7	96	54	2.8	960	—	0.05	0.08	1.2	44
	小白菜	81	1.5	0.3	1.6	15	1.1	90	36	1.9	1680	—	0.02	0.09	0.7	28
	菠菜	89	2.6	0.3	2.8	24	1.7	66	47	2.9	2920	—	0.04	0.11	0.6	32
	洋葱	90	1.1	0.2	8.1	29	0.9	24	39	0.6	20	—	0.03	0.03	0.3	8
	韭菜	90	2.4	0.4	3.2	26	1.4	42	38	1.6	1410	—	0.02	0.09	0.8	24
	芹菜	66	0.8	0.1	2.5	14	1.4	48	103	0.8	60	—	0.01	0.08	0.4	12
	蕹菜	76	2.2	0.3	2.2	20	1.4	99	38	2.3	1520	—	0.03	0.08	0.8	25
	青蒜	84	2.4	0.3	4.5	30	1.7	24	25	0.8	590	—	0.06	0.04	0.5	16
	莴苣笋	62	1.0	0.1	2.2	14	0.6	23	48	0.9	150	—	0.02	0.02	0.5	4
	莴苣叶	89	1.4	0.2	2.6	18	1.0	34	26	1.5	880	—	0.06	0.10	0.4	13
	苋菜	73	2.8	0.4	4.1	31	1.8	178	63	2.9	1490	—	0.03	0.10	0.8	30
	圆白菜	86	1.5	0.2	3.6	22	1.0	49	26	0.6	70	—	0.03	0.03	0.4	40
	花椰菜	82	2.1	0.2	3.4	24	1.2	23	47	1.1	30	—	0.03	0.08	0.6	61
	油菜苔	82	3.2	0.4	1.0	20	2.0	156	51	2.8	540	—	0.08	0.07	0.8	65
瓜茄类	黄瓜	92	0.8	0.2	2.4	15	0.5	24	24	0.5	90	—	0.02	0.03	0.2	9
	冬瓜	80	0.4	0.2	1.9	11	0.7	19	12	0.2	80	—	0.01	0.01	0.3	18
	南瓜	85	0.7	0.1	4.5	22	0.8	16	24	0.4	890	—	0.03	0.04	0.4	8
	丝瓜	83	1.0	0.2	3.6	20	0.6	14	29	0.4	90	—	0.02	0.04	0.4	5
	茄子	93	1.1	0.2	3.6	21	1.3	24	2	0.5	50	—	0.02	0.04	0.6	5
	辣椒（青尖）	84	1.4	0.3	3.7	23	2.1	15	3	0.7	340	—	0.03	0.04	0.8	62
	辣椒（红小）	80	1.3	0.4	5.7	32	3.2	37	95	1.4	1390	—	0.03	0.06	0.8	144
	大椒	82	1.0	0.2	4.0	22	1.4	14	2	0.8	340	—	0.03	0.03	0.9	72
	西红柿	97	0.9	0.2	3.5	19	0.4	10	2	0.4	550	—	0.03	0.3	0.6	19
	甜瓜	78	0.4	0.1	5.8	26	0.4	14	17	0.7	30	—	0.03	0.03	0.3	15
咸菜类	榨菜	100	2.2	0.3	4.4	29	2.1	155	41	3.9	490	—	0.03	0.06	0.5	2
	大头菜	100	2.4	0.3	6.0	36	2.4	77	41	6.7	—	—	0.03	0.08	0.8	5
	芥菜头	100	2.8	0.1	6.6	38	2.7	87	41	2.9	—	—	0.07	0.02	0.8	—
	雪里蕻	100	2.4	0.2	4.4	25	2.1	294	36	5.5	50	—	0.05	0.07	0.7	4
	酱黄瓜	100	3.0	0.3	2.2	24	1.2	52	73	3.7	180	—	0.06	0.01	0.9	—
	萝卜条	100	1.4	0.5	6.7	37	1.8	118	34	3.3	100	—	0.03	0.06	0.5	—
菌藻类	鲜蘑菇	99	2.7	0.1	2.0	20	2.1	6	94	1.2	10	—	0.08	0.35	4.0	2
	干香菇	95	20.0	1.2	30.1	211	31.6	83	258	10.5	20	—	0.19	1.26	20.5	5
	紫菜	100	26.7	1.1	22.5	207	21.6	264	250	54.9	1370	—	0.27	1.02	7.3	2
	干海带	98	1.8	0.1	17.3	77	6.1	348	52	4.7	240	—	0.01	0.10	0.8	—
	黑木耳	100	12.1	1.5	35.7	205	29.9	247	292	97.4	10	—	0.17	0.44	2.5	—
水果类	菠萝	68	0.5	0.1	9.5	41	1.3	12	9	0.6	200	—	0.04	0.02	0.2	18
	柑	77	0.7	0.2	11.5	51	0.6	35	18	0.2	890	—	0.08	0.04	0.4	28
	橙	74	0.8	0.2	10.5	47	0.6	20	22	0.4	160	—	0.05	0.04	0.3	33
	蜜橘	76	0.8	0.4	8.9	42	1.4	19	18	0.2	1660	—	0.05	0.04	0.2	19
	鸭梨	82	0.2	0.2	10.0	43	1.1	4	14	0.9	10	—	0.03	0.03	0.4	4
	苹果	76	0.2	0.2	12.3	52	1.2	4	2	0.6	20	—	0.06	0.02	0.2	4
	葡萄	86	0.5	0.2	9.9	43	0.4	5	13	0.4	50	—	0.04	0.02	0.2	25
	桃	86	0.9	0.1	10.9	48	1.3	6	20	0.8	—	—	0.01	0.03	0.7	7
	杏	91	0.9	0.1	7.8	36	1.3	14	15	0.6	450	—	0.02	0.03	0.6	4
	香蕉	59	1.4	0.2	20.8	91	1.2	7	28	0.4	60	—	0.02	0.04	0.7	8
	鲜枣	87	1.1	0.3	28.6	122	1.9	22	23	1.2	240	—	0.04	0.09	0.9	243
	狝猴桃	83	0.8	0.6	11.9	56	2.6	27	26	1.2	130	—	0.05	0.02	0.3	62

类别	食物名称	食部(%)	蛋白质(g)	脂肪(g)	糖类(g)	能量(kcal)	膳食纤维(g)	钙(mg)	磷(mg)	铁(mg)	胡萝卜素(μg)	维生素A(μg)	硫胺素(mg)	核黄素(mg)	尼克酸(mg)	抗坏血酸(mg)
动物性食物	肥猪肉	100	2.4	90.4	0	816	—	3	18	1.0	—	29	0.08	0.09	0.9	—
	猪肉（肥瘦）	100	13.2	37.0	2.4	395	—	6	162	1.6	—	114	0.22	0.16	3.5	—
	瘦猪肉	100	20.3	6.2	1.5	143	—	6	189	3.0	—	44	0.54	0.10	5.3	—
	瘦牛肉	100	20.2	2.3	1.2	106	—	9	172	2.82	—	6	0.07	0.13	6.3	—
	兔肉	100	19.7	2.2	0.9	102	—	12	165	2.0	—	212	0.11	0.10	5.8	—
	瘦羊肉	90	20.5	3.9	0.2	118	—	9	196	3.9	—	11	0.15	0.16	5.2	—
	鸡	66	19.3	9.4	1.3	167	—	9	156	1.4	—	48	0.05	0.09	5.6	—
	鸭	68	15.5	19.7	0.2	240	—	6	122	2.2	—	52	0.08	0.22	4.2	—
	鹅	63	17.9	19.9	0	245	—	4	144	3.8	—	42	0.07	0.23	4.9	—
	猪肝	99	19.3	3.5	5.0	129	—	6	310	22.6	—	4927	0.21	2.08	15.0	—
	猪血	100	12.2	0.3	0.9	55	—	4	16	8.7	—		0.03	0.04	0.3	—
	牛肝	100	19.8	3.9	6.2	139	—	4	252	6.6	—	*	0.16	1.30	11.9	—
	鸡肝	100	16.6	4.8	2.8	121	—	7	263	12.0	—	**	0.33	1.10	11.9	—
	牛奶	100	3.0	3.2	3.4	54	—	104	73	0.3	—	24	0.03	0.14	0.1	—
	白鸡蛋	87	12.7	9.0	1.5	138	—	48	176	2.0	—	310	0.06	0.59	0.6	—
	红鸡蛋	88	12.8	11.1	1.3	156	—	44	182	2.3	—	194	0.13	0.32	0.2	—
	鸭蛋	87	12.6	13.0	3.1	180	—	62	226	2.9	—	261	0.17	0.35	0.2	—
	鹅蛋	87	11.1	15.6	2.8	196	—	34	130	4.1	—	192	0.08	0.30	0.4	—
	鹌鹑蛋	86	12.8	11.1	2.1	160	—	47	180	3.2	—	337	0.11	0.49	0.1	—
	皮蛋	90	14.2	10.7	4.5	171	—	63	165	3.3	—	215	0.06	0.18	0.1	—
	鲤鱼	54	17.6	4.1	0.5	109	—	50	204	1.0	—	25	0.03	0.09	2.7	—
	鲫鱼	54	17.1	2.7	3.8	108	—	79	193	1.3	—	17	0.04	0.09	2.5	—
	草鱼	58	16.6	5.2	0	112	—	38	203	0.8	—	11	0.04	0.11	2.8	—
	鳊鱼	59	18.3	6.3	1.2	135	—	89	188	0.7	—	28	0.02	0.07	1.7	—
	鲢鱼	61	17.8	3.6	0	102	—	53	190	1.4	—	20	0.03	0.07	2.5	—
	青鱼	63	20.1	4.2	0.2	116	—	31	184	0.9	—	42	0.03	0.07	2.9	—
	小黄鱼	63	17.9	3.0	0.1	99	—	78	188	0.9	—	—	0.04	0.04	2.3	—
	带鱼	76	17.7	4.9	3.1	127	—	28	191	1.2	—	29	0.02	0.06	2.8	—
	鲳鱼	70	18.5	7.8	0	142	—	46	155	1.1	—	24	0.04	0.07	2.1	—
	干墨鱼	82	65.3	1.9	2.1	287	—	82	413	23.9	—		0.02	0.05	3.6	—
	干鱿鱼	98	60.0	4.6	7.8	313	—	87	392	4.1	—		0.02	0.13	4.9	—
	河虾	86	16.4	2.4	0	84	—	78	293	8.8	—	48	0.04	0.12	2.2	—
	海虾	51	16.8	0.6	1.5	79	—	146	196	3.0	—		0.01	0.05	1.9	—
	虾皮	100	30.7	2.2	2.5	153	—	991	582	6.7	—	19	0.02	0.14	3.1	—
调味品	醋	100	2.1	0.3	4.9	31	—	17	96	6.0	—	—	0.03	0.05	1.4	—
	酱油	100	5.6	0.1	9.9	63	0.2	66	204	8.6	—	—	0.05	0.13	1.7	—
	豆瓣酱	100	3.6	2.4	5.7	59	7.2	207	37	5.3	2500		0.02	0.20	1.5	—
	辣椒粉	100	15.2	9.5	14.2	203	43.5	146	374	20.7	18 740		0.01	0.82	7.6	—
	盐	100	0	0	0	0	0	22		1.0						
	味精	100	40.1	0.2	26.5	268	—	100	4	1.2	—				0.3	
	植物油	100	—	99.9		899	—				—					
	炼猪油	100	—	99.6	—	897	—				—	27				